当代内科诊断与治疗

秦翠娟　等/主编

吉林科学技术出版社

图书在版编目（ＣＩＰ）数据

当代内科诊断与治疗 / 秦翠娟等主编. -- 长春 ：
吉林科学技术出版社，2022.4
ISBN 978-7-5578-9268-5

Ⅰ．①当… Ⅱ．①秦… Ⅲ．①内科－疾病－诊疗
Ⅳ．①R5

中国版本图书馆 CIP 数据核字(2022)第 091585 号

当代内科诊断与治疗

主　　编　秦翠娟等
出 版 人　宛　霞
责任编辑　刘建民
封面设计　济南皓麒信息技术有限公司
制　　版　济南皓麒信息技术有限公司
幅面尺寸　185mm×260mm
字　　数　295 千字
印　　张　12
印　　数　1-1500 册
版　　次　2022年4月第1版
印　　次　2023年3月第1次印刷

出　　版　吉林科学技术出版社
发　　行　吉林科学技术出版社
地　　址　长春市福祉大路5788号
邮　　编　130118
发行部电话/传真　0431-81629529 81629530 81629531
　　　　　　　　　81629532 81629533 81629534
储运部电话　0431-86059116
编辑部电话　0431-81629518
印　　刷　三河市嵩川印刷有限公司

书　　号　ISBN 978-7-5578-9268-5
定　　价　98.00元

编 委 会

主　编　秦翠娟（曹县人民医院）

　　　　靳丽娜（郓城县人民医院）

　　　　张世清（宁津县人民医院）

　　　　张秀鸽（山东省鄄城县其山中心卫生院）

　　　　石莹心（青岛市第八人民医院）

　　　　杨德玉（青岛市第八人民医院）

目　　录

第一章　呼吸系统疾病

第一节　急性上呼吸道感染

急性上呼吸道感染是指鼻腔、咽或喉部急性炎症的概称。患者不分年龄、性别、职业和地区。全年皆可发病,冬春季节多发,可通过含有病毒的飞沫或被污染的用具传播,多数为散发性,但常在气候突变时流行。由于病毒的类型较多,人体对各种病毒感染后产生的免疫力较弱且短暂,并且无交叉免疫,同时在健康人群中有病毒携带者,故一个人一年内可有多次发病。

急性上呼吸道感染 70%～80% 由病毒引起。主要有流感病毒(甲、乙、丙型)、副流感病毒、呼吸道合胞病毒、腺病毒、鼻病毒、埃可病毒、柯萨奇病毒、麻疹病毒、风疹病毒等。细菌感染可直接或继病毒感染之后发生,以溶血性链球菌为多见,其次为流感嗜血杆菌、肺炎链球菌和葡萄球菌等。偶见革兰氏阴性杆菌。其感染的主要表现为鼻炎、咽喉炎或扁桃腺炎。

当有受凉、淋雨、过度疲劳等诱发因素,使全身或呼吸道局部防御功能降低时,原已存在于上呼吸道或从外界侵入的病毒或细菌可迅速繁殖,引起本病,尤其是老幼体弱或有慢性呼吸道疾病如鼻旁窦炎、扁桃体炎、慢性阻塞性肺疾病者更易罹患。

本病不仅具有较强的传染性,而且可引起严重并发症,应积极防治。

一、诊断标准

根据病史、流行情况、鼻咽部发生的症状和体征,结合周围血象和胸部 X 线检查可做出临床诊断。进行细菌培养和病毒分离或病毒血清学检查、免疫荧光法、酶联免疫吸附法、血凝抑制试验等,可能确定病因诊断。

(一)临床表现

根据病因不同,临床表现可有不同的类型。

1.普通感冒

俗称"伤风",又称急性鼻炎或上呼吸道卡他,以鼻咽部卡他症状为主要表现。成人多为鼻病毒引起,其次为副流感病毒、呼吸道合胞病毒、埃可病毒、柯萨奇病毒等。起病较急,初期有咽干、咽痒或烧灼感,发病同时或数小时后,可有喷嚏、鼻塞、流清水样鼻涕,2～3d 后变稠。可伴咽痛,有时由于耳咽管炎使听力减退,也可出现流泪、味觉迟钝、呼吸不畅、声嘶、轻微咳嗽等。一般无发热及全身症状或仅有低热、不适、轻度畏寒和头痛。检查可见鼻腔黏膜充血、水肿、有分泌物,咽部轻度充血。如无并发症,一般 5～7d 后痊愈。

2.流行性感冒

简称"流感",是由流行性感冒病毒引起。潜伏期 1～2d,最短数小时,最长 3d。起病多急骤,症状变化很多,主要以全身中毒症状为主,呼吸道症状轻微或不明显。临床表现和轻重程度差异颇大。

(1)单纯型:最为常见,先有畏寒或寒战、发热,继之全身不适,腰背发酸、四肢疼痛,头昏、头痛。部分患者可出现食欲缺乏、恶心、便秘等消化道症状。发热可高达 39～40℃,一般持续2～3d。大部分患者有轻重不同的喷嚏、鼻塞、流涕、咽痛、干咳或伴有少量黏液痰,有时有胸骨后烧灼感、紧压感或疼痛。年老体弱的患者,症状消失后体力恢复慢,常感软弱无力、多汗,咳嗽可持续 1～2 周或更长。体格检查:患者可呈重病容,衰弱无力,面部潮红,皮肤上偶有类似麻疹、猩红热、荨麻疹样皮疹,软腭上有时有点状红斑,鼻咽部充血水肿。本型中轻者,全身和呼吸道症状均不显著,病程仅 1～2d,颇似一般感冒,单从临床表现颇难确诊。

(2)肺炎型:本型常发生在两岁以下的小儿或原有慢性基础疾患,如二尖瓣狭窄、肺心病、免疫力低下以及孕妇、年老体弱者。其特点是在发病后 24h 内可出现高热、烦躁、呼吸困难、咯血痰和明显发绀。全肺可有呼吸音减低、湿啰音或哮鸣音,但无肺实变体征。X 线胸片可见双肺广泛小结节性浸润,近肺门较多,肺周围较少。上述症状可进行性加重,抗菌药物无效。病程 1 周至 1 个月余,大部分患者可逐渐恢复,也可因呼吸循环衰竭在 5～10d 内死亡。

(3)中毒型:较少见。肺部体征不明显,具有全身血管系统和神经系统损害,有时可有脑炎或脑膜炎表现。临床表现为高热不退、神志昏迷,成人常有谵妄,儿童可发生抽搐。少数患者由于血管神经系统紊乱或肾上腺出血,导致血压下降或休克。

(4)胃肠型:主要表现为恶心、呕吐和严重腹泻,病程 2～3d,恢复迅速。

3.以咽炎为主要表现的感染

(1)病毒性咽炎和喉炎:由鼻病毒、腺病毒、流感病毒、副流感病毒以及肠病毒、呼吸道合胞病毒等引起。临床特征为咽部发痒和灼热感,疼痛不持久,也不突出。当有吞咽疼痛时,常提示有链球菌感染,咳嗽少见。急性喉炎多为流感病毒、副流感病毒及腺病毒等引起,临床特征为声嘶、讲话困难、咳嗽时疼痛,常有发热、咽炎或咳嗽。体检可见喉部水肿、充血,局部淋巴结轻度肿大和触痛,可闻及喘鸣音。

(2)疱疹性咽峡炎:常由柯萨奇病毒 A 引起,表现为明显咽痛、发热,病程约为 1 周。检查可见咽充血,软腭、悬雍垂、咽及扁桃体表面有灰白色疱疹及浅表溃疡,周围有红晕。多于夏季发病,多见于儿童,偶见于成人。

(3)咽结膜热:主要由腺病毒、柯萨奇病毒等引起。临床表现有发热、咽痛、畏光、流泪、咽及结膜明显充血。病程 4～6d,常发生于夏季,游泳中传播。儿童多见。

(4)细菌性咽-扁桃体炎:多由溶血性链球菌引起,其次为流感嗜血杆菌、肺炎链球菌、葡萄球菌等引起。起病急,明显咽痛、畏寒、发热、体温可达 39℃ 以上。检查可见咽部明显充血,扁桃体肥大、充血,表面有黄色点状渗出物,颌下淋巴结肿大、压痛,肺部无异常体征。

(二)实验室检查

1.血常规

病毒性感染,白细胞计数多为正常或偏低,淋巴细胞比例升高。细菌感染者白细胞计数和中性粒细胞增多以及核左移。

2.病毒和病毒抗原的测定

视需要可用免疫荧光法、酶联免疫吸附法、血清学诊断和病毒分离鉴定,以判断病毒的类型,区别病毒和细菌感染。细菌培养可判断细菌类型和进行药物敏感试验。

3.血清 PCT 测定

有条件的单位可检测血清 PCT,有助于鉴别病毒性和细菌性感染。

二、治疗原则

上呼吸道病毒感染目前尚无特殊抗病毒药物,通常以对症处理、休息、忌烟、多饮水、保持室内空气流通、防治继发细菌感染为主。

(一)对症治疗

可选用含有解热镇痛、减少鼻咽充血和分泌物、镇咳的抗感冒复合剂或中成药,如对乙酰氨基酚、双酚伪麻片、美扑伪麻片、银翘解毒片等。儿童忌用阿司匹林或含阿司匹林药物以及其他水杨酸制剂,因为,此类药物与流感的肝脏和神经系统并发症(Reye 综合征)相关,偶可致死。

(二)支持治疗

休息、多饮水、注意营养,饮食要易于消化,特别在儿童和老年患者更应重视。密切观察和监测并发症,抗菌药物仅在明确或有充分证据提示继发细菌感染时有应用指征。

(三)抗流感病毒药物治疗

现有抗流感病毒药物有两类,即离子通道 M_2 阻滞剂和神经氨酸酶抑制剂。其中 M_2 阻滞剂只对甲型流感病毒有效,治疗患者中约有 30% 可分离到耐药毒株,而神经氨酸酶抑制剂对甲、乙型流感病毒均有很好作用,耐药发生率低。

1.离子通道 M_2 阻滞剂

金刚烷胺和金刚乙胺。

(1)用法和剂量:见表 1-1。

表 1-1　金刚烷胺和金刚乙胺用法和剂量

药名	年龄/岁			
	1～9	10～12	13～16	≥65
金刚烷胺	5mg/(kg·d)(最高 150mg/d),分 2 次	100mg,每日 2 次	100mg,每日 2 次	≤100mg/d
金刚乙胺	不推荐使用	不推荐使用	100mg,每日 2 次	100mg/d 或 200mg/d

(2)不良反应:金刚烷胺和金刚乙胺可引起中枢神经系统和胃肠不良反应。中枢神经系统不良反应有神经质、焦虑、注意力不集中和轻微头痛等,其中金刚烷胺较金刚乙胺的发生率高。胃肠道反应主要表现为恶心和呕吐,这些不良反应一般较轻,停药后大多可迅速消失。

(3)肾功能不全患者的剂量调整:金刚烷胺的剂量在肌酐清除率≤50mL/min 时酌情减少,并密切观察其不良反应,必要时可停药,血透对金刚烷胺清除的影响不大。肌酐清除率<10mL/min 时,金刚乙胺推荐减为 100mg/d。

2.神经氨酸酶抑制剂

目前有 2 个品种,即奥司他韦和扎那米韦。我国目前只有奥司他韦被批准临床使用。

(1)用法和剂量:奥司他韦:成人 75mg,每日 2 次,连服 5d,应在症状出现 2d 内开始用药。1 岁以内不推荐使用。扎那米韦:6 岁以上儿童及成人剂量均为每次吸入 10mg,每日 2 次,连用 5d,应在症状出现 2d 内开始用药。6 岁以下儿童不推荐作用。

(2)不良反应:奥司他韦不良反应少,一般为恶心、呕吐等消化道症状,也有腹痛、头痛、头晕、失眠、咳嗽、乏力等不良反应的报道。扎那米韦吸入后最常见的不良反应有头痛、恶心、咽部不适、眩晕、鼻衄等。个别哮喘和慢性阻塞性肺疾病(COPD)患者使用后可出现支气管痉挛和肺功能恶化。

(3)肾功能不全的患者无须调整扎那米韦的吸入剂量。对肌酐清除率＜30mL/min 的患者,奥司他韦减量至 75mg,每日 1 次。

(四)抗菌药物治疗

通常不需要抗菌药物治疗。如有细菌感染,可根据病原菌选用敏感的抗菌药物。经验用药,常选青霉素、第一代和第二代头孢菌素、大环内酯类或氟喹诺酮类。

表 1-2　儿童奥司他韦用量

单位:mg

药名	体重/kg			
	≤15	16~23	24~40	>40
奥司他韦	30	45	60	75

第二节　急性气管支气管炎

急性气管支气管炎是由于生物性或非生物性致病因素引起的气管支气管黏膜的急性炎症,是临床常见病,多发病,尤以小儿和老年多见。多为上呼吸道病毒感染引起,受凉为主要原因,秋冬为本病多发季节,寒冷地区也多见,在流感流行时,本病的发生率更高。急性气管支气管炎的原因很多,但最常见于上呼吸道感染之后,主要临床表现为咳嗽、咳痰,也有部分患者因气道反应性增高出现喘息等哮喘症状,需与上呼吸道感染、哮喘、肺癌等疾病相鉴别。

一、病因

见表 1-3。

表 1-3　气管支气管炎的病因

项目	内容
微生物	可由病毒、细菌直接感染,也可因急性上呼吸道感染的病毒或细菌蔓延引起。常见病毒为腺病毒、流感病毒(甲、乙型)、冠状病毒、鼻病毒、单纯疱疹病毒、呼吸道合胞病毒和副流感病毒。常见细菌为流感嗜血杆菌、肺炎链球菌、卡他莫拉菌等,衣原体和支原体感染有所增加

项目	内容
理化因素	过冷空气、粉尘、刺激性气体或烟雾(如二氧化硫、二氧化氮、氨气、氯气等)的吸入,对气管-支气管黏膜造成急性刺激和损伤
过敏反应(变态反应)	吸入致敏原,常见的包括花粉、有机粉尘、真菌孢子等;或对细菌蛋白质过敏,引起气管支气管炎症反应

二、临床表现

起病较急,常先有急性上呼吸道感染症状(表1-4)。

表1-4 气管支气管炎的临床表现

项目	内容
症状	起病较急,初期以上呼吸道感染的症状为主,如鼻塞、流涕、咽痛、声音嘶哑等;发热时可有头痛、乏力等症状;炎症累及支气管黏膜时,可有咳嗽和咳痰,这是急性支气管炎的主要表现;开始以干咳为主,3～4d后,可咳出黏液性痰,随病程发展可转为脓痰,偶有痰中带血;有时表现为阵发性或持续性咳嗽,剧烈时可伴有恶心、呕吐、胸腹部肌肉疼痛,咳嗽可持续2～3周甚至更长时间;伴支气管哮喘时,可有喘息、胸闷和气促
体征	听诊肺部可闻及哮鸣音,气道分泌物增多时,两肺呼吸音粗糙或可闻及干湿啰音,咳嗽、咳痰后可消失,无其他并发症本病症状和体征如迁延不愈可转为慢性支气管炎。

三、辅助检查

见表1-5。

表1-5 气管支气管炎的辅助检查

项目	内容
实验室检查	外周血中白细胞计数和分类多无明显异常。当有细菌感染时,血白细胞总数及中性粒细胞比例增高,痰培养可发现致病菌。病毒感染时,血白细胞计数可降低
X线胸片检查	大多数表现正常或仅有肺纹理增粗

四、诊断

根据患者病史、体征、实验室检查及影像学检查结果,排除常见的肺炎、流行性感冒以及急性扁桃体炎等疾病即可做出诊断。

主要依据临床表现,通常不用进行病毒培养、血清学检测或痰液检查。咳嗽持续3周以内,伴或不伴咳痰,根据临床症状和(或)影像学检查排除上呼吸道感染、肺炎、哮喘、慢性阻塞性肺疾病(慢阻肺)急性加重后,应考虑急性气管支气管炎诊断。考虑急性气管支气管炎诊断的患者,如心率≤100次/min、呼吸频率≤24次/min、体温≤38℃且胸部无异常体征者肺炎可能性小。

五、鉴别诊断

见表 1-6。

表 1-6 急性气管支气管炎的鉴别诊断

疾病	内容
肺炎	肺炎多表现发热、咳嗽、咳痰,血白细胞和中性粒细胞增高。X线胸片表现为密度较淡且较均匀的片状或斑片状阴影
流行性感冒	①常有流行病史;②起病急骤,全身中毒症状重,可出现高热、全身肌肉酸痛、头痛、乏力等症状,但呼吸道症状较轻;③根据病毒分离和血清学检查结果可确定诊断
急性扁桃体炎	常有发热,咽痛明显,严重者影响进食、饮水,咳嗽轻微或无,体检可见扁桃体肥大,严重者扁桃体上可见脓性分泌物附着
支气管哮喘	伴有气道反应性增高的急性气管支气管炎患者,可出现喘息、胸闷以及气促等症状,听诊可闻及哮鸣音,此时需与支气管哮喘鉴别。支气管哮喘还表现为反复发作的特点,可有家族遗传

六、并发症

见表 1-7。

表 1-7 急性气管支气管炎的并发症

并发症	内容
慢性支气管炎	病情迁延,咳嗽、咳痰持续存在,可转为慢性支气管炎
肺炎	发热,体温持续不退,并出现咳嗽加剧,咳脓痰,胸痛,血常规检查见白细胞计数及中性粒细胞比例升高,可并发肺炎,应行胸部X线检查确诊

七、治疗

见表 1-8。

表 1-8 急性气管支气管炎的治疗

疾病	内容
治疗原则	一般无需住院。如有并发症或有其他慢性病史的患者可根据病情给予对症处理;对于咳嗽剧烈者,可用止咳祛痰药物治疗,但需慎重使用镇咳药;对有支气管痉挛喘息症状者可适当应用茶碱类或 β_2 受体激动药;对有发热的患者,应卧床休息,注意保暖,多饮水或应用解热镇痛药物治疗;应用抗生素要有病原学检查依据,否则不宜作为常规使用药物
对症治疗	主要治疗措施是止咳、化痰,常用的止咳药有咳必清(喷托维林),每次 25mg,每日 3～4 次。剧烈干咳的患者,如果其他止咳药物无效,且因咳嗽而影响到患者的正常休息,可酌情使用可待因每次 15～30mg 口服镇咳,每次 30～90mg。但对于有痰的患者不宜给予可待因等强力镇咳药,以免影响痰液排出。咳嗽有痰且不易咳出者可用祛痰药,主要有棕铵合剂,每次 10mL,每日 3 次;盐酸氨溴索,每次 30mg,每日 3 次;复方甘草合剂,溴己新(必嗽平)每日 3 次;乙酰半胱氨酸及标准桃金娘油等

第三节 支气管哮喘

支气管哮喘简称哮喘,是多种细胞(如嗜酸粒细胞、肥大细胞、淋巴细胞、中性粒细胞和气道上皮细胞等)和细胞组分参与的气道慢性炎症疾病。这种慢性炎症导致气道高反应性和广泛多变的可逆性气流受限,并引起反复发作性喘息、气急、胸闷或咳嗽等症状,常在夜间和(或)清晨发作、加剧,多数患者可自行缓解或经治疗缓解。

一、病因和发病机制

(一)病因与诱因

病因是导致正常人发生哮喘的因素,诱因是引起哮喘患者的哮喘症状急性发作的因素。目前导致哮喘发病的病因不完全清楚,患者个体过敏性体质及环境因素的影响是发病的危险因素。哮喘与多基因遗传有关,同时受遗传和环境的双重影响。

(二)发病机制

哮喘的发病机制尚未完全清楚。变态反应、气道炎症、气道反应性增高及神经等因素及其相互作用被认为与哮喘的发病关系密切。

二、临床表现与诊断

(一)临床表现

1.症状

哮喘发作前可有干咳、打喷嚏、流泪等先兆,典型表现为发作性呼气性呼吸困难、喘息、胸闷。患者被迫采取坐位或呈端坐呼吸。

2.体征

发作期间,可表现为胸廓饱满、心率增快,辅助呼吸肌参与呼吸运动,说话困难。肺部听诊可闻及广泛的哮鸣音,尤以呼气相为明显,一般哮鸣音随哮喘的严重度而加重,但当气道极度收缩加上黏痰阻塞时,哮鸣音反而减弱,甚至完全消失,是病情危重的表现,应积极予以抢救。发作缓解后可无任何症状及体征,但常反复发作。

3.辅助检查

(1)痰液检查:部分患者痰涂片显微镜下可见较多嗜酸粒细胞。

(2)胸部X线检查:肺部透亮度升高,并发感染时可见肺纹理增多及炎症阴影。

(3)血常规检查:合并感染时白细胞计数和中性粒细胞升高。

(4)肺功能检查:①通气功能检测,哮喘发作时呈阻塞性通气功能障碍表现,用力肺活量(FVC)正常或下降,第1秒用力呼气量(FEV_1)、1s率($FEV_1/FVC\%$)以及最高呼气流量(PEF)均下降;残气量及残气量与肺总量比值增加。其中,以 $FEV_1/FVC\% < 70\%$ 或 FEV_1 低于正常预计值的 80% 为判断气流受限的最重要指标。缓解期上述通气功能指标可逐渐恢复。病变迁延、反复发学者,其通气功能可逐渐下降。②支气管激发试验(BPT),用以测定气道反

应性。常用吸入激发剂为乙酰胆碱和组胺,其他激发剂包括过敏原、单磷酸腺苷、甘露醇、高渗盐水等,也有用物理激发因素如运动、冷空气等作为激发剂。观察指标包括 FEV_1、PEF 等。结果判断与采用的激发剂有关,通常以使 FEV_1 下降 20%所需吸入乙酰胆碱或组胺累积剂量($PD20-FEV_1$)或浓度($PC20-FEV_1$)来表示,如 FEV_1 下降≥20%,判断结果为阳性,提示存在气道高反应性。BPT 适用于非哮喘发作期、FEV_1 在正常预计值 70%以上患者的检查。③支气管舒张试验(BDT):用以测定气道的可逆性改变。常用的吸入支气管舒张药有沙丁胺醇、特布他林。当吸入支气管舒张药 20min 后重复测定肺功能,FEV_1 较用药前增加≥12%,且其绝对值增加≥200mL,判断结果为阳性,提示存在可逆性的气道阻塞。④PEF 及其变异率测定:哮喘发作时 PEF 下降。由于哮喘有通气功能昼夜节律变化的特点,监测 PEF 日间、夜间变异率有助于哮喘的诊断和病情评估。若昼夜 PEF 变异率≥20%,提示存在可逆性的气道变化。

(5)动脉血气分析:严重发作时可有 PaO_2 降低,由于过度通气可使 $PaCO_2$ 下降,pH 上升,表现为呼吸性碱中毒;如气道阻塞时,可出现 CO_2 潴留,$PaCO_2$ 上升,表现为呼吸性酸中毒;如缺氧明显可合并代谢性酸中毒。

(6)过敏原测试:①用放射性过敏源吸附法可直接测定特异性血清 IgE,哮喘患者的血清 IgE 常升高2~6 倍;②在哮喘缓解期用可疑的过敏源做皮肤划痕或皮内试验,可呈阳性反应结果。

(二)诊断标准

1.反复发作喘息、气急、胸闷或咳嗽,多与接触变应原、冷空气、物理或化学性刺激、病毒性上呼吸道感染、运动等有关。

2.发作时在双肺可闻及散在或弥散性,以呼气相为主的哮鸣音,呼气相延长。

3.上述症状可经治疗缓解或自行缓解。

4.症状不典型者(如无明显喘息或体征)应至少具备以下一项试验阳性。

(1)支气管激发试验或运动试验阳性。

(2)支气管舒张试验阳性[一秒钟用力呼气容积(FEV_1)增加 12%以上,且 FEV_1 增加绝对值>200mL]。

(3)最大呼气流量(PEF)日内变异率或昼夜波动率≥20%。

5.除外其他疾病所引起的喘息、气急、胸闷和咳嗽。

符合1~3、5 条者或 4、5 条者可诊断为支气管哮喘。根据哮喘发作规律和临床表现,哮喘可分为急性发作期、慢性持续期及缓解期。

(三)鉴别诊断

1.慢性支气管炎:多发生在中老年,有长期吸烟史,表现为冬春季反复发作的咳嗽、咳痰,多以上呼吸道感染为诱因,起病缓慢,查体有散在湿啰音或干啰音,缓解速度慢或缓解期仍有症状。发作期外周血和痰中白细胞及中性粒细胞升高。肺功能检测支气管舒张试验阴性,PEF 变异率小于 15%。

2.肺气肿:中老年发病,多有长期大量吸烟史,一般体力活动可诱发加重,休息后可以缓解,临床表现为气短,气不够用,肺气肿体征可长期存在,X 线检查有肺气肿征象。肺功能表现为支气管舒张试验阴性,RV、TLC、RV/TLC%均增高,肺一氧化碳弥散量(DLCO)降低。

3.急性左心衰:见于有高血压、冠心病、糖尿病等心血管疾病病史的中老年人,发病季节性不明显,感染、劳累、输液过多,过快为诱因。查体可发现双肺底湿啰音、心脏增大、奔马律等。坐起,应用快速洋地黄、利尿剂、扩血管药物可以缓解。X线可见柯氏B线、蝶形阴影。心电图有心律失常或房室扩大。超声心动图可发现心脏解剖学上异常。血脑利尿钠肽(BNP)检测多＞500ng/mL。

4.上气道内良、恶性肿瘤,上气道内异物,其他原因引起的上气道阻塞。

5.肺嗜酸性粒细胞增多症(PIE),变态反应性支气管肺曲菌病,嗜酸细胞性支气管炎、肉芽肿性肺病(Churg-Strauss综合征)。

6.弥散性泛细支气管炎(DPB)、肺栓塞。

7.支气管肺癌、纵隔肿瘤等。

(四)支气管哮喘的临床分类与分期

1.临床分类

(1)按发作时间可分为速发型哮喘和迟发型哮喘。速发型哮喘反应在接触过敏原后哮喘立即发作,迟发型哮喘反应在接触过敏原数小时后哮喘才发作或再次发作加重。

(2)按致病因素可分为外源性哮喘、内源性哮喘和混合性哮喘。外源性哮喘多见于有遗传过敏体质的青少年,患者常有过敏病史和明显的过敏原接触史,一般有明确的致病因素。而对一些无明确致病因素者,则称为内源性哮喘。但近来认为任何哮喘都是外因和内因共同作用的结果。哮喘在长期反复发作过程中,外源性哮喘和内源性哮喘可相互影响而混合存在,使症状复杂或不典型,称为混合性哮喘。

(3)其他类型:咳嗽型哮喘、运动型哮喘、药物型哮喘等。咳嗽型哮喘大多有个人或家族过敏史,春秋季节多发。常以咳嗽为主要症状,多表现为刺激性干咳,听诊无哮鸣音,对止咳药和抗生素治疗无效,而对平喘药有效,可发现气道反应性升高,支气管舒张试验阳性。运动性哮喘一般在运动6~10min和停止运动10~15min出现胸闷、气急、喘息和哮鸣音,30min内逐渐缓解,少数持续2~4h。药物性哮喘为无哮喘病史者应用某药物后引起哮喘或哮喘患者应用某药物诱发哮喘或使哮喘加重。常为使用非甾体抗炎药如阿司匹林、吲哚美辛、安乃近和布洛芬等诱发哮喘发作。

2.临床分期

根据临床表现哮喘可分为急性发作期、慢性持续期和缓解期。

哮喘急性发作是指喘息、气急、咳嗽、胸闷等症状突然发生或原有症状急剧加重,常有呼吸困难,以呼气流量降低为其特征,常因接触过敏原等刺激物或治疗不当等所致。其程度轻重不一。病情加重可在数小时或数日内出现,偶尔可在数分钟内危及生命,故应对病情做出正确评估,以便给予及时有效的紧急治疗。

慢性持续期是指在相当长的时间内,每周均有不同频度和(或)不同程度地出现症状(喘息、气急、胸闷、咳嗽等),其病情严重程度分级见表1-9。

缓解期是指经过治疗或未经治疗症状、体征消失,肺功能恢复到急性发作前水平,并维持4周以上。

危重哮喘一般多指哮喘的急性严重发作,常规吸入和口服平喘药物,包括静脉滴注氨茶碱等药物,仍不能 24h 内缓解者。

表 1-9　哮喘慢性持续期病情严重程度的分级

分级	临床特点
间歇 (第一级)	症状<每周 1 次,短期出现,夜间哮喘症状≤每月 2 次,FEV_1≥80%预计值或 PEF≥80%个人最佳值,PEF 或 FEV_1 变异率<20%
轻度持续 (第二级)	症状≥每周 1 次,但<每日 1 次,可能影响活动和睡眠夜间哮喘症状>每月 2 次,但<每周 1 次,FEV_1≥80%预计值或 PEF≥80%个人最佳值,PEF 或 FEV_1 变异率 20%～30%
中度持续 (第三级)	每日有症状,影响活动和睡眠,夜间哮喘症状≥每周 1 次,FEV_1 占预计值为 60%～79%或 PEF 60%～79%个人最佳值,PEF 或 FEV_1 变异率>30%
严重持续 (第四级)	每日有症状,频繁出现,经常出现夜间哮喘症状,体力活动受限,FEV_1<60%或 PEF<60%个人最佳值,PEF 或 FEV_1 变异率>30%,作常规的吸入和口服平喘药物,包括静脉滴注氨茶碱等药物,仍不能在 24h 内缓解者。

三、治疗原则

(一)哮喘急性发作时的治疗

哮喘急性发作的治疗取决于发作的严重程度以及对治疗的反应。治疗的目的在于尽快缓解症状、解除气流受限和低氧血症,同时还需要制定长期治疗方案以预防再次急性发作。

对于具有哮喘相关死亡高危因素的患者,需要给予高度重视,这些患者应当尽早到医疗机构就诊。高危患者包括:

(1)曾经有过气管插管和机械通气的濒于致死性哮喘的病史。

(2)在过去 1 年中因为哮喘而住院或看急诊。

(3)正在使用或最近刚刚停用口服激素。

(4)目前未使用吸入激素。

(5)过分依赖速效 β_2-受体激动剂,特别是每月使用沙丁胺醇(或等效药物)超过 1 支的患者。

(6)有心理疾病或社会心理问题,包括使用镇静剂。

(7)有对哮喘治疗计划不依从的历史。

轻度和部分中度急性发作可以在家庭中或社区中治疗。家庭或社区中的治疗措施主要为重复吸入速效 β_2-受体激动剂,在第 1h 每 20min 吸入 2～4 喷。随后根据治疗反应,轻度急性发作可调整为每 3～4h 2～4 喷,中度急性发作每 1～2h 6～10 喷。如果对吸入性 β_2-受体激动剂反应良好(呼吸困难显著缓解,PEF 占预计值>80%或个人最佳值,且疗效维持 3～4h),通常不需要使用其他药物。如果治疗反应不完全,尤其是在控制性治疗的基础上发生的急性发作,应尽早口服激素(泼尼松龙 0.5～1mg/kg 或等效剂量的其他激素),必要时到医院就诊。

部分中度和所有重度急性发作均应到急诊室或医院治疗。除氧疗外,应重复使用速效 β_2-受体激动剂,可通过压力定量气雾剂的储雾器给药,也可通过射流雾化装置给药。推荐在初始治疗时连续雾化给药,随后根据需要间断给药(每 4h 1 次)。联合使用 β_2-受体激动剂和抗胆碱能制剂(如异丙托溴铵)能够取得更好的支气管舒张作用。茶碱的支气管舒张作用弱于SABA,不良反应较大应谨慎使用。对规则服用茶碱缓释制剂的患者,静脉使用茶碱应尽可能监测茶碱血药浓度。中重度哮喘急性发作应尽早使用全身激素,特别是对速效 β_2-受体激动剂初始治疗反应不完全或疗效不能维持,以及在口服激素基础上仍然出现急性发作的患者。口服激素与静脉给药疗效相当,不良反应小。推荐用法:泼尼松龙 $30\sim50mg$ 或等效的其他激素,每日单次给药。严重的急性发作或口服激素不能耐受时,可采用静脉注射或滴注,如甲基泼尼松龙 $80\sim160mg$ 或氢化可的松 $400\sim1000mg$ 分次给药。地塞米松因半衰期较长,对肾上腺皮质功能抑制作用较强,一般不推荐使用。静脉给药和口服给药的序贯疗法有可能减少激素用量和不良反应,如静脉使用激素 $2\sim3d$,继之以口服激素 $3\sim5d$。不推荐常规使用镁制剂,可用于重度急性发作(FEV$_1$ $25\%\sim30\%$)或对初始治疗反应不良者。

重度和危重哮喘急性发作经过上述药物治疗,临床症状和肺功能无改善甚至继续恶化,应及时给予机械通气治疗,其指征主要包括:意识改变、呼吸肌疲劳、$PaCO_2\geq45mmHg$($1mmHg$ $=0.133kPa$)等。可先采用经鼻(面)罩无创机械通气,若无效应及早行气管插管机械通气。哮喘急性发作机械通气需要较高的吸气压,可使用适当水平的呼气末正压(PEEP)治疗。如果需要过高的气道峰压和平台压才能维持正常通气容积,可试用允许性高碳酸血症通气策略以减少呼吸机相关肺损伤。

初始治疗症状显著改善,PEF 或 FEV$_1$ 占预计值百分比恢复到个人最佳值 60% 者以上可回家继续治疗,PEF 或 FEV$_1$ 为 $40\%\sim60\%$ 者应在监护下回到家庭或社区继续治疗,治疗前PEF 或 FEV$_1$$<25\%$ 或治疗后 $<40\%$ 者应入院治疗。在出院时或近期的随访时,应当为患者制订一个详细的行动计划,审核患者是否正确使用药物、吸入装置和峰流速仪,找到急性发作的诱因并制订避免接触的措施,调整控制性治疗方案。严重的哮喘急性发作意味着哮喘管理的失败,这些患者应当给予密切监护、长期随访,并进行长期哮喘教育。

大多数哮喘急性发作并非由细菌感染引起,应严格控制抗菌药物的使用指征,除非有细菌感染的证据或属于重度或危重哮喘急性发作。

(二)慢性哮喘治疗

2009 年 GINA 提出了哮喘总体控制的概念,包括两个方面:实现日常控制和降低未来风险。对于慢性哮喘患者应当根据患者的病情严重程度,特别是哮喘控制水平制订长期治疗方案,之后进行评估、随访,根据控制水平调整治疗方案。哮喘药物的选择既要考虑药物的疗效及其安全性,也要考虑患者的实际情况,如经济收入和当地的医疗资源等。

对以往未经规范治疗的初诊哮喘患者可选择第 2 步治疗方案,若哮喘患者病情较重,应直接选择第 3 步治疗方案。从第 2 步到第 5 步的治疗方案中都有不同的哮喘控制药物可供选择。而在每一步中都应该按需使用缓解药物,以迅速缓解哮喘症状。

如果使用的该治疗方案不能够使哮喘得到有效控制,应该升级治疗直至达到哮喘控制为止。当哮喘控制并维持至少 3 个月后,治疗方案可以降级。推荐的减量方案如下。

(1)单独吸入中-高剂量吸入糖皮质激素的患者,将吸入糖皮质激素剂量减少 50%。

（2）吸入糖皮质激素和长效 β_2 受体激动剂联合用药的患者，先将吸入激素剂量减少 50%，长效 β_2 受体激动剂剂量不变，当达到最低剂量联合治疗水平时，可选择改为每日 1 次联合用药或停用长效 β_2 受体激动剂，单用吸入激素治疗。

若患者使用最低剂量控制药物达到哮喘控制 1 年，并且哮喘症状不再发作，可考虑停用药物治疗。通常情况下，患者在初诊后 1～3 个月随访，以后每 3 个月随访一次。如出现哮喘发作时，应在 2 周至 1 个月内进行随访。

第四节　支气管扩张症

支气管扩张症是常见的慢性呼吸道疾病，病变不可逆转。支气管扩张症是由于不同病因引起气道及其周围肺组织的慢性炎症，造成气道壁损伤，继之管腔扩张和变形。典型的症状有慢性咳嗽、咳大量脓痰和反复咯血。主要致病因素为支气管感染、阻塞和牵拉，部分有先天遗传因素。患者多有麻疹、百日咳或支气管肺炎等病史。支气管扩张合并反复感染可严重损害肺组织和功能，严重影响生活质量。

一、病因

见表 1-10。

表 1-10　支气管扩张症的病因

病因	内容
感染	是引起支气管扩张的最常见原因。肺结核、百日咳、腺病毒肺炎可继发支气管扩张。曲霉菌和支原体以及可以引起慢性坏死性支气管肺炎的病原体也可继发支气管扩张
先天性和遗传性疾病	引起支气管扩张最常见的遗传性疾病是囊性纤维化。另外，可能是由于结缔组织发育较弱，马方综合征也可引起支气管扩张
纤毛异常	纤毛结构和功能异常是支气管扩张的重要原因。卡塔格内综合征表现为三联征，即内脏转位、鼻旁窦炎和支气管扩张。本病伴有异常的纤毛功能
免疫缺陷	一种或多种免疫球蛋白的缺陷可引起支气管扩张，一个或多个 IgG 亚类缺乏通常伴有反复呼吸道感染，可造成支气管扩张。IgA 缺陷不常伴有支气管扩张，但它可与 IgG_2 亚类缺陷共存，引起肺部反复化脓感染和支气管扩张
异物吸入	气道内长期存在异物可导致慢性阻塞和炎症，继发支气管扩张

二、临床表现

（一）症状表现

支气管扩张症临床表现各异。轻者，病变早期临床可无症状，随着病情进展可出现以下临床常见的症状（表 1-11）。

表 1-11　支气管扩张症的症状表现

症状	表现
慢性咳嗽、咳痰	继发感染可咳大量脓痰,每日可达数百毫升,排痰难易可与体位有关
间断咯血	咯血量多少不一,少时痰中带血,多者每口可达数百毫升甚至更多。咯血多发生于继发感染时,但也可以把咯血作为唯一症状,临床上称之为干性支气管扩张
反复发生下呼吸道感染	轻时咳嗽加重、脓痰增多,痰黏稠不易咳出。重时可以伴有发热、气短、胸痛、食欲缺乏、乏力、消瘦和贫血。常见的细菌感染多为铜绿假单胞菌、金黄色葡萄球菌、流感嗜血杆菌、卡他莫拉菌、肺炎链球菌等

(二)体格检查

支气管扩张轻症或早期患者可无异常发现,病变明显或继发感染时,在支气管扩张部位可听到局限性、固定性湿啰音,有时可闻及哮鸣音。慢性患者可伴有杵状指(趾)。有并发症肺气肿、肺源性心脏病时则有相应的体征。

三、辅助检查

(一)实验室检查

见表 1-12。

表 1-12　实验室检查项目

项目	内容
血常规、C 反应蛋白	有无白细胞数及中性粒细胞百分比、C 反应蛋白增加,增高可提示合并急性感染。对于咯血严重患者,还可评估循环失血情况
血气分析	判断是否合并低氧血症和(或)高碳酸血症,初步评估患者肺功能情况
微生物学检查	支气管扩张患者均应行下呼吸道微生物学检查。留取深部痰标本;急性加重时在应用抗菌药物使用前留取痰标本。标本应在获取后 1h 内送至微生物室;如果患者之前的培养结果均为阴性,则应在不同日期留取 3 次以上的标本,以提高阳性率。痰培养及药敏试验对于抗菌药物的选择有重要意义。尤其注意铜绿假单胞菌的检出情况。痰行涂片查抗酸杆菌＋结核菌培养＋真菌培养,排除合并肺结核、非结核分枝杆菌肺病、肺部真菌感染可能
其他免疫学检查	检查结缔组织疾病相关指标(如类风湿因子、抗核抗体、抗中性粒细胞胞质抗体等)、过敏源、总 IgE、免疫球蛋白亚群、CD 系列等查找支气管扩张症的病因,病原学检查(真菌、结核等)排除合并真菌、结核等感染
特殊检查	囊性纤维化相关检查、纤毛功能检查

(二)影像学检查

影像学检查是诊断支气管扩张的金标准。胸部 X 线片或胸部 CT 都可以作为诊断支气管扩张的手段,但以胸部高分辨率 CT 为主。胸部 CT 能清晰地显示肺部支气管扩张存在与否,以及支气管扩张的类型和受累面积(表 1-13)。

表 1-13 影像学检查项目

项目	内容
胸部 X 线检查	疑似支气管扩张症患者首先进行胸部 X 线检查,支气管扩张患者胸部 X 线片可表现为散在灶性肺炎,不规则斑片影或特征性气道扩张增厚,但是胸部 X 线片的敏感度及特异度均较差。胸部 X 线片还可确定胸部并发症(如肺源性心脏病),并与其他疾病进行鉴别。一般要求所有患者有基线胸部 X 线片,但一般不需复查胸部 X 线片
胸部高分辨率 CT 扫描	对支气管扩张有确诊价值,为支气管扩张症诊断金标准。主要表现为支气管内径与其伴行动脉直径比例的改变,正常值 0.62 ± 0.13;支气管柱状囊状改变,气道壁增厚(支气管内径<80%外径),黏液阻塞。CT 扫描层面与支气管平行时,扩张支气管呈"双轨征"或"串珠"状改变;远端支气管较近端扩张更明显时呈"杵状"改变。扫描层面与支气管垂直时,扩张支气管呈环状,与伴随肺动脉呈"印戒征";多个囊状扩张的支气管相邻,呈"蜂窝"状改变。按 CT 特征可将支气管扩张症分为 4 种类型:①柱状型(图 1-1);②囊状型(图 1-2);⑧静脉曲张型(图 1-3);④混合型。支气管扩张症患者无须定期复查高分辨率 CT,但体液免疫缺陷的支气管扩张症患者应定期复查,以评价疾病进展程度

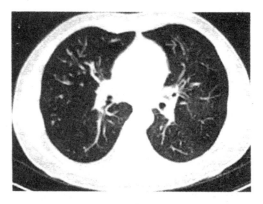

图 1-1 柱状型

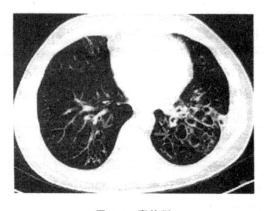

图 1-2 囊状型

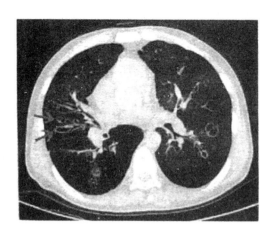

图 1-3 静脉曲张型

（三）肺功能检查

1.病变比较局限的支气管扩张,患者的肺功能无明显改变。

2.支气管扩张的肺功能损害主要变现为阻塞性通气功能障碍,FEV_1、最大通气量、FEV_1/FVC 及小气道用力呼气流速（$FEF25\%\sim75\%$）均降低,而残气量/肺总量比增高。

3.当发展至广泛性肺组织纤维化时,肺功能可出现弥散功能障碍。

（四）支气管镜检

无须常规检查。支气管镜检可明确支气管管腔内情况,以及腔内分泌物情况。还可通过支气管镜取样进行微生物学检查,明确支气管扩张症合并感染的病原学情况。

四、诊断要点

（一）临床表现

根据病情严重程度不同可有不同的临床表现:慢性咳嗽、咳痰;反复咯血;反复发作的下呼吸道感染。

（二）体征

支气管扩张症或早期患者可无异常发现,病变明显或继发感染时,在支气管扩张部位可听到局限性、固定性湿啰音,有时可闻及哮鸣音。慢性患者可伴有杵状指（趾）。有并发症肺气肿、肺源性心脏病时则有相应的体征。

五、鉴别诊断

根据患者的咳嗽、咳痰症状或者咯血症状做出鉴别诊断。

（一）以慢性咳嗽、咳痰为主要症状的鉴别诊断

见表 1-14。

表 1-14　以慢性咳嗽、咳痰为主要症状的鉴别诊断

诊断	鉴别诊断要点
支气管扩张症	大量脓痰,湿性啰音,可合并杵状指(趾),胸部 X 线片或高分辨 CT 提示支气管扩张和管壁增厚
COPD	中年发病,症状进展缓慢,多有长期吸烟史,活动后气促,肺功能可有不完全可逆的气流受限(吸入支气管舒张药后 $FEV_1/FVC<70\%$)
肺结核	所有年龄均可发病,影像学检查提示肺浸润性病灶或结节状空洞样改变,行肺结核菌学检查可确诊
慢性肺脓肿	起病初期多有吸入病史,表现为反复不规则发热、咳脓性痰、咯血、消瘦、贫血等全身慢性中毒症状明显。影像学检查提示厚壁空洞,形态可不规则,内可有液平面,周围有炎性浸润及条索状阴影

(二)以咯血为主要症状的鉴别诊断

见表 1-15。

表 1-15　以咯血为主要症状的鉴别诊断

诊断	鉴别诊断要点
支气管扩张症	多有长期咳嗽、咳脓痰病史,部分患者可无咳嗽、咳痰,而仅表现为反复咯血,咯血量由少至多,咯血间隔由长变短,咯血间期身体情况较好
支气管肺癌	多见于 40 岁以上患者,可伴有咳嗽、咳痰、胸痛。咯血小量到中量,多为痰中带血,持续性或间断性,大咯血少见。影像学检查、痰涂片细胞学检查、气管镜等有助于诊断
肺结核	可有低热、乏力、盗汗和消瘦等结核中毒症状及慢性咳嗽、咳痰、咯血和胸痛等呼吸系统症状。约半数有不同程度咯血,咯血可为首发状状,出血量多少不一,病变多位于上肺野,影像学和痰液检查有助于诊断
心血管疾病	多有心脏病学史,常见疾病包括风湿性心脏病二尖瓣狭窄、急性左心衰竭、肺动脉高压等,体检可能有心脏杂音,咯血量可多可少,肺水肿时咳大量浆液性粉红色泡沫样血痰为特点

六、治疗措施

(一)内科治疗

见表 1-16。

表 1-16　支气管扩张症的内科治疗

项目	内容
抗生素治疗	急性感染发学者,应尽可能根据痰培养及药敏试验结果选择抗生素,在等待培养结果时进行初始经验性抗感染治疗。抗生素治疗应持续 1~3 周,以达到理想效果
排痰治疗	痰液顺利排出可有效控制感染。有效的排痰方法有物理治疗、药物祛痰以及经支气管镜吸引等
加强支气管引流	良好的体位引流的应用原则为:使患肺位置抬高,引流支气管开口向下,以利于淤积于支气管内的脓痰流入大支气管和气管被排出

续表

项目	内容
支气管扩张药	支气管扩张患者存在气流阻塞和气道高反应性,故可考虑使用支气管扩张药进行治疗,但目前无确切依据。可予 β_2 受体激动药或抗胆碱能药物
治疗咯血	少量咯血,可给予卡巴克络口服,每次 10mg,每日 3 次;维生素 K_4 每次 4mg,每日 3 次。若出现大咯血,应紧急入院救治,必要时行支气管动脉栓塞术
预防支气管扩张急性发作	支气管扩张患者应戒烟,每年应定期接种流感疫苗和(或)肺炎球菌疫苗或使用一些免疫调节药,如卡介苗多糖核酸等,以增强抵抗力,有助于减少呼吸道感染和预防支气管扩张急性发作

(二)外科治疗

经治疗仍反复感染或大咯血的支气管扩张症患者,可考虑手术切除。手术适应证如下。

(1)症状明显,病变局限于一叶或一侧肺组织,而无手术禁忌证者。

(2)虽为双侧病变,但主要病变集中在一个肺叶,全身情况和心肺功能良好者。

(3)反复大咯血患者,应在咯血稳定后明确诊断并确定病变部位,以及时进行手术治疗,大咯血进行保守治疗无效者,也可急诊手术治疗。但双侧弥散性、进展性支气管扩张患者不宜外科手术治疗,单独内科保守治疗可获得满意效果。

第五节　肺部感染性疾病

一、肺炎链球菌肺炎

肺炎球菌肺炎是由肺炎球菌或称肺炎链球菌引起的肺叶或肺段的肺实质的炎症,是社区获得性肺炎(CAP)最常见的致病原,通常占 30%～70%。该菌所致的肺炎即传统上称的大叶性肺炎。但由于近年来抗生素及时和广泛应用,典型的整叶、整段肺实变已较少见。本病尚有一定传染性。

(一)病因

1.本菌属革兰氏阳性菌,α 溶血,菌体呈矛头状或双排列,外有荚膜包绕。至今已确认的有 84 种荚膜型亚型。引起成人致病的大多数为 1～9 型和 12 型,其中 3 型毒力最强。不产生毒素,不引起原发组织坏死和形成空洞,易累及胸膜,引起渗出性胸膜炎。

2.本菌可寄居于人的上呼吸道。

3.本菌是引起大叶性肺炎的主要致病菌,亦可引起中耳炎、乳突炎、脑膜炎及败血症等。

(二)病理

1.典型的病理变化分四期,即充血期、红肝变期、灰肝变期和消散期。

2.病变消散后肺组织结构无损坏,不留纤维瘢痕。极少病例由于机体反应性差,纤维蛋白不能完全吸收,成为机化性肺炎。

（三）诊断标准

1.临床表现

（1）发病前常有受凉、淋雨、疲劳或上呼吸道感染等诱因,多有上呼吸道感染的前驱症状。发病急骤,高热(38.0～40.0℃)、寒战,伴全身肌肉酸痛、乏力等。可有患侧胸痛,放射至肩部或腹部,咳嗽或深呼吸时加剧。咳嗽,咳黏痰或脓性痰,血性痰或呈铁锈色痰。病变广泛者可有呼吸困难。部分患者可有消化道症状及神经系统症状。严重病例可发生感染性休克及中毒性心肌炎。

（2）体检:急性病容,呼吸急促,部分患者口角可有疱疹,病变广泛时可出现发绀。有败血症者,可出现皮肤、黏膜出血点,巩膜黄染。早期肺部体征常无明显异常。肺实变时叩诊呈浊音,语颤、语音增强,有支气管呼吸音。消散期可闻及湿啰音。严重感染时可伴休克、急性呼吸窘迫综合征及神经精神症状。

2.辅助检查

（1）血常规:白细胞计数 $10×10^9$～$20×10^9$/L,中性粒细胞多在 80% 以上,可有核左移,细胞内可见中毒颗粒。血小板减少,凝血酶原时间延长。

（2）痰涂片及痰培养:可查见肺炎链球菌。部分患者血培养阳性。聚合酶链反应(PCR)及荧光标记抗体检测可提高病原学诊断率。如合并胸腔积液,可抽取积液进行细菌培养。

（3）血生化检查:可见血清酶学升高,部分患者可有血胆红素增高。动脉血气分析可正常,严重病例可有 PaO_2 及 $PaCO_2$ 减低,pH 增高,呈低氧及呼吸性碱中毒。休克合并代谢性酸中毒则 pH 降低。

（4）胸部 X 线检查:早期肺部有均匀淡片状阴影,典型表现为大片均匀致密阴影,可见支气管充气征,呈叶、段分布,可有少量胸腔积液。老年患者容易形成机化性肺炎。

（四）治疗原则

1.抗菌药物治疗

目前首选仍然是青霉素,耐青霉素的肺炎链球菌在我国虽然已达 20%,但高耐药株<2%,因此,对于普通耐药株通过提高青霉素剂量,依然有效。青霉素剂量可用至 1000 万～2000 万 U/d。对青霉素过敏、耐青霉素者可用喹诺酮类(左氧氟沙星、莫西沙星)、头孢噻肟、头孢曲松或厄他培南等药物,多重耐药菌株感染者可用万古霉素、替考拉宁、利奈唑胺等。

由于目前我国大多数地区肺炎链球菌对大环内酯耐药率高达 70%,故对于已明确诊断的肺炎链球菌肺炎不推荐应用大环内酯类药物。

抗菌药物标准疗程通常为 7～10d 或更长或在退热后 3d 停药或由静脉用药改为口服,维持数日。

2.支持治疗

患者应卧床休息,注意补充足够蛋白质、热量、水及维生素。

3.积极防治并发症

如肺外感染(脓胸、心肌炎、关节炎等)及感染性休克。

二、葡萄球菌肺炎

葡萄球菌肺炎是葡萄球菌引起的急性化脓性肺部炎症,是 CAP 的重要病原体,其中金黄色葡萄球菌(简称为金葡菌)是重症 CAP 的致病性病原体。在非流行性感冒时期,金葡菌感染的发生率占细菌性肺炎的 1％～5％,而在流行性感冒时期,金葡菌感染的发生率可高达 25％。在医院获得性肺炎(HAP)中金葡菌感染占 11％～25％。

葡萄球菌肺炎多见于儿童,尤其是农村的青少年。年老体弱者、有基础疾病者如糖尿病、血液病、艾滋病等或应用激素、抗癌药物及其他免疫抑制剂治疗者也易感染。常有皮肤疖、痈、呼吸道感染等葡萄球菌感染史。病情严重,若未予恰当治疗,病死率较高,尤其是耐药金黄色葡萄球菌引起的肺炎。

(一)病因

1.葡萄球菌属细球菌科,为需氧和兼性厌氧的革兰氏阳性球菌,其中金黄色葡萄球菌致病性最强。

2.致病性葡萄球菌可产生各种毒素,具有溶血、坏死、杀灭白细胞、痉挛血管的作用,并可产生多种酶,如溶菌酶、β 内酰胺酶、凝固酶等。在厌氧条件下还可分解甘露醇,产酸。其中凝固酶的产生及甘露醇的发酵与细菌致病性有关。随医院内感染的增加,由凝固酶阴性葡萄球菌引起的肺炎也不断增加。

3.耐甲氧西林金葡菌(MRSA)感染的肺炎治疗更困难,病死率高。随着院内感染的增加,由凝固酶阴性葡萄球菌引起肺炎亦增加。

(二)病理

主要特点为化脓性改变。原发性吸入性金葡菌肺炎常呈大叶分布,也可呈一侧或双侧多发性肺段性分布,组织学显示肺泡内浆液性脓性渗出,肺泡壁化脓性破坏,形成大小不等的脓腔。血源性金葡菌肺炎常继发于金葡菌菌血症或脓毒血症,败血性细菌栓子引起多发性肺小动脉栓塞,致双肺呈散在性多发性化脓性炎症或发展成多发性肺脓肿。

(三)诊断标准

1.临床表现

(1)常发生于有基础疾病,如糖尿病、血液病、艾滋病、肝病、营养不良、酒精中毒、静脉吸毒或原有支气管肺疾病者。起病多急骤,寒战,高热,体温多高达 39.0～40.0℃,咳嗽,咳脓痰,带血丝或脓血痰,胸痛,呼吸困难等。毒血症状明显时,全身肌肉、关节酸痛,体质衰弱,精神萎靡,病情重者可早期出现周围循环衰竭。院内感染病例通常起病较隐袭,但亦有高热、脓痰等。老年人症状多不典型。

(2)体检:体征在早期不明显,其后可出现两肺散在湿啰音。病灶较大或融合时可有肺实变体征,气胸或脓气胸时则有相应体征。

(3)血源性葡萄球菌肺炎:常有皮肤伤口、疖痈和中心静脉导管置入等或有静脉吸毒史,咳脓痰较少。应注意肺外病灶,静脉吸毒者多有皮肤针口和三尖瓣赘生物,可闻及心脏病理性杂音。

2.辅助检查

（1）血常规：白细胞计数明显升高，中性粒细胞比例增加，核左移并出现毒性颗粒。

（2）痰涂片：可见成堆的葡萄球状菌及脓细胞，痰培养发现葡萄球菌，如凝固酶阳性，可诊断为金黄色葡萄球菌。血行感染时血培养阳性率高。

（3）胸部 X 线检查

①多发性肺段浸润或肺叶实变，可形成空洞或呈小叶样浸润，其中有单个或多发的液气囊腔。

②肺部浸润、肺脓肿、脓胸、脓气胸为金黄色葡萄球菌肺炎的四大 X 线征象。

③X 线阴影的易变性是金黄色葡萄球菌肺炎的另一重要特征。表现为一处炎性浸润消失而另一处出现新病灶或很小的单一病灶发展为大片阴影。

（四）治疗原则

早期清除引流原发病灶，选用敏感的抗菌药物。

1.抗菌治疗

金黄色葡萄球菌多为凝固酶阳性葡萄球菌，近年来对青霉素 G 耐药率已高达 90% 左右。对甲氧西林敏感株（MSSA）首选耐青霉素酶的半合成青霉素或头孢菌素，如苯唑西林、氯唑西林单用或联合利福平、阿米卡星。替代：头孢唑啉、头孢呋辛、克林霉素、呼吸喹诺酮类，联合氨基糖苷类如阿米卡星等。β-内酰胺类/β-内酰胺酶抑制剂：阿莫西林/克拉维酸，氨苄西林/舒巴坦。对甲氧西林耐药株（MRSA）可用万古霉素、去甲万古霉素、替考拉宁、利奈唑胺等。万古霉素每日 1～2g 静脉滴注，不良反应有静脉炎、皮疹、药物热、耳聋和肾损害等，替考拉宁首日 800mg 静点，以后 400mg/d，偶有药物热、皮疹、静脉炎等不良反应。利奈唑胺 600mg，每日 2 次，静脉滴注，注意监测血小板。近年来在院内感染中，凝固酶阴性葡萄球菌感染逐渐增多，如表皮葡萄球菌、溶血性葡萄球菌等，这些凝固酶阴性葡萄球菌所致肺炎发病及症状虽不如金黄色葡萄球菌凶险，但其对抗菌药物的耐药率则有过之而无不及，抗菌治疗原则同金黄色葡萄球菌肺炎。并发脓胸、脑膜炎、心内膜炎以及肾、脑、心肌转移性脓肿时，可选用上述药物，并要对脓腔做适当引流。

临床选择抗菌药物时可参考细菌培养的药物敏感试验。

抗菌治疗的疗程视病情而定，一般疗程 2～4 周，如严重感染或有脓胸等并发症需 4～8 周，甚至更长。

2.其他治疗

包括吸氧以及对症处理，营养支持治疗及对脓胸、脓气胸、循环衰竭等并发症的处理。血源性金黄色葡萄球菌肺炎需要积极治疗原发病以消除感染灶。

三、病毒性肺炎

病毒性肺炎是由多种不同种类的病毒侵犯肺实质而引起的肺部炎症，通常由上呼吸道病毒感染向下蔓延所致。多发生于冬春季节，可散发流行，也可爆发，需住院的 CAP 中约 8% 为病毒性肺炎。婴幼儿、老年人、免疫力差者易感染。

（一）病因

病因包括流感病毒、腺病毒、呼吸道合胞病毒、冠状病毒、麻疹病毒、水痘、带状疱疹病毒、鼻病毒和巨细胞病毒。患者可同时受一种以上病毒感染，并常继发细菌、真菌和原虫感染。呼吸道病毒可通过飞沫与直接接触传播，且传播快、传播面广。

（二）病理

因病原体不同，病理改变也有一定差异，但其大致的病理改变为细支气管及其周围炎和间质性肺炎。在细支气管可见上皮破坏、黏膜下层水肿、管壁和管周有以淋巴细胞为主的炎性细胞浸润；在肺泡壁和肺泡间隔的结缔组织中，有各种单核细胞浸润；肺泡水肿，被覆含蛋白和纤维蛋白的透明膜。严重时有坏死，在坏死组织中可找到包涵体。

（三）流感病毒肺炎

1.诊断标准

（1）流行病学：在流感流行季节，会出现一个单位或地区发生大量上呼吸道感染患者或医院门诊、急诊上呼吸道感染患者明显增加。流感病毒是成人病毒性肺炎最常见病因。

（2）临床表现：单纯的原发性病毒性肺炎少见，易累及有心脏病的患者，尤其是二尖瓣狭窄患者。常表现为持续高热，进行性呼吸困难，肺部可闻及湿性啰音。少数病例病情进展迅速，出现休克、心力衰竭、急性呼吸窘迫综合征（ARDS）、多脏器功能障碍综合征。患者原有的基础疾病亦可被诱发加重，呈现相应的临床表现。X线显示双肺弥散性间质性渗出性病变，重症者两肺中下野可见弥散性结节性浸润，少数可有肺实变。抗生素治疗无效。患者常因心力衰竭或呼吸衰竭死亡。

（3）病原学检查

①病毒特异抗原及其基因检查：取患者呼吸道标本，采用免疫荧光或酶联免疫法检测甲、乙型流感病毒型特异的核蛋白（NP）或基质蛋白（Ml）及亚型特异的血凝素蛋白。RT-PCR法检测编码上述蛋白的特异基因片段。

②病毒分离：从患者呼吸道标本中分离到流感病毒。

③将呼吸道标本接种到马达犬肾细胞过夜增殖后，进行病毒特异抗原及其基因检查。

④血清学检查：急性期（发病后7d内采集）和恢复期（间隔2～3周采集）双份血清进行抗体测定。后者抗体效价与前者相比有4倍或以上升高，有助于确诊。

2.治疗原则

（1）及早应用抗流感病毒药物治疗：抗流感病毒药物治疗只有早期（起病1～2d内）使用，才能取得最佳疗效。

①离子通道M阻滞剂：包括金刚烷胺及金刚乙胺，对甲型流感病毒有活性。a.金刚烷胺：成人100mg，每日2次。65岁及以上老人每日不超过100mg。b.金刚乙胺：成人100mg，每日2次。65岁及以上老人每日100mg或200mg。c.肌酐清除率≤50mL/min时酌情减少用量，必要时停药。

②神经氨酸酶抑制剂：能有效治疗和预防甲、乙型流感。奥司他韦75mg，每日2次，连服5d，应在症状出现2d内开始用药。肾功能不全患者肌酐清除率<30mL/min时，应减量至75mg，每日1次。

（2）其他治疗

①要注意流感病毒肺炎可能同时合并有细菌性肺炎,根据情况选用相应的抗菌药物。

②对于重症流感病毒肺炎,合并呼吸衰竭时应给予呼吸支持,首选无创正压通气。

③合并休克时给予相应抗休克治疗。出现其他脏器功能损害时,给予相应支持治疗。

④中医中药辨证治疗。

（四）单纯疱疹病毒肺炎

1.诊断标准

（1）成人单纯疱疹病毒肺炎:主要见于免疫功能缺陷患者,如骨髓抑制及实体脏器移植应用免疫抑制剂的患者,一般发生在移植后的 2 个月内。咳嗽和呼吸困难是最常见的症状,大多数患者有发热,胸部X线表现为多灶性浸润病变,常伴有口腔和面部疱疹。严重患者有低氧血症。

（2）病原学检查

①病毒分离是诊断单纯疱疹病毒感染的主要依据。

②通过支气管镜毛刷、灌洗和活检取得下呼吸道样本进行细胞学和组织学检查,发现多核巨细胞和核内包涵体有助于诊断。

③抗体检测有助于原发性感染的诊断,对复发性感染的诊断价值不大。

2.治疗原则

阿昔洛韦和阿糖腺苷对单纯疱疹病毒感染有效,首选阿昔洛韦。免疫缺陷者单纯疱疹病毒感染时,阿昔洛韦的剂量为 5mg/kg,静脉注射,8～12h 一次,根据肾功能调整剂量,疗程至少 7d。

（五）巨细胞病毒肺炎

1.诊断标准

成人巨细胞病毒（CMV）肺炎多发生于器官移植后数月内,诊断要点如下。

（1）体温超过 38℃,持续 3d 以上。

（2）干咳、呼吸困难及低氧血症进行性加重。

（3）X 线胸片或 CT 有磨玻璃影伴结节影及斑片状渗出等改变。

（4）病原学检测阳性:肺泡灌洗液分离到 CMV 病毒;酶联免疫吸附法（ELISA）检测血清中 CMV IgM 阳性;定量 CMV～DNA 含量≥104/mL 基因拷贝数;CMV pp65 抗原阳性。

（5）细菌、真菌、支原体、衣原体、肺孢子菌及结核菌等检查均为阴性。

2.治疗原则

（1）调整或停用免疫抑制剂。

（2）抗病毒治疗:首选更昔洛韦。

①诱导期:静脉滴注 5mg/kg,每 12h 1 次,每次静滴 1h 以上,疗程 14～21d,肾功能减退者剂量应酌减。

②维持期:静脉滴注 5mg/kg,每日 1 次,静滴 1h 以上,维持期的时间应根据患者的病情。与 CMV 免疫球蛋白联用可提高疗效。阿昔洛韦、阿糖腺苷或干扰素的疗效不确切。

（3）根据病情甲泼尼龙 40～80mg 静脉注射,每日 1～2 次。

（4）可应用免疫球蛋白。

（5）合并呼吸衰竭时应给予呼吸支持，首选无创正压通气。

四、军团菌肺炎

军团菌肺炎是由革兰氏阴性嗜肺军团菌引起的一种以肺炎为主的全身感染性疾病。在 CAP 中居第 2～4 位，占 2%～6%，在入住 ICU 的 CAP 患者中，亦占诊断困难不典型肺炎的 4%～11%。

（一）病原学

军团菌为革兰氏阴性菌，其中嗜肺军团菌是引起肺炎的重要菌种。生存在水和土壤中，可在阿米巴及原虫体内繁殖，常经供水系统、空调和雾化吸入而吸入，引起呼吸道感染。人体细胞介导的免疫功能是其主要防御功能，体液免疫在感染后期参与。中老年以及有慢性心、肺、肾疾病和糖尿病、血液病、恶性肿瘤、艾滋病或接受免疫抑制剂者易患本病。

（二）病理

肺部病变主要为急性化脓性、浆液化脓性或纤维素性化脓性肺炎和支气管炎。胸膜炎症多为浆液性、浆液纤维素性或化脓性纤维素性胸膜炎，最后形成纤维性肥厚。胸外病变有化脓性心包炎、败血性脾梁炎等。

（三）诊断要点

1.临床表现

军团菌肺炎除有高热、寒战、咳嗽等肺部表现外，尚伴有全身其他系统的表现：如 20% 患者可有相对缓脉，25% 可有恶心、呕吐和水样腹泻，25%～50% 患者有蛋白尿、30% 有血尿，半数患者有低钠血症。严重者有神经精神症状，如感觉迟钝、谵妄，并可出现呼吸衰竭和休克。

本病的临床症状无特异性，但某些线索有提示作用：①持续高热超过 40℃。②痰革兰氏染色可见较多中性粒细胞而细菌很少。③低钠血症。④对 β-内酰胺类药物治疗无效。当临床肺炎患者出现上述情况时，应考虑军团菌感染的可能。

2.影像学检查

胸部 X 线检查主要表现为迅速进展的非对称性、边缘不清的肺实质性浸润阴影，胸腔积液见于约 30% 的患者。

3.诊断标准

（1）临床表现：发热、寒战、咳嗽、胸痛等呼吸道感染症状。

（2）X 线胸片具有浸润性阴影或胸腔积液。

（3）呼吸道分泌物、痰、血或胸腔积液在活性炭酵母浸液琼脂培养基（BCYE）或其他特殊培养基培养有军团菌生长。

（4）呼吸道分泌物直接荧光法（DFA）检查阳性。

（5）血间接荧光法（IFA）：查前后 2 次抗体滴度呈 4 倍或以上增高，达 1∶128 或以上；血试管凝集试验（TAT）：测前后 2 次抗体滴度呈 4 倍或以上增高，达 1∶160 或以上；微量凝集试验（MAA）：测前后 2 次抗体滴度呈 4 倍或以上增高，达 1∶64 或以上。

凡具有 1、2 项,同时以具有 3、4、5 项中任何一项者,诊断为军团菌肺炎。

(四)治疗原则

临床可用于治疗军团菌肺炎的药物,首选大环内酯类或氟喹诺酮类,四环素类、利福平等也有效。

1.大环内酯类

(1)红霉素:250~500mg 口服,每 6~8h 一次;或 1~2g 分次静脉滴注。重症 2~4g/d,先静脉滴注,后可改口服,疗程至少 3 周。常见不良反应有胃肠道反应、静脉炎、可逆性耳聋、Q-T 间期延长。

(2)阿奇霉素:500mg,每日 1 次,口服或静脉滴注,连用 3~5d。

(3)罗红霉素:150mg,每日 2 次,疗程 2~3 周。

2.氟喹诺酮类

(1)左氧氟沙星:200mg,每日 2 次,口服或静脉滴注。

(2)莫西沙星:400mg,每日 1 次,口服或静脉滴注。

(3)环丙沙星:200mg,每日 2 次,口服或静脉滴注,疗程 2~3 周。

3.四环素类

(1)多西环素:100mg,口服,每日 1 次。

(2)米诺环素:100mg,口服,每日 2 次。

4.利福平

一般和上述药物联合应用,400~600mg 口服,每日 1 次。

五、肺炎支原体肺炎

肺炎支原体肺炎是由肺炎支原体引起的肺部炎症。在 CAP 中占 15%,而在老年 CAP 中占 2%~30%,可散发或流行。

(一)病因

支原体是已知能在无细菌培养基上独立生长的最小微生物。寄生于人体的支原体有 10 种,仅肺炎支原体能引起呼吸道感染。

(二)病理

主要病理改变为急性支气管炎、间质性肺炎和支气管肺炎。支气管周围有单核细胞、淋巴细胞及浆细胞浸润。上皮细胞核肿胀,胞质内有空泡形成,细胞脱落,管腔内充有单核细胞、中性粒细胞、脱落上皮细胞及黏液,肺泡壁也有水肿及同样细胞浸润,并波及间质。重病者可有弥散性肺泡坏死,透明膜性变。慢性者可有间质纤维化。死亡病例肺内很少见到支原体,故可能与感染后引起的超敏有关。

(三)诊断要点

1.临床症状

肺炎支原体肺炎的突出症状是干咳或刺激性咳嗽。发热、有时可伴畏寒,但很少有寒战。有些患者可有肺部以外的并发症,如皮疹、心包炎、溶血性贫血、关节炎、脑膜脑炎和外周神经病变。

2.影像学检查

X线显示双肺斑片状浸润影,中下肺野明显,有时呈网状、云雾状,而且多变。仅有5%~20%的肺炎支原体感染者有胸膜渗出。肺炎支原体肺炎有时表现为X线胸片与临床症状不相符合,X线胸片表现重而临床症状轻。

3.病原学检查

(1)培养:肺炎支原体培养较为困难,需要特殊营养培养基,且生长需要4~24d。急性感染后数月内上呼吸道仍可排出肺炎支原体,故培养阳性并不能确定就是急性感染。

(2)间接血凝抗体试验:主要是IgM,晚期可见IgG。间接血凝抗体阳性可保持1年以上。抗体阳性是支原体感染的指标,但阴性时不能排除支原体感染。酶联免疫吸附试验(ELISA)检测血清抗体有重要诊断价值。

(3)急性期恢复期双份血清进行抗体测定:补体结合试验:起病10d后出现,恢复期效价1:64或以上或恢复期抗体效价与前相比有4倍或以上升高,有助于确诊。

(4)冷凝集反应:效价1:32或以上为阳性,肺炎支原体感染时有30%~80%的阳性率,感染后第1周末或第2周初效价上升,第4周达高峰,此后下降。但其他感染和非感染性疾病也可以引起升高,应注意鉴别。

(四)鉴别诊断

1.细菌性肺炎

临床表现较肺炎支原体肺炎重,X线的肺部浸润阴影也更明显,且白细胞计数及中性值一般明显升高。

2.病毒性肺炎

如流感病毒性肺炎发生在流行季节,起病较急,肌肉酸痛明显,可能伴胃肠道症状;腺病毒肺炎多见于军营,常伴腹泻。

3.军团菌肺炎和肺炎衣原体肺炎

临床鉴别诊断较为困难,应通过病原学加以鉴别。

(五)治疗原则

1.抗菌药物

临床可用于肺炎支原体肺炎治疗的药物包括大环内酯类、氟喹诺酮类、四环素类等。

(1)首选大环内酯类

①红霉素:250~500mg口服,每6~8h一次;或1~2g,分次静脉滴注。疗程2~3周。

②阿奇霉素:500mg,每日1次,口服或静脉滴注;因半衰期长,连用5d后停2d再继续,疗程一般为10~14d。

③罗红霉素:150mg,每日2次。疗程常为10~14d。

(2)氟喹诺酮类

①左氧氟沙星:200mg,每日2次,口服或静脉滴注。

②莫西沙星:400mg,每日1次,口服或静脉滴注。

③环丙沙星:200mg,每日2次,口服或静脉滴注。疗程常为7~14d。

（3）四环素类

①多西环素：100mg，口服，每日 1 次。

②米诺环素：100mg，口服，每日 2 次。

（4）红霉素和四环素：虽然有效，但用药后痰内肺炎支原体仍可持续存在达数月之久，约10％肺炎可复发，故少数症状迁延，肺阴影反复发生者，应延长抗菌药物疗程或换用另一种抗生素。

2.对症治疗

镇咳药物，化痰药物，雾化吸入治疗。

发生严重肺外并发症，给予相应处理。

六、肺炎衣原体肺炎

肺炎衣原体肺炎是由肺炎衣原体引起的肺部炎症。在 CAP 中占 5％～15％，占 CAP 中常见病因的第三或第四位。常在聚居场所的人群中流行，但 3 岁以下儿童患病较少。除此之外，肺炎衣原体感染参与了重症慢性阻塞性肺疾病（COPD）的发病，COPD 患者肺炎衣原体感染占 71％，中等程度 COPD 患者肺炎衣原体感染占 46％。

（一）病因

衣原体是专性细胞内细菌样寄生物。肺炎衣原体是一种人类致病原，可通过呼吸道飞沫及污染物传染。

（二）病理

主要病理改变为急性支气管炎、间质性肺炎和支气管肺炎。支气管周围有单核细胞，淋巴细胞及浆细胞浸润。上皮细胞核肿胀，胞质内有空泡形成，细胞脱落，管腔内充有单核细胞、中性粒细胞、脱落上皮细胞及黏液，肺泡壁也有水肿及同样细胞浸润，并波及间质。重病者可有弥散性肺泡坏死，透明膜性变。慢性者可有间质纤维化。死亡病例肺内很少见到支体，故可能与感染后引起的超敏有关。

（三）诊断要点

1.病史

追问鹦鹉、家禽、鸟类饲养或接触史。

2.临床症状

肺炎衣原体肺炎的症状无特异性，有时表现为无症状，有时症状较重。表现为发热、咳嗽等。有些患者可出现喘息或哮喘，成人肺炎患者多较严重，可发生呼吸衰竭。

3.影像学

X 线显示双肺片状浸润，胸膜渗出不常见。鹦鹉热衣原体肺炎患者肺内阴影吸收缓慢，有报道治疗7周后尚有 50％患者病灶不能完全吸收。

4.病原学检查

（1）微生物学培养：肺炎衣原体培养需要通过细胞培养.细胞内包涵体在 72h 以后出现，可通过特异性荧光抗体检测加以证实。

（2）微量免疫荧光法：IgG≥512和（或）IgM≥1∶32,在排除类风湿因子影响后提示近期感染。

（3）急性期恢复期（发病后第2～3周）双份血清进行抗体测定：后者抗体效价与前者相比有4倍或以上升高,有助于确诊。

（四）治疗原则

1.抗菌药物

（1）首选四环素类或大环内酯类：①多西环素：首剂200mg,以后100mg,口服,每日2次。②红霉素：500mg口服,每6h 1次。疗程均为3周。复发者可进行第2疗程。阿奇霉素：在细胞内半衰期更长,胃肠道不良反应少,逐渐取代红霉素的治疗。首剂500mg,每日1次,以后4d每次250mg,每日1次日服。或罗红霉素150mg,每日2次。疗程常为21d。

（2）氟喹诺酮类对肺炎衣原体也有效。

2.注意隔离和对症治疗。

七、社区获得性肺炎

社区获得性肺炎（CAP）又称医院外肺炎,是指在医院外罹患的感染性肺实质（含肺泡壁,即广义上的肺间质）炎症,包括具有明确潜伏期的病原体感染而在入院后平均潜伏期内发病的肺炎。随着社会人口老龄化以及慢性病患者的增加,老年护理院和长期护理机构大量建立。伴随而来的护理院获得性肺炎（NHAP）作为肺炎的一种独立类型被提出。曾经认为NHAP在病原谱的分布上介于CAP和医院获得性肺炎（HAP）之间,即肺炎链球菌和流感嗜血杆菌趋于减少,而肠杆菌科细菌趋于增加。但近年来的研究表明NHAP的病原谱更接近于HAP,而且以多耐药（MDR）菌为主。

（一）病原学

细菌、真菌、衣原体、支原体、病毒、寄生虫等病原微生物均可引起CAP,其中以细菌性肺炎最为常见。由于地理位置的差异、研究人群的构成比不同、采用的微生物诊断技术及方法各异等原因,各家报道CAP病原体分布或构成比不尽一致。近年来CAP病原谱变迁的总体情况和趋势是：①肺炎链球菌仍是CAP最主要的病原体。据1966—1995年122篇英文文献荟萃分析,CAP病原体中肺炎链球菌占65%。2006年日本呼吸学会（JRS）发表的CAP指南引证的该国资料表明,在全科和大学医院门诊CAP中肺炎链球菌分别占22.10%和12.13%;而欧洲10个国家26篇研究5961例住院CAP中肺炎链球菌占28.1%。近30年间北美15篇研究显示,住院CAP中肺炎链球菌占20%～60%;门诊CAP痰培养肺炎链球菌占9%～22%;入住ICU的重症CAP肠杆菌科细菌和军团菌比例增加,但肺炎链球菌仍占1/3左右,仍然是最主要的病原体。常规检测技术阴性或所谓“病原体未明”的CAP,仍以肺炎链球菌最为常见。②非典型病原体所占比例在增加。1995年以来包括世界不同地区,3篇病例数≥150例的CAP病原学研究报告显示非典型病原体达40%,其中肺炎支原体、肺炎衣原体和军团菌分别为1%～36%、3%～22%和1%～16%。国内初步研究前二者亦在20%～30%之间。与过去认识不同的是这些非典型病原体有1/3～1/2与作为CAP主要病原体的肺炎链球菌合并存在,并加重肺炎链球菌肺炎的临床病情,尤其多见于肺炎衣原体。③流感嗜血杆菌和卡他莫拉菌也是 CAP 的重要病原体,特别是合并 COPD 基础疾病者。④酒精中毒、免疫抑制和结构性肺病(囊性肺纤维化、支气管扩张症)等患者革兰氏阴性杆菌增加,在结构性肺病患者铜绿假单胞菌是相当常见的病原体。⑤有报道耐甲氧西林金黄色葡萄球菌(MR-SA)、分泌杀白细胞素的金黄色葡萄球菌也正成为 CAP 重要病原体。⑥新病原体不断出现,如引起汉塔病毒肺综合征的 SNV 及其相关病毒和引起 SARS 的新冠状病毒(另述)。⑦耐药肺炎链球菌(PRSP)增加,在我国肺炎链球菌对青霉素耐药近年来快速增加,肺炎链球菌对大环内酯类耐药也在增加,对第三代喹诺酮亦出现耐药。

(二)临床表现

CAP 通常急性起病。发热、咳嗽、咳痰、胸痛为最常见的临床症状。重症 CAP 可有呼吸困难、缺氧、休克、少尿甚至肾衰竭等相应表现。CAP 可出现肺外的症状,如头痛、乏力、腹胀、恶心、呕吐、纳差等,发生率约 10%～30%不等。老年、免疫抑制患者发热等临床症状发生率较青壮年和无基础疾病者低。患者常有急性病容。肺部炎症出现实变时触诊语颤增强,叩诊呈浊音或实音,听诊可有管状呼吸音或湿啰音。CAP 患者外周血白细胞总数和中性粒细胞的比例通常升高。但在老年人、重症、免疫抑制等患者可不出现血白细胞总数升高,甚至下降。急性期 C 反应蛋白、降钙素原、血沉可升高。

X 线影像学表现呈多样性,与肺炎的病期有关。在肺炎早期急性阶段病变呈渗出性改变,X 线影像学表现为边缘模糊的片状或斑片状浸润影。在慢性期,影像学检查可发现增殖性改变或与浸润、渗出性病灶合并存在。病变可分布于肺叶或肺段或仅累及肺间质。

(三)诊断

1.CAP 的临床诊断依据和严重度评价

对于新近发生咳嗽、咳痰和(或)呼吸困难的患者,尤其是伴有发热、呼吸音改变或出现啰音的患者都应怀疑是否存在 CAP。老年或免疫力低下的患者往往无发热,而仅仅表现为意识模糊、精神萎靡或原有基础疾病加重,但这些患者常有呼吸增快及胸部体检异常。疑似 CAP 的患者可以通过 X 线胸片检查进行确诊,胸片同时可以根据观察是否存在肺脓肿、肺结核、气道阻塞或胸腔积液,以及肺叶累及范围来评价病情严重程度。因此,各国的 CAP 指南都认为怀疑 CAP 时应进行胸片检查。一部分免疫受损的 CAP 患者虽然病史和体格检查高度提示CAP,但胸片检查常为阴性,如肺孢子菌肺炎患者中约 30%胸片检查阴性,但在免疫力正常的成人中很少存在这种情况。

具体的诊断依据如下:①新出现或进展性肺部浸润性病变;②发热≥38℃;③新出现的咳嗽、咳痰或原有呼吸道疾病症状加重,并出现脓性痰,伴或不伴胸痛;④肺实变体征和(或)湿性啰音;⑤白细胞$>10\times10^9$/L 或$<4\times10^9$/L 伴或不伴核左移。以上①＋②～⑤项中任何一项,并除外肺结核、肺部肿瘤、非感染性肺间质病、肺水肿、肺不张、肺栓塞、肺嗜酸性粒细胞浸润症、肺血管炎等,CAP 的临床诊断确立。

依据临床必要的实验室资料对 CAP 病情严重程度做出评估,从而决定治疗场所(门诊、住院或入住 ICU),也是选择药物及用药方案的基本依据。评估病情主要有 PSI 和英国胸科学会(BTS)CRB-65 标准简单分类,包括 5 个易测因素,即意识模糊(经一种特定的精神检测证实或患者对人物、地点、时间的定向障碍)、BUN＞7mmol/L(20mg/dL)、呼吸频率≥30 次/min、低血压(收缩压＜90mmHg 或舒张压≤60mmHg)、年龄≥65 岁,取其首字母缩写即为 CURB-65。评分 0～1 分的患者应门诊治疗,2 分者应住院治疗,≥3 分者则需进入 ICU。其简化版(CRB-65)无须检测 BUN,适于社区初诊。回顾性研究显示,按这些标准入住 ICU 显得过于敏感,特异性较差,2007 年美国指南对重症 CAP 的标准进行了较大修改,凡符合 1 条主要标准或 3 条次要标准即可诊断为重症肺炎。

2.病原学诊断

(1)痰标本采集、送检和实验室处理检查:痰液是最方便和无创伤性病原学诊断标本,但易受到口咽部细菌的污染。因此痰标本质量的好坏、送检及时与否、实验室质控如何,将直接影响细菌的分离率和结果的解释。①采集:需在抗生素治疗前采集标本。嘱患者先行漱口,并指导或辅助患者深咳嗽,留取脓性痰送检。无痰患者检查分枝杆菌或肺孢子菌可用高渗盐水雾化导痰。②送检:一般要求在 2h 内送检。延迟送检或待处理标本置于 4℃保存(不包括疑及肺炎链球菌感染),且在 24h 内处理。③实验室处理:挑取脓性部分涂片进行瑞氏染色,镜检筛选合格标本(鳞状上皮细胞＜10 个/低倍视野、多核白细胞＞25 个/低倍视野或两者比例＜1∶2.5)。用血琼脂平板和巧克力平板两种培养基接种合格标本,必要时加用选择性培养基或其他培养基。可用 4 区划分法接种进行半定量培养。涂片油镜见到典型形态肺炎链球菌或流感嗜血杆菌有诊断价值。

(2)检测结果诊断意义的判断

①确定的病原学诊断:从无污染的标本(血液、胸液、经支气管吸引或经胸壁穿刺)发现病原体或者从呼吸道分泌物发现不在上呼吸道定植的可能病原体(如结核分枝杆菌、军团菌、流感病毒、呼吸道合胞病毒、副流感病毒、腺病毒、SARS-CoV、肺孢子菌和致病性真菌)。

②可能的病原学诊断:a.呼吸道分泌物(咳痰或支气管镜吸引物)涂片或培养发现可能的肺部病原体且与临床相符;b.定量培养达到有意义生长浓度或半定量培养中至重度生长。

(3)病原学诊断技术的运用和选择:门诊患者病原学检查不列为常规,但对怀疑有通常抗菌治疗方案不能覆盖的病原体感染(如结核)或初始经验性抗菌治疗无反应以及怀疑某些传染性或地方性呼吸道病原体等需要进一步进行病原学检查。住院患者应进行血培养(2 次)和呼吸道分泌物培养。经验性抗菌治疗无效者、免疫低下者、怀疑特殊感染而咳痰标本无法获得或缺少特异性者、需要鉴别诊断者可选择性通过纤支镜下呼吸道防污染采样或 BAL 采样进行细菌或其他病原体检测。非典型病原体(肺炎支原体、肺炎衣原体)血清学检测仅用于流行病学调查的回顾性诊断,不作为临床个体患者的常规处理依据,重症 CAP 推荐进行军团菌抗原或抗体检测。

(四)治疗

1.治疗原则

(1)及时经验性抗菌治疗:临床诊断 CAP 患者在完成基本检查以及病情评估后应尽快进行抗菌治疗,有研究显示 30min 内给予首次经验性抗菌治疗较 4h 后给予治疗的患者预后提高达 20%,表明越早给予抗菌治疗预后越好。药物选择的依据应是 CAP 病原谱的流行病学分布和当地细菌耐药监测资料、临床病情评价、抗菌药物理论与实践知识(抗菌谱、抗菌活性、药动学/药效学、剂量和用法、不良反应、药物经济学)和治疗指南等。还应强调抗菌治疗包括经验性治疗尚应考虑我国各地社会经济发展水平等多种因素。

(2)重视病情评估和病原学检查:由于经验性治疗缺乏高度专一性和特异性,在治疗过程中需要经常评价整体病情的治疗反应。初始经验性治疗48～72h或稍长一些时间后病情无改善或反见恶化,按无反应性肺炎寻找原因并进行进一步处理。

(3)初始经验性治疗:要求覆盖CAP最常见病原体按病情分组覆盖面不尽相同(见后)。近年来非典型病原体及其与肺炎链球菌复合感染增加。经验性推荐β-内酰胺类联合大环内酯类或呼吸喹诺酮类(左氧氟沙星、莫昔沙星、加替沙星)单用。增殖期杀菌剂和快速抑菌剂联合并未证明会产生过去所认为的拮抗作用。

(4)减少不必要住院和延长住院治疗:在轻中度和无附加危险因素的CAP提倡门诊治疗,某些需要住院者应在临床病情改善后将静脉抗生素治疗转为口服治疗,并早期出院。凡病情适合于住普通病房治疗者均提倡给予转换治疗,其指征:①咳嗽气急改善;②体温正常;③白细胞下降;④胃肠能耐受口服治疗。选择转换药物如β-内酰胺类口服剂型其血药浓度低于静脉给药,称为降级治疗,不影响疗效;而如果选择氟喹诺酮类或大环内酯类,则其血药浓度与静脉给药相近称为序贯治疗。事实上序贯治疗常与转化治疗概念混用,降级治疗一词应用相对较少。

(5)抗菌治疗疗程视病原体决定:肺炎链球菌和其他细菌肺炎一般疗程7～10d,肺炎支原体和肺炎衣原体肺炎10～14d;免疫健全宿主军团菌病10～14d,免疫抑制宿主则应适当延长疗程。疗程尚需参考基础疾病、细菌耐药及临床病情严重程度等综合考虑,既要防止疗程不足,更要防止疗程过长。目前,疗程总体上趋于尽可能缩短。

2.经验性抗菌治疗方案

(1)门诊患者经验性治疗

①无心肺基础疾病和附加危险因素患者:常见病原体为肺炎链球菌、肺炎支原体、肺炎衣原体(单独或作为复合感染)、流感嗜血杆菌、呼吸道病毒及其他如军团菌、结核分枝杆菌、地方性真菌。推荐抗菌治疗:新大环内酯类(阿奇霉素、克拉霉素等)、多西环素。在我国抗生素应用水平较低、预计肺炎链球菌很少耐药的地区仍可选用青霉素或第一代头孢菌素,但不能覆盖非典型病原体。大环内酯类体外耐药性测定(MIC)显示耐药特别是M-表型耐药(mef基因,MIC≤16μg/mL)与临床治疗失败并无相关,此类药物细胞内和肺泡衬液中浓度高,其对临床疗效的影响较血清水平更重要。

②伴心肺基础疾病和(或)附加危险因素患者:这里附加危险因素指:①肺炎链球菌耐药(DRSP)危险性,包括年龄>65岁、近3个月内接受(内酰胺类抗生素治疗、免疫低下、多种内科合并症和密切接触托幼机构生活儿童者;②感染肠道革兰氏阴性杆菌危险性,包括护理院内生活、基础心肺疾病、多种内科合并症、近期接受过抗生素治疗。此类患者常见病原体为肺炎链球菌(包括DRSP)、肺炎支原体、肺炎衣原体、复合感染(细菌+非典型病原体)、流感嗜血杆菌、肠道革兰氏阴性杆菌、呼吸道病毒、卡他莫拉菌、军团菌、厌氧菌、结核分枝杆菌等。推荐抗菌治疗为β-内酰胺类[口服第二、三代头孢菌素、高剂量阿莫西林(3.0g/d)、阿莫西林/克拉维

酸、氨苄西林/舒巴坦或头孢曲松/头孢噻肟与第三代口服头孢菌素转换治疗]＋大环内酯类/多西环素或呼吸喹诺酮类(左氧氟沙星、莫昔沙星、加替沙星)单用。

(2)住院(普通病房)患者经验治疗

①伴心肺疾病和(或)附加修正因素(同上):常见病原体为肺炎链球菌(包括 DRSP)、流感嗜血杆菌、肺炎支原体、肺炎衣原体、复合感染(细菌＋非典型病原体)、厌氧菌、病毒、军团菌、结核分枝杆菌、肺孢子菌等。推荐抗菌治疗为静脉应用 β-内酰胺类(头孢噻肟,头孢曲松)或 β-内酰胺类-酶抑制剂复方制剂联合口服或静脉应用大环内酯类/多西环素或呼吸喹诺酮类先静脉给药然后转换为口服给药。

②无心肺疾病和附加修正因素(同上):常见病原体为肺炎链球菌、流感嗜血杆菌、肺炎支原体、肺炎衣原体、复合感染、病毒、军团菌等。推荐抗菌治疗为静脉应用大环内酯类或 β-内酰胺类或呼吸喹诺酮类。

(3)入住 ICU 重症肺炎的经验性治疗

①无铜绿假单胞菌危险:主要病原体为肺炎链球菌(包括 DRSP)、军团菌、流感嗜血杆菌、肠道革兰氏阴性杆菌、金黄色葡萄球菌、肺炎衣原体、呼吸病毒等。推荐治疗方案为静脉应用 β-内酰胺类(头孢噻肟,头孢曲松)＋静脉大环内酯类或喹诺酮类。

②伴铜绿假单胞菌危险:其危险因素为结构性肺病(支气管扩张症)、糖皮质激素治疗(泼尼松＞10mg/d)、近 1 个月内广谱抗生素治疗＞7d、营养不良等。推荐治疗为静脉抗假单胞 β-内酰胺类(头孢吡肟、哌拉西林/他唑巴坦、头孢他啶、头孢哌酮/舒巴坦、亚胺培南、美罗培南)＋静脉抗假单胞菌喹诺酮类(环丙沙星、左氧氟沙星)或静脉抗假单胞菌 β-内酰胺类＋静脉氨基糖苷类＋大环内酯类/非抗假单胞菌喹诺酮类。

CAP 抗菌治疗选择存在一个重要争议,即第四代喹诺酮类药物抗肺炎链球菌活性明显提高的莫昔沙星、吉米沙星等呼吸喹诺酮类(也包括左氧氟沙星)是否可以作为第一线选。择 1999 年美国 CDC 肺炎链球菌耐药工作组(DRSPWG)主张呼吸喹诺酮类仅能用于:a.大环内酯类和 β-内酰胺类治疗无效或过敏患者;b.高水平 PRSP(MIC≥4μg/mL)感染患者。主要是担心其耐药和交叉耐药。但近年来随着研究深入,这一主张已趋于松动。2003 年美国感染病学会(IDSA)发表新修订的 CAP 指南推荐门诊患者近 3 个月内用过抗生素者可首选呼吸喹诺酮类。另一个争议是大环内酯类的地位问题。如前所述如果肺炎链球菌没有耐药危险因素或者大环内酯类仅是 mef 基因介导耐药(泵出机制),而非 erm 基因介导耐药(靶位改变),大环内酯类仍可应用,因为它覆盖呼吸道胞外菌和非典型病原体,在无基础疾病的轻症 CAP 可以单用。在中重症或有基础疾病患者大环内酯类和 β-内酰胺类联合治疗是公认"经典"方案,目的是用大环内酯类覆盖非典型病原体。

3.支持治疗

重症 CAP 需要积极的支持治疗,如纠正低蛋白血症、维持水电解质和酸碱平衡,循环及心肺功能支持包括机械通气等。

无反应性肺炎:应按照以下临床途径进行评估:①重新考虑 CAP 的诊断是否正确,是否存在以肺炎为表现的其他疾病,如肺血管炎等;②目前治疗针对的病原是否为致病病原,是否有少见病原体如分枝杆菌、真菌等感染的可能性;③目前针对的病原体是否可能耐药,判断用药是否有必要针对耐药菌进行抗感染升级治疗;④是否有机械性因素如气道阻塞造成的抗感染不利情况;⑤是否忽视了应该引流的播散感染灶,如脑脓肿、脾脓肿、心内膜炎等;⑥是否存在药物热可能性。

其原因包括:①治疗不足,治疗方案未覆盖重要病原体(如金黄色葡萄球菌、假单胞菌)或细菌耐药(耐药肺炎链球菌或在治疗过程中敏感菌变为耐药菌);②少见病原体(结核分枝杆菌、真菌、肺孢子菌、肺吸虫等);③出现并发症(感染性或非感染性);④非感染性疾病。如果经过评估认为治疗不足可能性较大时,可以更改抗菌治疗方案再进行经验性治疗,一般说如果经过一次更换方案仍然无效则应进一步拓展思路寻找原因并进行更深入的诊断检查,如 CT、侵袭性采样、血清学检查、肺活检等。

八、医院获得性肺炎

医院获得性肺炎(HAP),简称医院内肺炎(NP),是指患者入院时不存在、也不处于感染潜伏期,而于入院 48h 后在医院内发生的肺炎,包括在医院内获得感染而于出院后 48h 内发生的肺炎。呼吸机相关肺炎(VAP)是指建立人工气道(气管插管/切开)同时接受机械通气 24h 后或停用机械通气和拔除人工气道 48h 内发生的肺炎,是 HAP 一种常见而严重的类型。

目前对医院获得性肺炎的定义未能完全统一。2004 年由美国胸科学会(ATS)和美国感染病学会(IDSA)发布的诊治指南中,规定医院获得性肺炎(HAP)包括呼吸机相关肺炎和卫生保健相关肺炎(HCAP)。并定义 HCAP 是指以下任何一种情况出现的社区获得性肺炎,即感染发生前 90d 内曾入住急性病医院 2d 以上、住于疗养院或一些长期护理机构或感染发生前 30d 内接受过静脉抗生素治疗或化疗或伤口护理、在医院或血透诊所照料患者的工作人员。2008 年美国 CDC 则对沿用 20 年的医院感染定义进行了大的修订,决定使用"医疗相关感染"或缩写 HAI,不再使用 nosocomial(医院内的)一词。医院获得性肺炎也改用医疗相关肺炎,英文缩写仍为 HAP,停止使用 nosocomial pneumonia 一词。HCAP 可理解为一组特别的类型,虽然属于社区获得性肺炎,但是病原学构成、抗菌药物选择更接近于 HAP。

(一)病原学

HAP 多数由细菌引起,在免疫正常患者很少发生真菌或病毒引起的肺炎。由于患者组成、应用的诊断措施和标准不同,HAP 的病原学报告有所不同。细菌仍是当前 HAP 最常分离到的病原体,约 1/3 为混合感染。国外有报告在明确的 HAP 中,高达 54% 的标本未培养出微生物病原体,可能与细菌培养前患者已使用抗菌药物、检验技术不足或病毒和非典型病原体的检测措施没有常规开展有关。常见细菌包括革兰氏阴性杆菌,如铜绿假单菌胞、肺炎克雷伯杆菌、不动杆菌;革兰氏阳性球菌,如金黄色葡萄球菌(金葡菌)特别是 MRSA。金葡菌引起的感染在糖尿病、头颅外伤和 ICU 住院患者中常见。

不同的起病时间、基础状况、病情严重程度,甚至不同的地区、医院和部门,HAP 的病原谱存在明显差异。早发性 HAP,以流感嗜血杆菌、肺炎链球菌、甲氧西林敏感金葡菌(MSSA)和肠杆菌科细菌为常见;晚发性 HAP,则以耐药率高的革兰氏阴性杆菌,如铜绿假单胞菌、鲍曼不动杆菌、产广谱 β-内酰胺酶(ESBL)的肺炎克雷伯杆菌以及革兰氏阳性球菌如甲氧西林耐药金葡菌(MRSA)等多重耐药菌常见。多重耐药菌(MDR)引起HAP的比例逐年上升,铜绿假单胞菌仍是HAP十分重要的病原体。鲍曼不动杆菌近年来则增加显著,在ICU中常引起小规模的暴发。肺炎克雷伯杆菌中,产ESBL菌株的比例越来越高。

军团菌肺炎罕见,多为散发病例,但在免疫抑制患者中比例增加。在水源被军团菌污染的医院中,军团菌引起的HAP常见。国内尚未见到确切的发病统计资料。厌氧菌所致的HAP报道少见,可发生于误吸的非插管患者,如容易出现误吸的基础疾病如脑卒中、昏迷,VAP中少见。

真菌引起的HAP,多发生于免疫受损患者。虽然痰培养真菌分类率很高,但HAP证实由真菌引起者很少。临床分离株中以念珠菌最常见,占80%以上,由于念珠菌可定植在免疫健全的患者,因此即使气管内吸引物中分离出念珠菌也并不代表感染,多数不需要治疗;医院内曲霉菌肺炎甚少,多见于粒细胞缺乏症等免疫功能严重受损宿主。

病毒引起的HAP可呈现暴发,通常有季节性。成人散发病例中以巨细胞病毒(CMY)为重要,常伴免疫抑制。流感病毒、副流感病毒、腺病毒、呼吸道合胞病毒占病毒性肺炎的70%。呼吸道合胞病毒引起的细支气管炎和肺炎在儿科病房更常见。这些病毒感染的诊断通常依靠抗原检测、病毒培养和抗体检查以确诊。流感病毒A是最常见的引起医院内病毒性肺炎的病原。流感可通过喷嚏、咳嗽等在人与人之间传播。在易感人群中接种流感疫苗,早期抗病毒治疗可有效降低医院或护理机构内流感的传播。

(二)发病机制与危险因素

误吸口咽部定植菌是HAP最主要的发病机制。50%～70%健康人睡眠时可有口咽部分泌物吸入下呼吸道。吞咽和咳嗽反射减弱或消失如老年、意识障碍、食管疾患、气管插管、鼻胃管、胃排空延迟及张力降低者更易发生误吸。正常成人口咽部革兰氏阴性杆菌(GNB)分离率少于5%,住院后致病菌定植明显增加。口咽部GNB定植增加的相关因素还有抗生素应用、胃液反流、大手术、基础疾病和内环境紊乱如慢性支气管肺疾病、糖尿病、酒精中毒、白细胞减少或增高、低血压、缺氧、酸中毒、氮质血症等。

研究表明胃腔内细菌可能是口咽部定植致病菌的重要来源。正常情况下,胃液pH为1.0,胃腔内极少细菌。胃液酸度下降、老年、酗酒、各种胃肠道疾病、营养不良和接受鼻饲者、应用止酸剂或H_2受体阻滞剂可使胃内细菌定植大量增加。胃液pH>4.0时细菌检出率为59%,pH<4.0时仅14%。学者调查外科术后患者也发现胃液pH 2～8,胃内细菌定植率由13.3%升至100.0%,平均浓度由$10^{3.0}$CFU/mL升至$10^{6.3}$CFU/mL。胃内细菌引起HAP的机制可能为直接误吸胃液,也可能是细菌先逆向定植于口咽部,再经吸入而引发肺炎。

带菌气溶胶吸入是HAP的另一发病机制。曾有报告雾化器污染导致HAP暴发流行。对呼吸机雾化器、氧气湿化瓶水污染引发HAP的危险也不能低估。曾调查国内氧气湿化瓶,微生物污染率为45%,部分细菌浓度高达10^6CFU/mL。在儿科病房的医院内病毒性肺炎是通过咳嗽、打喷嚏甚至谈话、呼吸散布的飞沫或气溶胶传播。流行病学资料显示,SARS的传播途径主要为近距离飞沫传播,部分可为接触污染分泌物经黏膜感染。受军团菌污染的淋浴水和空调冷凝水可产生气溶胶引起HAP。一般认为,经空气或气溶胶感染HAP的主要病原体为多种呼吸道病毒、结核分枝杆菌、曲霉菌等,而普通细菌经此发病机制引起HAP者较少见。经人工气道或鼻腔/口腔吸痰过程中细菌的直接种植不应忽视,特别是医院感染管理不严、控制措施实施不佳的 ICU。血道播散引起的 HAP 较少,多见于机体免疫功能低下、严重腹腔感染、大面积皮肤烧伤等易于发生菌血症的患者。

宿主和治疗相关因素导致防御功能降低在肺炎发病中起了重要作用。HAP 多见于大于65 岁的老年人、有严重基础疾病、免疫抑制状态、心肺疾病、胸腹手术后的患者。危险因素可分为四大类。

(1)患者自身的因素,如高龄(70 岁以上),营养不良,导致免疫抑制的严重基础疾病包括烧伤、严重外伤。

(2)增加细菌在口咽部和(或)胃部的定植,如抗菌药物的应用、入住 ICU、慢性呼吸系统疾病、用西咪替丁预防应激性胃出血(不论是否用制酸剂)。

(3)促进气溶胶或定植菌吸入和反流,包括平卧位,中枢神经系统疾病,意识障碍特别是闭合式颅脑损伤或昏迷,气管插管,鼻胃管留置,头颈部、胸部或上腹部的手术,因严重创伤或疾病导致的活动受限。其中气管内插管/机械通气损坏了患者的第一线防御,是 HAP 最重要的危险因素。

(4)医护人员的手被细菌污染、有细菌定植、被污染的呼吸设施使用延长或呼吸机回路管道频繁更换(≤24h)、近期有过支气管镜检查等。

(三)临床表现

多为急性起病,但不少可被基础疾病掩盖或因免疫功能差、机体反应削弱致使起病隐匿。咳嗽、脓痰常见,部分患者因咳嗽反射抑制而表现轻微甚至无咳嗽,甚至仅表现为精神萎靡或呼吸频率增加;不少患者无痰或呈现少量白黏痰;在机械通气患者仅表现为需要加大吸氧浓度或出现气道阻力上升。发热最常见,有时会被基础疾病掩盖,应注意鉴别。少数患者体温正常。重症 HAP 可并发急性肺损伤和 ARDS、左心衰竭、肺栓塞等。查体可有肺湿性啰音甚至实变体征,视病变范围和类型而定。

胸部 X 线可呈现新的或进展性肺泡浸润甚至实变,范围大小不等,严重者可出现组织坏死和多个小脓腔形成。在 VAP 可以因为机械通气肺泡过度充气使浸润和实变阴影变得不清,也可以因为合并肺损伤、肺水肿或肺不张等发生鉴别困难。粒细胞缺乏、严重脱水患者并发 HAP 时 X 线检查可以阴性,肺孢子虫肺炎有 10%～20%患者 X 线检查完全正常。

(四)诊断

1.HAP 的临床诊断

X 线显示新出现或进展性肺部浸润性病变合并以下之一者,在排除其他基础疾病如肺不张、心力衰竭、肺水肿、药物性肺损伤、肺栓塞和 ARDS 后,可做出临床诊断。①发热＞38℃;②近期出现咳嗽、咳痰或原有呼吸道症状加重,并出现脓痰,伴或不伴胸痛;③肺部实变体征和(或)湿性啰音;④WBC＞10×10^9/L 伴或不伴核左移。早期诊断有赖于对 HAP 的高度警惕性,高危人群如昏迷、免疫功能低下、胸腹部手术、人工气道机械通气者,出现原因不明发热或热型改变;咳嗽、咳痰或症状加重、痰量增加或脓性痰;氧疗患者所需吸氧浓度增加或机械通气者所需每分通气量增加,均应怀疑 HAP 的可能,及时进行 X 线检查。

值得指出的是,现行有关 HAP 诊断标准中,普遍存在特异性较低的缺陷,尤其是 VAP。

肺部实变体征和(或)湿啰音对于 VAP 很少有诊断意义。脓性气道分泌物虽有很高的敏感性,但特异性差。据尸检研究发现,气道脓性分泌物而 X 线阴性,可以是一种肺炎前期征象。另外,有研究显示机械通气患者出现发热、脓性气道分泌物、白细胞增高和 X 线异常,诊断特异性不足 50%。即使经人工气道直接吸引下呼吸道分泌物进行细菌培养,特异性也不理想。研究表明采用综合临床表现、X 线影像、氧合指数和微生物检查的"临床肺部感染评分(CPIS)"法诊断 VAP 可提高其敏感性和特异性。CPIS≥6 分时,VAP 的可能性较大。最早的 CPIS 系统需要病原学结果,不能被用来筛查 HAP。有人应用改良的 CPIS 系统,无须病原学结果。另一种方法是利用 BAL 或保护性毛刷(PSB)采样标本的革兰氏染色结果计算 CPIS得分,证实 VAP 患者得分较未证实的 VAP 患者得分明显升高。一些临床低度怀疑 VAP 的患者(CPIS 得分不超过 6 分)可在第 3d 之后安全停用抗生素。

2.病情严重程度评价

出现以下任何一项者,应认为是重症 HAP:①需入住 ICU;②呼吸衰竭需要机械通气或 $FiO_2>35\%$ 才能维持 $SaO_2>90\%$;③X 线上病变迅速进展,累及多肺叶或空洞形成;④严重脓毒血症伴低血压和(或)器官功能紊乱的证据(休克:收缩压<90mmHg 或舒张压<60mmHg,需要血管加压药>4h;肾功能损害:尿量<20mL/h 或<80mL/4h,除外其他可解释原因),急性肾衰竭需要透析。除重症外均归入轻中症。晚发 HAP 和 VAP 大多为多重耐药菌感染,在处理上不论其是否达到重症标准,一般亦按重症治疗。

3.病原学诊断

虽然一些基础疾病和危险因素有助于对感染病原体的判定,如昏迷、头部创伤、近期流感病毒感染、糖尿病、肾衰竭者容易并发金葡菌肺炎;铜绿假单胞菌的易感因素为长期住 ICU,长期应用糖皮质激素、广谱抗生素,支气管扩张症,粒细胞缺乏症,晚期 AIDS;军团菌的易感因素则为应用糖皮质激素、地方性或流行性因素;腹部手术和吸入史者,则要考虑厌氧菌感染,但由于 HAP 病原谱复杂、多变,而且多重耐药菌频发,应特别强调开展病原学诊断。

呼吸道分泌物细菌培养要重视半定量培养,HAP 特别是 VAP 的痰标本病原学检查存在的问题主要是假阳性。培养结果意义的判断需参考细菌浓度,同时建议常规进行血培养。普通咳痰标本分离到的表皮葡萄球菌、除诺卡菌外的其他革兰氏阴性杆菌、除流感嗜血杆菌外的嗜血杆菌属细菌、微球菌、肠球菌、念珠菌属和厌氧菌临床意义不明确,一般不予考虑。建立人工气道的患者,则可将气管插管吸引物(ETA)送检,污染可减少。对于部分重症肺炎在经验性治疗失败后,应尽早衡量利弊开展微创伤性病原学采样技术如 PSB 采样和防污染 BAL。

应用 ETA、BAL、PSB 标本定量培养的方法判断肺炎病原体:细菌生长浓度超过规定阈值,可判断为肺炎的病原体;低于规定阈值浓度则可认为是定植或污染菌。ETA 采用 10^6 CFU/mL 的阈值,诊断肺炎的敏感性为 76%±9%,特异性为 75%±28%;BAL 标本采用 10^4 CFU/mL 或 10^5 CFU/mL 的阈值。含较多鳞状上皮的标本提示可能存在上呼吸道分泌物污染,敏感性为 73%±18%,特异性为 82%±19%。应用回收细胞的胞内含病原诊断肺炎的敏感性为 69%±20%,特异性为 75%±28%,此法可快速得幽肺炎的诊断,但不能准确判断病原体种类;PSB 的阈值为 10^3 CFU/mL,标本质量较难确定,敏感性和特异性分别为 66%±19% 和 90%±15%。不能用支气管镜采集 BAL 或 PSB 时,可用盲法取样。盲法取材与经支气管镜取材的敏感性及特异性类似,应用同样的阈值,前者的阳性率更高。

在免疫损害宿主应重视特殊病原体(真菌、肺孢子菌、分枝杆菌、CMV)的检查,临床采样可考虑经支气管肺活检甚至开胸活检。开胸肺活检采集标本进行病原学检查是诊断肺炎最准确的方法,临床较少使用,仅限于病情持续恶化,经多种检测无法证明感染或需尽快做出某种特异性诊断时。

(五)治疗

包括抗感染治疗、呼吸治疗如吸氧和机械通气、免疫治疗、支持治疗以及痰液引流等,以抗感染治疗最重要。早期正确的抗生素治疗能够使 HAP 患者的病死率至少下降一半。对于那些使用了错误的经验性抗菌药物的患者,即使根据微生物学资料对药物进行调整,也不能显著改善病死率。因此,在临床怀疑 HAP 时,尤其是重症肺炎,应立即开始正确的经验性抗感染治疗。

选择经验性抗菌药物时,需要考虑患者的病情严重程度、早发还是晚发、有无 MDR 危险因素等诸多因素,力求覆盖可能的致病菌。2005 年美国 ATS/IDSA 发布的指南,将 HAP 分成两类,即无 MDR 危险因素的早发性 HAP 和有 MDR 危险因素的晚发或重症 HAP。

在重症 HAP 或 VAP 最初经验性抗生素治疗覆盖面不足会增加病死率,是影响其预后最重要的或独立的危险因素。病原学诊断的重要价值在于证实诊断和为其后更改治疗特别是改用窄谱抗菌治疗提供可靠依据。对重症 HAP 的最初经验性治疗应覆盖铜绿假单胞菌、不动杆菌和 MRSA 等高耐药菌。VAP 气管吸引物涂片发现成堆的革兰氏阳性球菌,最初治疗应联合万古霉素。

抗感染疗程提倡个体化,时间长短取决于感染的病原体、严重程度、基础疾病及临床治疗反应等。根据近年临床研究结果,不少学者对抗菌治疗的建议疗程有明显缩短倾向,对许多细菌包括流感嗜血杆菌、肠杆菌科细菌、不动杆菌、铜绿假单胞菌、金黄色葡萄球菌等引起的 HAP 使用有效的抗菌治疗总疗程可短至 7～10d,少数可至 14d。出现脓肿,伴有免疫功能损害者可适当延长疗程。

九、肺念珠菌病

念珠菌包括白色念珠菌、光滑念珠菌、近平滑念珠菌、热带念珠菌、克柔念珠菌、季也蒙念珠菌和葡萄牙念珠菌等。广泛存在于自然界,还是人体正常菌群,常寄生于人类皮肤、口腔、上呼吸道、胃肠道和阴道等处。因此,念珠菌病多为机会(条件)致病,常可侵入下呼吸道而迅速繁殖生长致病。除呼吸道外,还可侵入血循环引起血行播散,致心内膜、中枢神经、泌尿系统等器官感染。

(一)病因

致病菌主要为白色念珠菌,它广泛存在于自然界,亦寄殖于人体口咽、皮肤、阴道、肠道等部位,10%～20%的健康人痰中可查见。感染途径可经呼吸道或皮肤、黏膜入侵。当患者长期大量应用广谱抗生素、皮质激素、免疫抑制剂、放疗、化疗等致机体防御系统破坏及功能失调或患者原有支气管-肺疾病等各种基础疾病,念珠菌即可侵入呼吸系统引起继发性感染。

（二）病理

早期病变以急性化脓性炎症或多发性小脓肿形成为主,周围有菌丝及巨噬细胞浸润。慢性感染则呈纤维性组织增生及肉芽肿病变,其内可找到菌丝和孢子。

（三）诊断标准

1.临床表现

(1)根据病情和发展情况不同,可分为以下两种类型。

①支气管炎型:咳嗽、咳痰,阵发性刺激性咳嗽,痰量多时为白泡沫塑料状稀痰,痰稠如干糨糊,偶有血丝痰,多不发热。

②肺炎型:咳白色泡沫黏痰或呈胶冻状且黏稠易拉长丝,偶有咯血,可伴有呼吸困难、胸痛等。全身症状主要表现为原因不明的发热,抗菌治疗无效或者症状好转后再次出现发热,尤其伴有中性粒细胞减少时。常伴有鹅口疮、皮疹、肌肉酸痛,严重感染时可伴休克、急性呼吸窘迫综合征及神经精神症状。

(2)体征:往往较少,部分患者口咽部可见鹅口疮或散在白膜,早期肺部体征常无明显异常,双肺呼吸音粗,可有干鸣音,少数可闻湿啰音。肺实变时叩诊呈浊音,语颤、语音共振增强,有支气管呼吸音。重症患者出现急性病容,呼吸急促,病变广泛时可出现发绀。

2.辅助检查

(1)气道分泌物培养:上气道念珠菌定植常见,气道分泌物包括痰和支气管肺泡灌洗液(BALF)培养阳性不能作为肺部侵袭性感染的证据。怀疑念珠菌肺炎的患者在呼吸道标本检测的同时应做血液真菌培养,若血培养分离出念珠菌与呼吸道分泌物培养结果相一致,有助于肺念珠菌病并发念珠菌血症的诊断。

(2)血浆 1,3-β-D-葡聚糖检测(G 实验):可作为早期临床诊断肺部念珠菌感染的微生物学依据,在临床实践中必须连续动态检测,据以制定相应的治疗方案及对治疗效果做出判断。

(3)影像学表现:肺念珠菌病的影像表现多种多样,无特异性。支气管炎型 X 线常有双肺中下野肺纹理增粗。肺炎型可见两肺中下野呈弥散性点片状阴影,有时融合成较大斑片阴影或广泛的实变阴影,可形成空洞,偶并发渗出性胸膜炎。少数患者影像学表现为肺间质性病变,胸部 CT 可以提高检查的阳性率,但同样没有特异性。

(4)组织病理学检查:是诊断肺念珠菌病的金标准。经皮肺穿刺活检或经支气管镜黏膜活检和肺活检,直接取得肺组织标本做病理学检查和特殊染色,可以明确是否为肺念珠菌病。

（四）治疗原则

1.消除诱因

轻症患者,给予消除诱因(如广谱抗生素、激素、免疫抑制剂和体内放置的导管),治疗原发病和提高免疫功能后,多可自行缓解。

2.肺念珠菌病药物治疗原则

(1)对于确诊肺念珠菌病的患者应尽快进行抗真菌治疗。对于存在肺念珠菌病危险因素,临床有不明原因发热和肺部出现新的浸润阴影的重症患者,无论有无病原学依据,应考虑经验性抗真菌治疗,特别是合并血流动力学不稳定者更应采取积极的抗真菌治疗策略。

(2)非中性粒细胞减少患者的治疗原则首选氟康唑(剂量>400mg/d)或棘白菌素类药物;

对于已使用过三唑类药物的中重度患者或光滑念珠菌或克柔念珠菌感染的高危患者首选棘白菌素类药物;如果对上述药物不能耐受或不能获取这些药物者可选用两性霉素B。

(3)中性粒细胞减少患者的治疗原则应选择棘白菌素类、伏立康唑或两性霉素B;没有使用过唑类者也可选用氟康唑或者伊曲康唑。

(4)疗程抗真菌治疗疗程应持续至症状消失或支气管分泌物真菌培养连续2次阴性或者肺部病灶大部分吸收,空洞闭合。

3.其他

积极治疗原发病和加强支持疗法及对症治疗。

十、肺曲霉病

曲霉包括烟曲霉、黄曲霉、黑曲霉、白曲霉、棒曲霉、灰绿曲霉、土曲霉、构巢曲霉和聚多曲霉等。曲霉广泛存在于自然界,空气中到处有其孢子,在大量吸入时可能引起肺曲霉病。本病是常见的机会性真菌感染,仅次于念珠菌。

(一)病因

病原体为曲霉属中多种曲霉菌,主要是烟曲菌,可发生在有基础肺病的患者或有免疫功能低下者,长期应用皮质激素或免疫抑制剂可助长曲菌病发生。曲霉菌分布广泛,如发酵食品、饲养鸟禽、发霉谷物等。常因大量吸入曲霉菌孢子而致病。

(二)病理

主要改变为急性坏死性出血性炎症反应,伴多发脓肿形成。慢性时为非特异性肉芽肿。亦可引起呼吸道Ⅰ型、Ⅲ型变态反应或在空腔内聚集形成团块而成为曲菌球。

(三)诊断标准

1.临床表现

肺曲霉病按临床表现分为5种不同的类型。

(1)变应性支气管肺曲霉病(ABPA):由曲霉引起的一种慢性气道变态反应性疾病,以哮喘、血清总IgE和曲霉特异性IgE(IgG)升高、曲霉抗原皮试速发反应阳性、中心型支气管扩张等为特征。

(2)腐生型肺曲霉病(曲菌球):为曲霉在肺原有空腔病变中繁殖形成的团块球状物,常继发于支气管囊肿、支气管扩张、肺脓肿和肺结核空洞、癌性空洞等病变。常有刺激性咳嗽,反复咯血,甚至发生威胁生命的大咯血。但也可无任何症状。曲菌球可增大、缩小、消失,也可演变为侵袭性或半侵袭性,故亦需适当治疗。

(3)慢性坏死性肺曲霉病(亚急性侵袭性肺曲霉病):1982年Binder首先提出它是一个独立的疾病,能局部侵袭肺组织,可有空洞或曲菌球形成,一般病程30d以上,临床容易误诊为肺结核。

(4)侵袭性肺曲霉病(IPA):发生于免疫功能正常者,谓之原发性IPA,多因职业关系长期暴露于大量曲霉孢子的环境中吸入过量的曲霉孢子,超过机体防御能力时发病。继发性IPA常发生于全身情况差、免疫功能低下,如粒细胞缺乏或接受广谱抗生素和糖皮质激素治疗的患者,病情往往十分严重,典型表现为发热、咳嗽、咳黏液脓性痰及血性痰、胸痛、呼吸困难等,对血管侵袭性很强,咯血被认为是本病最普遍的症状;严重者可引起血栓形成,导致急性坏死性化脓性肺炎,也可侵入胸膜引起胸膜炎及脓胸。一旦致病,发展迅速,为肺曲霉病中致病力最强的一型。

(5)肺曲霉也可以通过血液播散至其他器官,其中以脑最常见,可引起癫痫、脑梗死、颅内出血、脑膜炎和硬膜外脓肿等;此外,还可累及心脏、骨关节、眼、皮肤、食管、胃肠道、腹膜、肝脏、肾、甲状腺等,引起相应症状。

2.辅助检查

(1)气道分泌物涂片及培养:痰涂片及培养是确诊肺曲霉病的可靠依据,但痰中找到菌丝或孢子不一定就是肺曲霉病。若多次培养阳性,则有助于诊断。因 IPA 患者痰检阴性率高达70%,建议采用支气管肺泡灌洗液(BALF)涂片或对周围性浸润性病变行穿刺作组织培养均有助于发现病原体。

(2)血清半乳甘露聚糖(GM)抗原检测(GM 实验):ELISA 法检测血清 GM 的诊断阈值为0.5ng/mL。GM 实验也能用于脑脊液、尿液和 BALF 曲霉抗原的检测,是近年诊断 IPA 的最重要进展。血清 GM 可在出现临床症状,胸片异常表现和培养阳性前数日即开始升高,从而更早地确诊 IPA,系列观察血清 GM 值可有助于治疗期间评估疗效。应用 β-内酰胺类抗生素(如哌拉西林/他唑巴坦)等药物可引起假阳性反应。GM 实验阴性不能排除镰刀霉、接合菌和着色真菌的感染。

(3)G 实验:对于各种真菌系统感染的诊断具有很高的敏感性和特异性,包括念珠菌、镰刀霉和曲霉感染等,适用于免疫功能缺陷患者。

(4)影像学表现:胸片敏感性较低,早期改变缺乏特征性。常见表现有结节影,胸膜下肺浸润;后期出现肺空洞性病变和含气新月体;胸腔积液很少见。胸部 CT 具有较高诊断价值,典型表现为多发结节影;晕轮征:中心密度较高而周围密度较低的阴影;新月征:在块影的偏上方有新月状透光区;病变基底靠近胸壁的楔形阴影,中心有空洞,胸膜渗出或任何新的肺内病变。

(5)组织病理学检查:通过胸腔镜或开胸肺活检取得肺组织获得组织学诊断仍然是诊断IPA 的金标准。镜下可见侵袭肺组织的菌丝粗细一致,菌丝有许多横膈,常分支、呈锐角,常呈定向排列。活检的组织标本曲霉培养阳性。

(四)治疗原则

1.侵袭性曲霉病的预后差,病死率高,对于高度怀疑 IPA 的患者,在进行诊断性评估的同时,应尽早开始抗真菌治疗。早期诊断和早期治疗能明显改善 IPA 的预后。近年来临床专家提出侵袭性真菌感染的治疗策略,分为预防性治疗、先发治疗、经验性治疗和针对性治疗(目标治疗)。

2.侵袭性肺曲霉病和播散性曲霉病:首选伏立康唑和两性霉素 B。还可选用卡泊芬净、米卡芬净、伊曲康唑、泊沙康唑作为替代药物。不推荐联合用药作为初始治疗,个别患者考虑补救治疗时,在当前治疗的基础上另外添加抗真菌药物或者联用不同种类抗真菌药物。成功治疗 IPA 的关键在于免疫抑制状态的逆转(如皮质醇用量的减少或停用)或中性粒细胞减少症的恢复。

3.反复咯血、病变与大血管或心包相邻、单个病灶引起的咯血以及病变侵及胸腔或肋骨时,外科切除曲霉感染组织可能是有效的。手术有禁忌者可全身和局部并用抗真菌药物。

4.治疗原发病,应尽力减少诱发因素的影响,对肺结核、慢性支气管炎、支气管哮喘、支气管扩张等原发病应予积极治疗。同时还应注意加强支持疗法,提高免疫功能。

十一、肺隐球菌病

肺隐球菌病是由隐球菌引起的肺部感染,它可以单独存在于肺,也可以是全身播散性隐球菌感染的肺部表现。隐球菌属有 37 个种和 8 个变种,但致病菌主要是新型隐球菌,该菌广泛存在于土壤与鸽粪中。对于免疫功能正常的宿主,肺隐球菌病可以仅有影像学异常,而无症状。但对于免疫抑制状态如恶性肿瘤的放化疗、器官移植、获得性免疫缺陷综合征(AIDS)的患者,肺部损害通常为全身播散性隐球菌病的局部表现,偶尔还可出现严重的呼吸系统症状甚至呼吸衰竭。

(一)病因

肺隐球菌病是由新型隐球菌引起,主要经呼吸道吸入而致病,局限在肺内,常自愈。当抵抗力下降时可经血行播散至全身,多侵犯中枢神经系统。

(二)病理

隐球菌感染少有炎症反应,肺部病灶的中性粒细胞减少,有少数淋巴细胞浸润,晚期有小肉芽肿病变。

(三)诊断标准

1.临床表现

隐球菌病虽为全身性感染,但以中枢神经系统感染最为多见。肺部感染虽也多见,但常因症状不明显而被忽视,皮肤、骨骼或其他内脏的损害则较少见。

(1)肺隐球菌病在临床表现上无特异性,症状轻重不一。通常根据临床表现的轻重缓急可以分为下列三种情况。

①无症状型:正常宿主中绝大多数的病例是在接受胸部 X 线透视时偶然发现的。这些患者中大部分没有任何临床症状。

②慢性型:常为隐匿性起病,表现为咳嗽、咳痰、胸痛、发热、盗汗、气急、体重减轻、全身乏力和咯血。查体一般无阳性发现。

③急性型:这种情况尤其多见于 AIDS 患者,临床上表现为高热、显著的气促和低氧血症。

(2)体征:查体除了气促和发绀外,有时双肺可闻及细湿啰音,极少数患者并发胸腔积液而出现相应临床体征。

(3)少见临床表现:上腔静脉阻塞、Pancoast 综合征、Homer 综合征、嗜酸性粒细胞性肺炎、气胸、纵隔气肿以及累及胸壁等。肺隐球菌病可以发生全身播散,出现中枢神经系统、皮肤和骨、关节症状,肾、肾上腺、肝、脾、淋巴结、肌肉、胰腺、前列腺等的隐球菌病常为全身性感染的一部分,均较少见。

2.辅助检查

(1)血常规:白细胞计数可以正常,也可轻度或中度增高,部分患者红细胞沉降率可加快及

C反应蛋白升高,中后期可出现血红蛋白及红细胞数减少。G实验阴性。

(2)脑脊液检查:70%的脑膜炎患者脑脊液压力升高,一般为200~400mmH$_2$O,外观清澈、透明或微混。白细胞计数轻至中度增多,少数可超过500/mm^3,常以淋巴细胞占优势。蛋白含量呈轻至中度增高,糖定量和氯化物含量轻至中度减低。病原学检查墨汁染色涂片阳性率可达85%以上。

(3)呼吸道标本:传统的真菌镜检和培养是肺部隐球菌感染诊断的重要依据,但痰培养和涂片阳性率一般低于25%。

(4)免疫学检查:抗体检测特异性不强,假阳性率高,临床价值不高。临床常用的是乳胶凝集试验检测新型隐球菌荚膜多糖抗原,是一种简便、快捷而有效的诊断方法。抗原滴度超过1:4提示有隐球菌感染,滴度越高对于诊断的价值亦越大。患者体内若存在类风湿因子,则可出现假阳性。

(5)影像学表现:变化多样,且非特异性,可有如下几种表现。

①结节或团块状损害:可为单个或多个,也可以为单侧或双侧,常位于胸膜下,结节大小不一,直径为1~10cm。边界可以清楚锐利,也可模糊或带有小毛刺。这种表现主要见于免疫功能正常的患者。

②肺实质浸润:可以为单侧或双侧性,这种表现绝大多数见于免疫功能低下的宿主,合并有急性呼吸衰竭的患者或AIDS患者在X线上通常都为这种表现。

③空洞性病变:空洞内壁一般较光滑,局灶性空洞是隐球菌性肺炎的放射学特征之一。

④胸腔积液,常伴随胸膜下结节,以免疫功能低下的宿主多见。

⑤肺门淋巴结肿大,表现与肺门淋巴结结核相似,但一般没有钙化。

⑥间质性改变,在少数患者,可表现为磨玻璃样改变和微小结节性损害与粟粒型肺结核很相似。

(6)组织病理学检查:如标本取自肺穿刺活检或细针抽吸或经支气管镜防污染毛刷标本,镜检和(或)培养出新型隐球菌则具有诊断价值。

(四)治疗原则

1.药物治疗

肺隐球菌病的危险不在肺部病变本身,而是有可能发生全身播散,特别是引起中枢神经系统的感染。因此,对肺隐球菌病患者,必须首先就机体免疫状态和有无全身播散进行评估,然后再根据呼吸系统症状的轻重程度进行分级治疗。

(1)对于免疫功能正常的肺隐球菌病患者

①症状轻到中度,口服氟康唑400mg/d,6~12个月,氟康唑不耐受可口服伊曲康唑、伏立康唑。

②重症患者,按照中枢神经系统隐球菌感染方案治疗。

(2)对于免疫功能低下的肺隐球菌病患者

①对肺部感染合并中枢神经系统或播散至其他脏器的感染以及重症肺隐球菌病患者按照中枢神经系统隐球菌感染方案治疗。

②呼吸道症状属于轻到中度、无弥散性肺浸润、免疫功能轻度抑制以及无播散的肺隐球菌

病者,口服氟康唑 400mg/d,6～12 个月。

（3）中枢神经系统隐球菌感染治疗方案

①初始治疗（包括诱导和巩固治疗）首选两性霉素 B 脱氧胆酸 0.7～1mg/(kg·d)或两性霉素 B 脂质体 3～4mg/(kg·d)或两性霉素 B 脂质复合物 5mg/(kg·d)联用氟胞嘧啶 100mg/(kg·d),2～4 周,然后口服氟康唑 400～800mg/d,至少 8 周。还可选择单用两性霉素 B 4～6 周;或两性霉素 B 联用氟康唑 2 周,然后口服氟康唑至少 8 周;或氟康唑联用氟胞嘧啶口服 6 周;或单用大剂量氟康唑口服 10～12 周;或口服伊曲康唑 10～12 周作为替代治疗。

②维持治疗氟康唑 200mg/d 或伊曲康唑 400mg/d 口服,维持治疗 6～12 个月。

2.手术治疗

开胸切除病变组织能够有效治愈孤立性的肺部结节。但手术切除的主要原因往往是为了排除肺部恶性疾病。目前,除了怀疑有肿瘤的可能性以外,并不推荐手术治疗。对于肺部隐球菌病,一旦确诊,即使当时未出现中枢感染的症状,也必须进行脑脊液的常规检查,并在手术后给予足够疗程的系统抗真菌药物治疗,以免出现隐球菌性脑膜炎。

十二、肺孢子菌肺炎

肺孢子菌病曾被称为卡氏肺孢子虫病（PCP）。近年研究发现肺孢子虫基因及其编码的蛋白与真菌特别接近,2001 年国际原生生物会议将感染人的肺孢子虫更名为伊氏肺孢子虫,又称为伊氏肺孢子菌,明确其为真菌属性。肺孢子菌感染多见于免疫缺陷病、艾滋病、器官移植、肿瘤及长期肾上腺皮质激素治疗等免疫功能低下的患者,重症病例可播散累及肝脾、淋巴结、骨髓等。

（一）病因

肺孢子虫肺炎也叫卡氏肺囊虫肺炎（PCP）,是由卡氏肺囊虫（PC）引起的间质性浆细胞性肺炎,是免疫功能低下患者最常见、最严重的机会感染性疾病之一。近年来由于免疫抑制剂、皮质激素、器官移植等的广泛应用以及艾滋病（AIDS）的出现和流行,其发病率急剧增加。PC属于原虫,但分裂方式更接近于真菌,广泛寄生于人与多种哺乳动物体内。患者与隐性感染者可能是本病的传染源。传播途径主要是空气和飞沫,少数可经胎盘先天性感染,在人肺泡内完成生活史。PC 有 3 种结构形态,即滋养体、包囊和子孢子（囊内体）。

（二）病理

本病绝大多数侵犯肺脏,孢子虫黏附寄生于肺泡上皮细胞表面。肺泡上皮增生,肺间质有炎症细胞浸润,以浆细胞、淋巴细胞为主,并伴渗出、水肿、纤维化。造成病理生理方面的改变是低氧血症,肺顺应性降低及肺活量、肺总量降低。

（三）诊断标准

1.临床表现

临床表现一般分成两种类型。

（1）流行型:亦称经典型或婴幼儿型。此型患者目前比较少见,发病者多为早产儿、营养不良、体质虚弱或患先天性免疫缺陷综合征的婴幼儿,高发于出生后 6 个月内。起病缓慢,初期出现全身不适,体温正常或轻度升高、呼吸快、干咳、进行性呼吸困难、鼻翼翕动、发绀、心动过速等表现。本型特征为全身症状虽重,但肺部体征相对较轻。严重时出现呼吸困难和发绀,常因呼吸衰竭而死亡。

(2)散发型:亦称现代型或儿童-成人型。患者多为成人和儿童。本型的高危人群包括艾滋病患者、器官移植术后长期接受免疫抑制剂者、接受放(化)疗的恶性肿瘤患者以及因其他原因引起的体弱和免疫力下降者,其中艾滋病患者最为常见。潜伏期多为 1～2 个月,为亚急性或急性起病,多数患者以干咳、少痰为起病的重要临床特征,体温正常或低热,进而出现高热不退,80% 有呼吸困难,伴有严重的低氧血症。10% 的肺孢子菌病病程呈急进性,最终可进展为呼吸衰竭,需要呼吸机治疗,未治疗者数日内死亡,病死率约为 50%。体格检查肺部的体征往往十分轻微或呈阴性或可闻及散在的干湿啰音,体征与疾病症状的严重程度往往不成比例,这是本病的重要特征。

2.辅助检查

(1)血液学检查:白细胞正常,少数可以偏高。乳酸脱氢酶(LDH)及血管紧张素转换酶升高。血清 KL-6 抗原水平升高及 G 实验阳性,对诊断有一定提示意义。

(2)病原学检测:确诊仍依靠检出肺孢子菌。取材可用痰液、BALF 和经皮肺穿刺或开胸肺组织活检等。痰液检查简便安全,无损伤,但肺孢子菌病患者多为干咳,较难收集足量的痰液标本,检出率低仅 30% 左右。诱导痰的方法可使病原体检出率达到 60%～70%。经气管镜获取 BALF 检出阳性率可达 75%。经皮肺穿刺活检阳性率约 60%,开胸肺组织活检可达 95%,但两法均对患者有一定损伤,并发症亦较多,一般不宜首先采用。

①细胞化学染色方法:通过细胞化学染色方法使肺孢子菌包囊和(或)滋养体着色后进行病原学检测,特异性好,操作简单,费用低廉。常用的染色方法包括六甲基四胺银(GMS)染色、甲苯胺蓝(TBO)染色、吉姆萨染色以及瑞氏染色等。其中 GMS 和 TBO 染色使肺孢子菌包囊着色,菌体容易辨认,因而应用最广。荧光染色法简便易行,耗时短,是一种很有价值的肺孢子菌检测法。

②免疫学检查:免疫学方法近年来已开始用于检测痰液、BALF 及肺活检组织中的肺孢子菌滋养体和包囊,亦用于检测血清中的肺孢子菌特异性抗体。但假阳性和假阴性率高,同传统细胞化学染色法相比具有耗时、费用高等缺点,未能在临床上广泛开展。

③分子生物学检查:利用 PCR 的方法可检测痰液、血液、BALF 中的肺孢子菌 DNA。但不同的标本肺孢子菌检出的阳性率和敏感性不同。虽然具有较高的敏感性和特异性,但假阳性的可能性有所增加。

(3)影像学表现:肺孢子菌病初期,胸片不易发现肺实质浸润,往往在起病 1 周以后肺门周边区域出现双侧、对称的细网格状间质浸润影,随感的加重,病变由肺门向外扩展,迅速融合形成弥漫、均一的蝶状阴影,但很少累及肺尖和肺底部。10%～40% 的患者 X 线胸片无异常改变。高分辨 CT(HRCT)较普通胸片更敏感。典型的 HRCT 扫描示两肺弥漫对称性分布的磨玻璃影,主要分布在肺门周围,而边缘肺野及肺尖清晰。较为少见的表现为斑片状、颗粒结节状阴影及实变影,可融合成大片致密阴影。10%～35% 的患者可出现双侧多发的肺气囊,严重病例可发生自发性气胸、纵隔气肿。

(四)治疗原则

1.常用的抗肺孢子菌的治疗药物

(1)磺胺甲基异噁唑-甲氧苄胺嘧啶(SMZ-TMP,复方新诺明):TMP 15～20mg/(kg·d),SMZ 75～100mg/(kg·d),分 3～4 次口服,疗程 14～21d。SMZ-TMP 是目前临床最常用的防治肺孢子菌病一线药物。对艾滋病并发肺孢子菌病的治疗有效率为 80%～95%,治疗非艾滋病肺孢子菌病患者有效率为 60%～80%。主要不良反应:皮疹、口炎、胃肠反应和骨髓抑制,可有血清转氨酶、肌酐升高,偶发 Steven-Johnson 综合征、中毒性表皮融解坏死(TEN)等。

(2)戊烷脒:3～4mg/(kg·d),深部肌内注射;重症者静脉滴注,4mg/(kg·d),疗程 14～21d。有效率 60%～70%,主要副反应:发热、出汗、胃肠反应,肝肾功能损害,白细胞减少,低血糖,高血钾及心律失常,注射局部疼痛,肿块或脓肿形成。应慎用此药。

(3)苯胺砜:100mg/d,口服,每日 1 次,同时口服 TMP。不良反应:溶血性贫血、高铁血红蛋白症、粒细胞减少、肝功能异常等。

(4)三甲曲沙:1.0～1.5mg/(kg·d),静脉滴注,同时加用甲酰四氢叶酸,疗程 21d。主要不良反应:骨髓抑制,肝肾功能损害等。

(5)氯林可霉素+伯氨喹啉氯林可霉素:400～600mg,静脉滴注,6～8h 1 次;伯氨喹啉 15～30mg/d,口服,每日 1 次,疗程 21d。主要不良反应:胃肠反应、皮疹、骨髓抑制、高铁血红蛋白血症等。

(6)阿托喹酮:750mg,口服,每日 2～3 次,疗程 21d。主要不良反应:胃肠道反应、皮疹、肝肾功能损害及骨髓抑制等。

2.糖皮质激素的应用

对于中至重度 HIV 感染并发肺孢子菌病的患者,若 PA-aO$_2$≥35mmHg 或 PaO$_2$≤70mmHg,在抗肺孢子菌治疗 3d 内提倡开始应用糖皮质激素,推荐方案为第 1～5d:泼尼松 40mg,口服,每日 2 次;第 6～10d:泼尼松 40mg,口服,每日 1 次;第 11～21d:泼尼松 20mg,口服,每日 1 次。

3.全身支持疗法

肺孢子菌病患者一般表现为呼吸困难,应注意根据不同病情给予不同流量的氧气;输液、补充水电解质,纠正酸碱平衡紊乱。对喘重者可考虑给予 20% 甘露醇,以缓解肺间质水肿状态。必要时应用机械通气给予呼气末正压来维持 PaO$_2$≥60mmHg。

第六节 慢性阻塞性肺疾病

慢性阻塞性肺疾病(COPD)是一种具有气流受限特征的疾病,气流受限不完全可逆、呈进行性发展,与肺部对有害气体或有害颗粒的异常炎性反应有关。在漫长的病程中,反复急性加重发作,病情逐渐恶化,呼吸功能不断下降,最终导致呼吸衰竭,以致死亡。因此加强对 COPD 急性加重期(AECOPD)的判定与治疗是治疗和控制 COPD 进展的关键。

一、COPD 急性加重的原因

（一）基本原因

1.吸烟

吸烟既是 COPD 重要的发病因素，也是促使 COPD 不断加重的诱发因素。吸烟者肺功能的异常发生率高，FEV 的年下降率较快，死于 COPD 的人数较非吸烟者明显多。

2.职业性粉尘和化学物质

当职业性粉尘及化学物质（烟雾、过敏源、工业废气及室内空气污染等）的浓度过大或接触时间过久，均可导致 COPD 发生，进而使气道反应性增加，使 COPD 急性加重。

3.空气污染

化学气体如氯、氧化氮、二氧化硫等，对支气管黏膜有刺激性和细胞毒性作用。空气中的烟尘或二氧化硫明显增加时，COPD 急性发作显著增多。其他粉尘如二氧化硅、煤尘、棉尘、蔗尘等也刺激支气管黏膜，使气道清除功能受损害，为细菌侵入创造了条件。烹调时产生的大量油烟和生物燃料产生的烟尘与 COPD 发病有关，生物燃料所产生的室内空气污染可能与吸烟具有协同作用，可引起 COPD 急性发作。

4.感染

呼吸道感染是 COPD 发病和加剧的另一个重要因素，肺炎链球菌和流感嗜血杆菌可能为 COPD 急性发作的主要病原菌。病毒也对 COPD 的发生和发展起作用。儿童期重度下呼吸道感染和成年时的肺功能降低及呼吸系统症状发生有关。

5.气道功能受损

吸烟、废气污染、有害颗粒均损害支气管纤毛上皮；支气管黏膜过度产生黏液，抑制分泌物的正常排泄；巨噬细胞和中性粒细胞的吞噬功能受损，影响下气道的清除功能。

6.社会经济地位

COPD 的发病与患者社会经济地位相关，社会经济地位相对差的人群发病率较高，这可能与各自的生活环境、空气污染的程度不同、营养状况、医疗水平不同等因素有关。

（二）诱发因素

常见诱发因素有：①寒冷、气候变化或受凉；②空气污染；③劳累、精神刺激等；④上呼吸道感染，大约 2/3 的病例由感染所致，其中非典型微生物和病毒感染约占 1/3。COPD 急性加重的诱因与引起 COPD 发病因素往往一致，这些因素促使 COPD 发生、发展，因此避免这些诱发因素，可预防 COPD 的发生，对于 COPD 患者来说，可预防急性加重的发作，避免病情恶化。

二、COPD 所致呼吸衰竭的病理生理

COPD 是一种具有气流受限特征的疾病，其气流受限不完全可逆，呈进行性发展，与肺部对有害气体或有害颗粒的慢性异常炎性反应有关，慢性炎性反应累及全肺，在中央气道（内径＞2～4mm）主要改变为杯状细胞和鳞状细胞化生、黏液腺分泌增加、纤毛功能障碍，临床表现为咳嗽、咳痰；外周气道（内径＜2mm）的主要改变为管腔狭窄，气道阻力增大，延缓肺内气体

的排出,使患者呼气不畅、功能残气量增加。其次,肺实质组织(呼吸性细支气管、肺泡、肺毛细血管)广泛破坏导致肺弹性回缩力下降,使呼出气流的驱动压降低,造成呼气气流缓慢。这两个因素使 COPD 患者呼出气流受限,在呼气时间内肺内气体呼出不完全,形成动态肺过度充气(DPH)。由于 DPH 的存在,肺动态顺应性降低,其压力容积曲线趋于平坦,在吸入相同容量气体时需要更大的压力驱动,从而使吸气负荷增大。DPH 时呼气末肺泡内残留的气体过多,呼气末肺泡内呈正压,称为内源性呼气末正压(PEEPi)。由于 PEEPi 存在,患者必须首先产生足够的吸气压力以克服 PEEPi,才可能使肺内压低于大气压而产生吸气气流,这也增大了吸气负荷。肺容积增大造成胸廓过度扩张,并压迫膈肌使其处于低平位,造成曲率半径增大,从而使膈肌收缩效率降低,辅助呼吸肌也参与呼吸。但辅助呼吸肌的收缩能力差,效率低,容易发生疲劳,而且增加了氧耗量。COPD 急性加重时上述呼吸力学异常进一步加重,氧耗量和呼吸负荷显著增加,超过呼吸肌自身代偿能力,使其不能维持有效的肺泡通气,从而造成缺氧及 CO_2 潴留,严重者发生呼吸衰竭。

三、COPD 急性加重期的判断

(一)根据临床表现判断

COPD 急性加重是患者就医住院的主要原因,但目前尚无明确的判断标准。一般来说,是指原有的临床症状急性加重,包括短期咳嗽、咳痰、痰量增加、喘息和呼吸困难加重,痰呈脓性或黏液脓性,痰的颜色变为黄色或绿色提示有细菌感染,有些患者会伴有发热、白细胞升高等感染征象。此外,亦可出现全身不适、下肢水肿、失眠、嗜睡、日常活动受限、疲乏抑郁和精神错乱等症状。

(二)辅助检查

诊断 COPD 急性加重需注意除外其他具有类似临床表现的疾病,如肺炎、气胸、胸腔积液、心肌梗死、心力衰竭(肺心病以外的原因所致)、肺栓塞、肺部肿瘤等。因此,当 COPD 患者病情突然加重,必须详细询问病史、体格检查,并作相应的实验室及其他检查,如胸部 X 线、肺 CT、肺功能测定、心电图、动脉血气分析、痰液的细菌学检查等。

1.肺功能测定

急性加重期患者,常难以满意地完成肺功能检查。当 $FEV_1 < 50\%$ 预计值时,提示为严重发作。

2.动脉血气分析

静息状态下 $PaO_2 < 60mmHg$ 和(或)$SaO_2 < 90\%$,提示呼吸衰竭。如 $PaO_2 < 50mmHg$,$PaCO_2 > 70mmHg$,$pH < 7.30$ 提示病情危重,需进行严密监护或入住 ICU 进行无创或有创机械通气治疗。

3.胸部 X 线影像、心电图(ECG)检查

胸部 X 线影像有助于 COPD 加重与其他具有类似症状的疾病相鉴别。ECG 对心律失常、心肌缺血及有心室肥厚的诊断有帮助。螺旋 CT、血管造影和血浆 D-二聚体检测在诊断 COPD 加重患者发生肺栓塞时有重要作用,低血压或高流量吸氧后 PaO_2 不能升至 60mmHg

以上可能提示肺栓塞的存在,如果临床上高度怀疑合并肺栓塞,则应同时处理 COPD 和肺栓塞。

4.实验室检查

血红细胞计数及血细胞比容有助于了解有无红细胞增多症或出血。血白细胞计数增高及中性粒细胞核左移可为气道感染提供佐证。但通常白细胞计数并无明显改变。有脓性痰者,同时应进行痰培养及细菌药物敏感试验。血液生化检查有助于确定引起 COPD 加重的其他因素,如电解质紊乱(低钠、低钾和低氯血症等)、糖尿病、营养不良等。

(三)COPD 严重程度分级

COPD 严重程度评估分级需根据患者的症状、肺功能改变程度、是否存在合并症(呼吸衰竭、心力衰竭)等确定,其中反映气流受限程度的 FEV_1 下降有重要参考意义。根据肺功能检测结果,将 COPD 严重性分为 4 级。

Ⅰ级(轻度 COPD):其特征为轻度气流受限,患者的 $FEV_1/FVC<70\%$,但 $FEV_1\geq80\%$ 预计值,通常可伴有或不伴有咳嗽、咳痰。

Ⅱ级(中度 COPD):其特征为气流受限进一步恶化,$50\%\leq FEV_1<80\%$ 预计值,并有症状进展和气短,运动后气短更为明显。

Ⅲ级(重度 COPD):其特征为气流受限进一步恶化 $30\%\leq FEV_1\leq50\%$ 预计值,气短加剧,并且反复出现急性加重,影响患者的生活质量。

Ⅳ级(极重度 COPD):为严重的气流受限,$FEV_1<30\%$ 预计值或者合并有慢性呼吸衰竭。此时,患者的生活质量明显下降如果出现急性加重则可危及生命。

四、COPD 急性加重期的监护

(一)生命体征监测

1.呼吸频率

对呼吸系统疾病而言,呼吸频率不仅可以反映病情的严重程度和病情的变化,而且也是反映无创或有创机械通气疗效的重要指标。如果病情好转或治疗得当,呼吸频率会逐渐趋于正常;如果病情加重或治疗不当,呼吸频率会持续增快。当二氧化碳潴留严重,导致呼吸中枢受抑时,则会出现呼吸减慢。

2.心率

对于重症患者,心率也是反映病情的重要指标。心率的改变能够反映缺氧、二氧化碳潴留以及呼吸肌做功的增加;感染加重时心率亦明显加快。有时心率的变化早于血气或血象、胸片的改变。故密切观察心率变化能更早发现病情变化,从而及时进行相应检查,做出正确的临床判断。

3.血压

伴有重症呼吸功能障碍的 COPD 患者,血压降低者并不少见。其原因可能是由于感染严重、心脏功能受损或并发消化道出血等所引起的感染性休克、心源性休克或失血性休克;或者是由于正压机械通气导致血流动力学不稳定;或者是由于镇静剂的使用;或者是液体入量不足。血压降低甚至休克时，重要脏器灌注障碍，可以加重病情甚至导致患者死亡。因此，应动态监测血压的变化，以及早发现病情变化，及早处理。

4.体温

约 50%COPD 患者急性恶化的原因是感染，所以多有不同程度的发热，通常感染越重，体温越高，故应常规监测体温变化。部分患者由于久病体弱、高龄等原因，体温变化可与病情发展不平行。

5.神志

缺氧和二氧化碳潴留均可引起神志变化，如智力或定向功能障碍、烦躁、嗜睡甚至昏迷。由于 COPD 患者一般年龄较大，容易合并其他系统疾病，故神志改变时还应除外脑血管病变、电解质紊乱、血糖改变或严重心律失常等。

（二）其他监测

咳嗽、咳痰和气短是 COPD 患者最主要的症状，普通患者可以用 BCSS（气短、咳嗽、咳痰评分）评分表判断症状严重度及疗效，对于伴有呼吸衰竭者，也应密切观察气道是否通畅、咳痰是否有力、痰量和性状的变化、辅助呼吸肌运动和三凹征，以及是否出现胸腹矛盾运动等表现。此外还包括心肺查体、发绀、水肿等，生命体征监测如前所述。

（三）辅助检查

1.脉搏血氧饱和度（SaO_2）

一般而言，当 $SaO_2 > 92\%$ 时，PaO_2 可维持在 60mmHg 以上。但是，脉搏血氧饱和度监测也存在局限性，首先其准确性受多种因素影响，例如低血压、组织灌注不良时所测得的 SaO_2 偏低，血中碳氧血红蛋白增高时（一氧化碳中毒）结果偏高；其次，SaO_2 的变化与 PaO_2 并不平行，当 $SaO_2 > 90\%$ 时，氧离曲线处于平坦部分，此时用 SaO_2 不能很好评估 PaO_2 水平，因此，仍需通过动脉血气分析了解 PaO_2 情况。脉搏血氧饱和度监测可以减少动脉血气分析的次数，但是不能完全取代之。

2.经皮氧分压（$PtcO_2$）和经皮二氧化碳分压（$PtcCO_2$）

利用经皮氧分压电极和二氧化碳分压电极紧贴于患者皮肤，电极直接测定加温后皮肤表面的血氧分压和二氧化碳分压，根据 $PtCO_2$ 和 $PtcCO_2$ 的变化来了解动脉血氧分压和二氧化碳分压情况。影响皮肤性质和传导性的因素，如年龄、皮肤厚度、水肿、局部循环情况或应用血管扩张剂等因素均可影响测定的准确性。此外，由于测定中需加热至 $43℃$，因此在同一部位放置电极的时间不能超过 4h，否则可引起皮肤灼伤。目前，该方法尚未作为常规监测指标。

3.动脉血气分析

动脉血气分析对于了解患者的氧合和通气状况、有无酸碱失衡、指导药物治疗和调节机械通气参数具有重要价值。其准确度好，是目前临床上常用的监测指标。不过由于该检查需要采集动脉血，因此不可能连续监测。

4.床旁 X 线摄胸片

对于 COPD 呼吸衰竭的患者可常规进行，但不如标准后前位胸片的质量高。根据胸片可以了解肺部病变的部位、范围及其变化，有无气胸、胸腔积液或肺不张，以及气管插管或中心静脉置管位置等。

5.病原学检查

如痰培养(标本来源于咳痰、经气管插管或气管切开吸痰、经纤支镜抽取的气道分泌物)、肺泡灌洗液培养、血培养、胸腔积液细菌培养以及军团菌抗体、支原体抗体等检查,对于明确诊断及指导治疗均有意义。

6.血象

COPD呼吸衰竭患者合并感染或感染加重时,可见白细胞计数和(或)中性粒细胞增多。

7.肺功能

肺功能是判断气流受限的客观指标,重复性好,对COPD的诊断、严重度评价、疾病进展、预后和治疗反应等均有重要意义。COPD呼吸衰竭患者一般肺功能很差,目前已有多种小型便携式肺功能测定仪用于床旁肺功能监测,这些肺功能仪体积小、重量轻、操作简便,只要求患者吹一口气,就可测量出多项呼气和吸气指标,对判断病情很有帮助,可用于危重患者呼吸功能的评价。

8.营养

COPD呼吸衰竭患者病情较重,常因摄入不足和呼吸功增加、发热等因素,引起能量消耗增加,多数存在混合性营养不良,会降低机体免疫功能和引起呼吸肌无力,导致感染不易控制,加重呼吸衰竭。故应通过监测体重、皮褶厚度、白蛋白、氮平衡等评价营养状况,及时处理。

9.其他

酸碱失衡和缺氧、二氧化碳潴留和机械通气密切相关,应常规监测,此外还应进行肝肾功能、电解质、凝血功能、液体出入量,以及血流动力学如中心静脉压、肺毛细血管楔压等的监测。

(四)呼吸功能监测

COPD伴有重症呼吸功能障碍患者有时需要无创或有创机械通气,这时呼吸功能监测就变得至关重要。主要包括以下内容:

1.气道压力

气道压对血流动力学、气体交换的影响明显,并与肺气压伤的发生密切相关,因此监测气道压很重要。

(1)气道峰压:是整个呼吸周期中气道的最高压力,在吸气末测得。正常值$9\sim16cmH_2O$。机械通气过程中应尽量使气道峰压$<35\sim40cmH_2O$,若高于此值,气压伤的发生率升高。气道峰压过低的常见原因有管道脱开或漏气、气囊漏气,此外,患者存在过度通气时胸内负压过高也可导致气道峰压降低。气道峰压升高反映了气道阻力增高或肺顺应性下降,常见原因有人-机呼吸抵抗、气道分泌物阻塞、支气管痉挛等,此外,并发胸腔积液或气胸、明显腹胀、潮气量过大、内源性和外源性PEEP、峰流速过高等均可影响气道峰压。

(2)吸气平台压:是吸气后屏气时的压力,如屏气时间足够长(占呼吸周期的10%或以上),平台压可反映吸气时肺泡压,正常值$5\sim13cmH_2O$。机械通气时应尽量使吸气平台压$<30\sim35cmH_2O$,否则易出现气压伤。近年来认为,监测平台压比气道峰压更能反映气压伤的危险,因为气道峰压反映气道压力和肺胸顺应性,而吸气平台压可反映肺泡最大压力。过高的平台压和过长的吸气时间也影响肺内血循环的负荷。

(3)内源性呼气末正压(PEEPi):COPD患者由于存在气流受限和过度充气,常有低水平

PEEPi。COPD加重期可出现高水平PEEPi。除疾病本身可导致PEEPi外,COPD呼吸衰竭患者如果进行机械通气,小管径的气管插管和呼吸参数的设置不当如频率过快或呼气时间过短等均可能加重PEEPi。PEEPi可损害心功能、增加气压伤危险、增加呼吸功,因此需要及时治疗。降低PEEPi的方法主要有延长呼气时间、降低患者通气要求、给予支气管扩张剂以及加用适当的外源性PEEP。

(4)平均气道压:平均气道压是扩张肺泡和胸壁的平均压力,其改变对呼吸机所致的气体交换(尤其是氧合)、心血管功能改变和气压伤方面均有明显影响。因此,应用平均气道压来指导呼吸参数调整的兴趣近年来正在增加。平均气道压受多种因素的影响,主要是吸气气道压、吸气时间分数和PEEP。调整呼吸参数时,为避免意外,应监测平均气道压。

2.肺通气

(1)潮气量:机械通气患者,潮气量监测很重要。定容型通气模式下潮气量应等于预设潮气量;定压型通气模式下潮气量与预设的吸气压密切相关,也与患者的气道阻力和肺顺应性相关,此时可通过调整吸气压来达到理想的潮气量。部分呼吸支持的患者,自主呼吸时潮气量越大,越有希望撤机。

(2)分钟通气量:潮气量和呼吸频率的乘积即为分钟通气量,是反映通气功能的重要指标,潮气量或呼吸频率的变化均可导致分钟通气量的改变,进而影响二氧化碳水平。二氧化碳潴留表明通气不足,需增加分钟通气量。当采用部分呼吸支持时,对分钟通气量和自主分钟通气量的监测有助于呼吸参数的调整以及评估能否撤离呼吸机。

3.气体流量

吸气峰流速是临床常用的监测指标,正常值为40~100L/min,吸气峰压和吸气时间与吸气峰流速相关。对正常肺而言,吸气峰流速越大,气道峰压和胸内压越高,潮气量也越大,但易导致局部肺泡过度扩张,易致气压伤,但这一理论并非完全适用于肺病患者。多数呼吸机可以提供多种送气流速方式,如方形波、减速波、正弦波等,以方形波和减速波最为常用,但目前并无确切证据说明孰优孰劣。

4.气道阻力

COPD患者气道阻力明显增加。机械通气时气管插管产生的阻力在总呼吸阻力中占很大比例,与管腔内径关系最大,其次是吸气峰流速和气管插管长度。

5.肺顺应性

COPD患者动态肺顺应性降低,这与气流阻塞有关,往往会导致呼吸功的增加。

6.呼吸功

对于部分通气支持患者,由于呼吸机的切换和患者自身的呼吸动作之间存在时间差,始终存在使患者呼吸功增加的可能,故应调节好触发灵敏度、PEEP、吸气峰流速等以尽可能减少呼吸功。

7.最大吸气压

最大吸气压是测定呼吸肌肌力的指标,可用于判断是否需要建立或撤离机械通气。

8.气道闭合压

气道闭合压是反映呼吸中枢驱动力的指标,测定方法是在规律呼吸之外的间歇,在没有预先告知患者的情况下让气道在吸气前闭合,在患者还没有意识到气道闭合和对它做出反应之前这一瞬间(典型的为0.1s)测出气道压改变(P0.1s)。

(五)并发症的监测

1.慢性肺源性心脏病心力衰竭

COPD伴有重症呼吸功能障碍患者可以逐渐发展为慢性肺源性心脏病,并出现右心功能不全。可以通过临床有无颈静脉怒张、肝大、肝颈回流征、水肿、肺动脉高压或右室肥大征象,并辅以心电图、超声心动图检查以明确有无慢性肺心病以及有无右心衰竭。

2.上消化道出血

COPD呼吸衰竭急性加重期由于低氧、病重,可能合并上消化道出血,应注意相关征象,及时发现及时处理。

3.其他脏器功能衰竭

危重患者应监测重要脏器功能,如肝功能、肾功能、凝血功能等,及早发现病情变化。

4.机械通气并发症

对于机械通气的患者,还需注意监测有无机械通气并发症,如气管受压引起的溃疡、坏死、气道穿孔、气压伤、呼吸肌相关肺炎、肺不张等。

(六)伴发疾病监测

COPD呼吸衰竭患者多数是老年人,是心脑血管疾病的高危人群,合并冠心病、急性心肌梗死或急性脑血管病变者并不少见。一些需要呼吸机支持治疗的患者插管后无法用言语交流,故应注意心脏和神经系统体征,并定期检查心电图,以及早明确诊断。此外,危重患者无论既往是否有糖尿病病史,如果血糖升高或者难以控制,往往表明病情加重,应积极控制血糖。

(七)药物不良反应监测

由于COPD伴有重症呼吸功能障碍患者往往使用的药物较多,应注意药物对肝肾功能的损害,过敏反应,以及神经精神症状,及时处理。

(八)COPD伴有重症呼吸功能障碍稳定期的监测

1.肺功能

肺功能是评价气流阻塞程度的客观指标,定期检查肺功能有利于评价病情严重度、疾病进展和治疗效果。

2.血气分析

血气分析监测可以了解缺氧和二氧化碳潴留情况,指导家庭氧疗和家庭呼吸机治疗等。

3.活动耐力

COPD患者活动耐力受多种复杂因素影响,包括通气功能、气体交换、循环、肌肉功能、营养状况以及临床症状,是评价COPD严重程度的更为客观综合的指标,目前多用6min步行距离来评价活动耐力。

4.临床症状

患者对临床症状严重程度的记录有助于监测疾病活动、调整治疗和评价预后。BSCC可用来评价COPD患者咳嗽、咳痰和气短三个主要症状的严重程度,是一稳定有效的工具,对症状变化较为敏感,可及早发现病情恶化。

5.生活质量

COPD 疾病逐渐进展所表现出的临床症状对患者的日常生活、社会活动和情感等方面均有明显影响。有研究表明健康状况是除气流受限和年龄外与 COPD 病死率明显相关的因素之一。目前多用 St George's 呼吸问卷(SGRQ)来评价 COPD 患者的生活质量。该调查表可信性、可行性和敏感性较好,在实际应用中取得了很好的效果。

五、COPD 急性加重期的治疗

COPD 急性加重期的治疗,需在缓解期治疗的基础上有所加强,如用抗胆碱药物与 β_2 受体激动剂雾化治疗,以尽快缓解症状,常用药物有异丙托溴铵及沙丁胺醇。对呼吸困难、喘息症状明显者,全身应用糖皮质激素,可使症状缓解,病情改善。由于细菌感染是 COPD 急性加重的常见原因,尤其是病情较重者,痰量增加及痰的性状改变并为脓性者,合理使用抗菌药物对其预后至关重要。

由于 COPD 急性加重反复发作的患者常常应用抗菌药物治疗,加之细菌培养影响因素较多,痰培养阳性率不高,且难以及时获得结果,初始经验治疗显得尤为重要。因此应根据患者临床情况、痰液性质、当地病原菌感染趋势及细菌耐药情况选用合适的抗菌药物,除非病原菌明确,否则选择药物的抗菌谱不宜太窄。对伴有呼吸衰竭的患者,早期应用无创正压通气可以改善缺氧,降低动脉血二氧化碳分压,减少有创呼吸机的应用。对于痰液黏稠、气道分泌物多,容易误吸者等不适合进行无创通气者,可根据病情考虑气管插管或气管切开进行机械通气。

(一)控制性氧疗

氧疗是 COPD 急性加重期住院患者的基础治疗。无严重合并症的 COPD 急性加重期患者氧疗后易达到满意的氧合水平($PaO_2 > 60mmHg$ 或 $SaO_2 > 90\%$)。但宜给予低浓度吸氧,吸入氧浓度一般不超过 35%,吸入氧浓度过高,可能发生潜在的 CO_2 潴留及呼吸性酸中毒。给氧途径包括鼻导管或 Venturi 面罩,其中 Venturi 面罩能更精确地调节吸入氧浓度。氧疗 30min 后应复查动脉血气,以确认氧合满意,且未引起 CO_2 潴留及(或)呼吸性酸中毒。

(二)抗感染治疗

COPD 急性加重多由细菌感染诱发,故抗生素治疗在 COPD 急性加重期治疗中具有重要地位。当患者呼吸困难加重,咳嗽伴有痰量增多及脓性痰时,应根据 COPD 严重程度及相应的细菌分布情况,结合当地常见致病菌类型及耐药流行趋势和药物敏感情况尽早选择敏感抗生素。如对初始治疗方案反应欠佳,应及时根据细菌培养及药敏试验结果调整抗生素。通常COPD Ⅰ 级(轻度)或 Ⅱ 级(中度)患者加重时,主要致病菌多为肺炎链球菌、流感嗜血杆菌及卡他莫拉菌;属于 Ⅲ 级(重度)及 Ⅳ 级(极重度)COPD 急性加重时,除以上常见细菌外,尚可有肠杆菌科细菌、铜绿假单胞菌及耐甲氧西林金黄色葡萄球菌。发生铜绿假单胞菌的危险因素有:近期住院、频繁应用抗菌药物、以往有铜绿假单胞菌分离或寄植的历史等。要根据细菌可能的分布采用适当的抗菌药物治疗。抗菌治疗应尽可能将细菌负荷降低到最低水平,以延长COPD 临床缓解期的持续时间。长期应用广谱抗生素和糖皮质激素易继发深部真菌感染,应密切观察真菌感染的临床征象并及时采用防治真菌感染的措施。

（三）支气管舒张药的应用

短效 β_2 受体激动剂较适用于 COPD 急性加重期的治疗,若效果不显著,可加用抗胆碱能药物,如异丙托溴铵,噻托溴铵等。对于较严重的 COPD 急性加重者,可考虑静脉滴注茶碱类药物。由于茶碱类药物血药浓度个体差异较大,治疗窗较窄,监测血清茶碱浓度对于评估疗效和避免不良反应的发生都有一定意义。β_2 受体激动药、抗胆碱能药物及茶碱类药物由于作用机制不同,药代及药动学特点不同,且分别作用于不同大小的气道,所以联合应用可获得更大的支气管舒张作用。但联合应用 β_2 受体激动剂和茶碱类时,应注意心脏方面的不良反应。

（四）糖皮质激素的应用

COPD 急性加重期住院患者宜在应用支气管舒张药的基础上,口服或静脉滴注糖皮质激素,其剂量要权衡疗效及安全性,建议口服泼尼松 30～40mg/d,连续7～10d 后逐渐减量停药;也可以静脉给予甲泼尼龙 40mg,每日 1 次,3～5d 后改为口服。延长给药时间或加大激素用量不能增加疗效,反而会使不良反应增加。

（五）机械通气治疗

可根据病情需要给予无创或有创机械通气,一般首选无创性机械通气。机械通气,无论是无创或有创方式,都只是一种生命支持方式,在此条件下,通过药物治疗消除 COPD 急性加重的原因,使急性呼吸衰竭得到逆转。

1.无创性机械通气（NIPPV）

使用 NIIPPV 要注意掌握合理的操作方法,提高患者依从性,避免管路漏气,从低压力开始,逐渐增加辅助吸气压和采用有利于降低 $PaCO_2$ 的方法,从而提高 NIPPV 的效果。NIPPV 的适应证（至少符合其中 2 项）:①中至重度呼吸困难,伴辅助呼吸肌参与呼吸,并出现胸腹矛盾运动;②中至重度酸中毒（pH 7.30～7.35）和高碳酸血症（$PaCO_2$ 45～60mmHg）;③呼吸频率>25 次/min。禁忌证（符合下列条件之一）:①呼吸抑制或停止;②心血管系统功能不稳定,如出现低血压、心律失常、心肌梗死等;③嗜睡、神志障碍及不合学者;④易误吸者（吞咽反射异常,严重上消化道出血）;⑤痰液黏稠或有大量气道分泌物,不易自行排出者;⑥近期曾行面部或胃食管手术者;⑦头面部外伤,固有的鼻咽部异常;⑧极度肥胖;⑨严重的胃肠胀气。

2.有创性机械通气

在积极药物和 NIPPV 治疗后,患者呼吸衰竭仍进行性恶化,出现危及生命的酸碱失衡和(或)神志改变时,宜用有创性机械通气治疗。病情好转后,根据情况可采用无创机械通气进行序贯治疗。

有创机械通气指征:①严重呼吸困难,辅助呼吸肌参与呼吸,并出现胸腹矛盾运动;②呼吸频率>35 次/min;③危及生命的低氧血症（PaO_2<40mmHg 或 PaO_2/FiO_2<200mmHg）;④严重的呼吸性酸中毒（pH<7.25）及高碳酸血症;⑤呼吸抑制或停止;⑥嗜睡、神志障碍;⑦严重心血管系统并发症（低血压、心律失常、心力衰竭）;⑧其他并发症,如代谢紊乱、脓毒血症、肺炎、肺血栓栓塞症、气压伤、大量胸腔积液等;⑨无创通气失败或存在无创通气的禁忌证。

临床使用最广泛的三种通气模式为辅助控制通气（A-CMV）,压力支持通气（PSV）或同步间歇指令通气（SIMV）与 PSV 联合模式（SIMV＋PSV）。因 COPD 患者广泛存在内源生呼气末正压(PEEPi),为减少因 PEEPi 所致吸气功耗增加和人机不协调情况,可常规加用一适度水平(为 PEEPi 的 70%～80%)的外源性呼气末正压(PEEP)。COPD 的撤机可能会遇到困难,需设计和实施一周密方案。有创-无创序贯机械通气被用于帮助早期脱机,并已取得良好的效果,可推荐应用。

(六)其他治疗措施

在严密监测液体出入量和血电解质的情况下,适当补充液体和电解质,注意维持液体和电解质平衡;注意补充营养,对不能进食者需经胃肠补充要素饮食或给予静脉高营养;对卧床、红细胞增多症或脱水的患者,无论是否有血栓栓塞性疾病史,均需考虑使用肝素或低分子肝素,预防深静脉血栓形成和肺栓塞;采用物理方法排痰和应用化痰排痰药物,积极排痰治疗;识别并治疗冠心病、糖尿病、高血压等伴随疾病和其他合并症,如休克、弥散性血管内凝血、上消化道出血、肾功能不全等。

第二章　心血管系统疾病

第一节　心搏骤停和心脏性猝死

心脏性猝死（SCD）是指心脏原因引起的、短时间内发生的（一般在症状出现后 1h 内）、以突发性意识丧失为前驱症状的意外性自然死亡。发生的时间及形式通常不可预知，患者可以有或无已知的心脏病史或临床症状。SCD 的确切发生率尚不清楚。美国每年大约有20 万～45 万人发生 SCD，发病率约为每年 0.1％～0.2％，在 30 岁以上的人群中，SCD 年发病率随年龄增加而升高。男性高于女性。中国 SCD 流行病学调查显示 SCD 年发病率为41.84/10万，占总死亡的 9.5％，以 13 亿人口推算，中国猝死总人数约为54.4 万/年。绝大多数 SCD 病例发生在院外，往往难以进行及时有效的治疗。猝死事件一旦发生，存活比例很低，抢救成功率世界平均水平低于 1％。

一、病因和发病机制

在大多数发生心脏性猝死的患者中，心脏结构性的异常是猝死的基础。然而，结构异常基础上的功能变化也常可导致电活动的不稳定，甚至发生致命性的快速性或缓慢性心律失常。心脏结构与功能是相互作用、相互影响的，当一个瞬间出现的心电学事件打破他们之间的平衡状态，就可能发生心律失常甚至猝死。

心脏性猝死也可发生于心脏"看起来"正常的患者，其机制大部分是心律失常，如室性心动过速或心室颤动，而未显示出心脏结构方面的病变。未发现心脏结构的异常可能是当前临床检查的敏感性较低，从而使潜在的疾病或变化始终隐藏着。一些微小的心脏结构的改变可能是致命性心律失常甚至是心脏性猝死的潜在危险因素，如冠状动脉非阻塞性斑块基础上的冠状动脉痉挛、局部心肌炎症、部分心肌病以及传导系统的异常。在证明相应组织结构损伤的基础上才能最终确立诊断，因此需要组织学检查或心内膜活检，甚至尸检，而在此之前，这些病损一直不为医生所知。另一方面，心脏性猝死也可能是结构正常的心脏电活动不稳定所致，有几个试验显示大约 5％的心脏性猝死患者的心脏结构未发现任何组织学或显微镜下检查的异常。有学者对 18 个室性心动过速或心室颤动并且心脏大体正常的患者进行心内膜活检，大部分患者（其中 16 例）均存在以下一种或多种组织学异常：有意义的心肌疾病、心肌细胞肥厚等改变、间质或血管周围纤维化、血管硬化、右心室心肌被脂肪组织替代。

除此之外，心脏性猝死可能还存在遗传基础，基因的异常可能导致个体心脏蛋白或离子通道的改变。长 QT 间期综合征、Brugada 综合征、扩张型或肥厚型心肌病都被认为是可以导致心脏性猝死的单基因疾病的范例。冠状动脉病变基础上的血栓形成和心肌梗死患者是发生致命性心律失常的主要人群。基因多态性在急性斑块破裂中所扮演的角色逐渐被认识,新的线索也逐渐出现,例如对可以降解斑块纤维帽的基质金属蛋白酶的观察发现其遗传性改变。另外,血小板黏附、血栓形成和凝血瀑布通路中的分子多态性可能都与心脏性猝死易感性相关。另外,大规模的流行病学调查显示心脏性猝死有家族易患性,这种易患性包括家族的环境,如饮食、精神、发育等因素。遗传机制可能不一定是 DNA 的变异,而可能是一个或多个 DNA 多态性导致了心脏性猝死的易患性。

因此,这些因素的相互作用是心脏性猝死病理生理的一个重要方面。自主神经系统的激活是关键性事件,导致交感神经张力增加和副交感神经影响减弱,其结果是血压、心率、血小板凝聚和血液黏稠度增加。这些改变使心室颤动阈值降低,趋于使动脉粥样硬化斑块破裂、血小板凝聚,从而引起缺血性事件(心绞痛或心肌梗死)或心电性事件(心律失常),导致心脏性猝死。其中主要机制是致命性心律失常,约 80%～90%为室性心动过速或心室颤动,其余少数为严重缓慢性心律失常、心脏停搏及电机械分离。极少数心脏性猝死机制属非心律失常性(心脏或主动脉破裂、心脏压塞、心内机械性梗死和主动脉夹层等)。根据直接导致心脏性猝死的心律失常的类型,简要将其病理生理机制分别介绍如下。

(一)室性快速性心律失常

心脏性猝死的患者中 80%～90%为冠心病基础上出现的快速心律失常,多数为心室颤动。室颤的患者较无脉性电活动或心室停搏的患者预后更好。室颤需要的抢救较为特定,如果在合适的时间窗内进行充分的除颤则效果良好。已经有研究显示室颤可以被基础生命支持(如胸外心脏按压)所延长,从而起到心搏骤停到除颤器救护之间的桥梁作用。另外,心肺复苏也被认为会对心室颤动波的特性产生影响,从而使除颤成功率更高,易于恢复循环。

在心脏性猝死中,80%患者的电生理机制为心室颤动,很少表现为持续性室性心动过速。这两种致命性心律失常通常发生在心脏结构异常和心电结构缺陷患者,并由某种触发因素诱发。心室颤动大多数由室性心动过速引起,自发性心室颤动少见。急性心肌梗死后的 1h 内死亡的最重要原因是心室颤动,在这段时间内心室颤动发生率可能较入院后高 25 倍。一项由157 例在急救车上的患者参与的试验中,当患者发生心搏骤停的时候正在进行心电监测,显示初发心律失常即为室颤的患者仅占 8%,由室性心动过速转变为心室颤动,从而导致心搏骤停的比例为 62%,另外尖端扭转型室性心动过速占 13%。

致命性快速性心律失常的发生是触发事件与易感心肌相互作用的结果,在无心肌易激性情况下,许多事件(如频发和复杂的室性期前收缩)可以是无害的。一旦心肌缺血,受影响的心肌细胞跨膜静息电位和动作电位振幅以及动作电位时限降低,加上其他许多因素,将引起心肌传导减慢和电生理不稳定,使之与邻近非缺血组织间易于发生折返性心律失常,此时如有提前冲动(室性期前收缩),则可进一步加剧心肌缺血或增加异常心肌与正常心肌间的复极离散度,最后导致室性快速性心律失常(心室颤动/室性心动过速)。

(二)缓慢性心律失常和心搏停止

在救护车上突发死亡的患者中,心电监测显示初始心律失常即为缓慢性心律失常的占

17%。其他数据显示缓慢性心律失常导致心脏性猝死的患者约占20%,其机制主要是窦房结和房室结失去正常功能,下级自律性组织不能起到发放正常逸搏的功能,多种结构性(器质性)和功能性异常均能导致上述情况的发生。严重器质性心脏病者多表现为显著心动过缓和心室停搏,提示长期严重缺血可引起心内膜浦肯野纤维弥漫性损害。

(三)无脉性电活动(电-机械分离)

无脉性电活动是指心脏依然存在有规律的电活动现象,但无有效的机械收缩功能。将其分为原发性和继发性两种类型,其特点是摸不到脉搏,听不到心音,心脏无泵血功能,但心电图仍可记录到心电活动。心电图表现为频率30~40次/min、宽大畸形的QRS波群。无脉性电活动患者预后很差,存活率很低,常为严重心脏病的终末期表现。

原发性无脉性电活动多见于严重器质性心脏病,特别是心肌缺血、心搏骤停、骤停复苏后及重症充血性心力衰竭末期。继发性无脉性电活动可见于心脏静脉回流突然中断,如大面积心肌梗死、人工瓣膜急性功能不全、大失血、心脏破裂和心包填塞等。有研究显示,无脉性电活动和心脏电活动静止在30%的心搏骤停患者中出现,而这一数据常常与患者症状发作和心电监测之间的时间间隔有关,因此提示无脉性电活动和心室停搏是心脏骤停的晚期表现。

由于心脏性猝死发病突然、致死率高,因此寻找可用于预测心脏性猝死的因素显得尤为重要。目前认为以下人群为心脏性猝死的高危人群:心脏骤停的幸存者,曾有过室性心动过速发作、心肌梗死、冠心病者,有心脏骤停家族史者,任何原因引起的左心室射血分数低下、慢性缺血性心脏病有室性期前收缩、心室肥厚、肥厚型梗阻性心肌病、扩张型心肌病和心力衰竭、长QT综合征、致心律失常性右心室心肌病及Brugada综合征。对上述患者,临床医生常联用动态心电图、LVEF测定、心室晚电位、心率变异性、QTd、T波电交替等无创性检查指标结合临床综合判断,并进行危险度分层。有创的电生理检查更有助于发现高危患者,而且可进一步选择适当的预防措施,如进行导管消融术、抗心律失常外科治疗或植入型自动复律除颤器,从而改善预后。

二、临床表现、诊断

(一)临床表现

猝死的临床表现框架分为4个组成部分:

1.前驱症状

新的血管症状的出现或原有的症状加重,如胸闷或心前区不适、典型的心绞痛、心悸、气短或乏力等,发生在终末事件之前的数日、数周或数月,但这些症状既不敏感也缺乏特异性。

2.终末事件的发生

急骤发生的心悸或心动过速、头晕、呼吸困难、软弱无力或胸痛。时间非常短暂,患者往往不能回忆起晕厥发生之前的症状。终末事件的发生代表了心脏的结构性异常与功能性影响之间的相互作用,其结果是易于产生心律失常及心肌代谢环境的改变。

3.心脏骤停

由于脑血流量不足而致的意识突然丧失、呼吸停止和脉搏消失。其心电机制是室颤

（60%～80%）、缓慢心律失常或心脏停搏（20%～30%）、持续 VT（5%～10%）。其他少见机制包括电机械分离、心室破裂、心脏压塞、血流的急性机械性阻塞（大的肺动脉栓塞）以及大血管的急性事件（大动脉穿孔或破裂）等。

4.生物学死亡

如不进行治疗干预，持续 4～6min 的室颤引起不可逆的大脑损害。在猝死后 4min 内开始进行复苏术成活的可能性是很大的。8min 内若缺乏生命支持治疗措施，即刻复苏和长时间存活几乎不可能。

（二）诊断要点

1.突然意识丧失伴有抽搐，多发生在心脏骤跳后 10s 内。

2.大动脉如颈动脉、股动脉搏动消失，血压测不到。

3.心音消失。

4.呼吸呈叹息样，随即停止。

5.瞳孔散大，对光反应迟钝或消失，多在心脏骤跳后 30～60s 后出现。

三、心搏骤停的急救

院外心搏骤停大多表现为室颤，其生存率高低，取决于心肺复苏与电除颤的时效性。心搏骤停急救生存链分为院外心搏骤停（OHCA）与院内心搏骤停（IHCA）两条生存链（美国心脏协会 AHA《2015 心肺复苏和心血管急救指南更新》）。

院内心搏骤停生存链：包括监测与预防；识别与呼叫；高质量 CPR；早除颤；高级生命支持与骤停后治疗。

院外心搏骤停生存链：包括识别和启动应急反应系统、即时高质量心肺复苏、快速除颤、基础及高级医疗服务、高级生命维持和骤停后治疗。

心肺复苏（CPR）是指对心搏骤停的患者给予循环和呼吸支持，CPR 又分为基础生命支持（BLS）和高级生命支持（ACLS）。BLS 包括心搏骤停识别、启动应急反应系统、早期心肺复苏（胸外按压、开放气道口对口或者球囊辅助人工呼吸）、使用自动体外除颤器（AED）等内容。ACLS 包括复苏药物使用、气管插管、手动除颤设备使用及其他院内生命支持手段。

（一）基础生命支持（BLS）

1.心搏骤停识别

当患者突发意识丧失，需即刻判断其是否心搏骤停。在判断周边环境安全之后，靠近患者，拍其双肩，并大声呼叫"你还好吗？"，如果其没有任何反应，医护人员应即刻判断其呼吸和脉搏，俯身观察其胸腹部是否有呼吸运动起伏，同时用中指和示指触摸患者颈动脉搏动（一般选取施救者同侧颈动脉，喉结旁开 2cm 左右，位于气管与胸锁乳突肌前缘的凹陷处），判断的时间为 5～10s。注意医护人员可以同时判断呼吸和脉搏，所用时间不短于 5s，不超过 10s，如果 10s 都没有呼吸和脉搏，应即刻开始心肺复苏。而对于非医护人员，仅需要判断反应和呼吸两个步骤，确认没有反应且没有呼吸或仅有濒死样喘息，即为心搏骤停。

2.启动应急反应系统（EMS）

一旦确认心搏骤停，应及时启动当地急救医疗服务系统，拨打 120 急救电话（院外）或呼叫所在科室急救团队(院内)。

3.心肺复苏(CPR)

早期高质量 CPR 是心搏骤停急救的关键。施救者应迅速将患者仰卧,置于坚实的平面上,以利于心肺复苏的实施。心肺复苏应遵循 CAB 顺序:从胸外按压开始,然后开放气道、给予人工呼吸。

(1)胸外按压:胸外按压的目的是建立人工循环,其血流产生的原理包括胸泵机制和心泵机制。通过胸外按压可以使胸内压力升高和直接按压心脏而维持一定的血液流动,配合人工呼吸可为心脏和脑等重要器官提供一定的含氧的血流。研究表明,高质量的胸外按压可以产生生理状态下血流量的 $25\%\sim30\%$。

①按压位置:胸骨下半部分(定位:乳头连线中点或剑突上两横指)。

②按压姿势:跪于患者一侧,双膝分开与自身肩膀同宽,患者乳头连线正对施救者正中线,双臂伸直,用一只手掌根部放在胸部正中双乳头之间的胸骨上,另一手叠压在手背上,掌跟叠加,下方手指上翘,上方手指紧扣,身体往前倾斜,将上半身的重心放在患者胸部的正上方,双臂垂直于患者胸部,以髋关节为支点,腰部用力,并借助上半身的重量,匀速按压。如果患者在病床上,应在其背部垫硬背板,施救者站立位,可踩矮凳。

③按压深度:成人按压深度至少 5cm,不超过 6cm(注意:该数据来源于欧美人群,与亚洲人群可能存在差异)。建议在实际急救过程中,应在患者胸廓能够承受的压力范围内,尽量用力按压。

④按压速度:推荐的最佳按压速度为 $100\sim120$ 次/min。在胸外按压和人工呼吸以 30∶2 的配合施救时,完成 30 次胸外按压所用的时间为 $15\sim18$s。过快或过慢的胸外按压速度,都会导致复苏效果下降。

⑤保证胸廓充分回弹:胸外按压时,应让胸廓充分回弹,确保更多的外周血流回流到心脏,以使下次的按压能泵出更多的血液。施救者应在每次按压之后,迅速放松,释放手掌所有压力,使胸廓恢复到原来位置,但掌根不离开胸壁,按压和放松的时间大致相等。

⑥减少按压中断:持续的胸外按压是产生血流的保障,按压一旦停止,血液就迅速停止流动。因此,在胸外按压中应尽量减少中断,尽量控制在 10s 以内。常见的按压中断包括人工呼吸、交换按压者、气管插管、电除颤等。

胸外按压的并发症主要包括:胸骨或肋骨骨折、血气胸、肺挫伤、肝脾损伤和脂肪栓塞等。应遵循正确的操作方法,尽量避免并发症发生。

(2)开放气道:心搏骤停患者,其舌根后坠,堵塞气道,此时应使用徒手气道开放手法,使其舌根前移,保持气道开放状态,有利于人工呼吸。常用的徒手开放气道手法有仰头举颏法和推举下颌法,如有颈椎损伤只能用后者。

仰头举颏法:术者将一手压住患者前额,另一手的示指和中指两指抬起下颏,使头后仰,提起下颏开放气道,使口角和耳垂连线与地面垂直,并清除口腔异物和义齿。

推举下颌法:施救者将手掌放置在伤病员头部两侧,四指抵住伤病员下颌角,用力向上托下颌。此法适用于怀疑颈椎损伤的患者,其气道开放的程度有限。

(3)人工呼吸:人工呼吸目的是给予血流一定的氧合。正常空气中的氧含量为 21%,施救者呼出气氧含量约有16%。单人施救时,通常采用口对口人工呼吸或者口对袖珍面罩人工呼吸。医护人员在双人施救时,通常使用球囊面罩人工通气。推荐的通气量为500～600mL。

口对口人工呼吸:施救者压额抬颌,保持气道开放,同时双指捏住鼻翼,平静呼吸(无须深吸气),嘴巴包住患者的嘴,吹气时间应大于1s,避免过多过快吹气,以可见胸廓起伏为通气有效。过多过快通气,一则影响按压效果和血液回流,二则导致胃胀气,增加反流风险。

口对袖珍面罩人工呼吸:施救者压额抬颌,保持气道开放,双手固定面罩,通过一单向阀滤嘴给予吹气。此装置能很好地起到隔离保护作用。

球囊面罩通气:适用于双人心肺复苏时。负责通气者位于患者头端,以患者鼻梁为参照,一手将面罩放置在面部,使用"EC"手法(中指、无名指、小指呈"E"字形,托住患者下颌,拇指和示指呈"C"字形,按住面罩的两端)固定面罩,并保持气道开放,另一手挤压球囊,每次通气都应看到胸廓隆起。

成人的单人或双人心肺复苏,按压和通气的比例均为30:2,两者交替进行,按压时不通气,通气时不按压。

单纯CPR:单纯CPR是指不采取人工呼吸的CPR,特别是对未经培训的施救者或不愿做传统CPR者更有意义。

4.自动体外除颤器(AED)

使用院外心搏骤停大部分表现为室颤,及时电除颤是最有效的急救手段,每延迟除颤1min,抢救成功率下降7%～10%。

电除颤也称为非同步电击,是利用除颤仪在瞬间释放高压电流经胸壁到心脏,使得心肌细胞在瞬间同时除极,终止导致心律失常的异常折返或异位兴奋灶,从而恢复窦性心律。电除颤仅适用于室颤和无脉性室速患者。对于无脉电活动和心室静止,无须使用电除颤。

AED是专门设计用于公共场所使用的急救设备,体积小、重量轻、操作简单(有语音提示操作步骤),在专业急救人员到达前,可供现场施救者使用。

AED的使用:施救者打开机器电源,AED会语音指示将电击片贴在右侧的上胸部(锁骨下、胸骨旁)和左侧的下胸部(心尖部位),然后自动分析患者心律,若为室颤,AED会自动充电,并提示施救者确认无人接触患者,按下闪烁的放电按钮,完成一次除颤。随后施救者应即刻开始胸外按压,开始下一轮心肺复苏。不要取下电击片,AED会在约2min后再次提示停止按压、分析心律,以决定是否再次除颤。

(二)高级生命支持(ACLS)

高级生命支持是基础生命支持的基础上,应用辅助设备,特殊技术等建立更为有效的通气和血运循环,主要措施包括建立高级气道、机械通气、手动除颤、建立给药通路并应用必要的药物,以及心电、血压、血氧、呼末二氧化碳监测及有创血流动力学监测等手段。

1.建立高级气道与机械通气在心脏性猝死心肺复苏早期阶段,如果球囊面罩通气良好,不必要追求早期气管插管等高级气道手段,应将精力放在早期高质量心肺复苏与及时电除颤上。

心肺复苏中常用的建立高级气道的方法包括气管插管、喉罩、食管-气管联合导管。在建立了高级气道之后,心肺复苏中胸外按压和人工呼吸就不再采用30:2比例,而是胸外按压持续不间断,人工通气每6s 1次(10次/min)。如果使用呼吸机通气,应将呼吸机设置为控制通气模式,通气频率设置为 10 次/min。

2.手动除颤心搏骤停患者,一旦心电监测到室颤或无脉性室速,应即刻给予非同步电击(除颤),能量选择双向波 200J,单向波 360J,一次除颤后即刻开始按压,5 个周期的 CPR,约每 2min 后再次评估一次心律,若为室颤首先给予除颤。只要是室颤存在,电击可 2min1 次。除颤没有次数限制。

在除颤时,为减少按压中断时间,可以在充电完毕后再安放电极板给予除颤。除颤放电时务必确认没有人接触患者身体。

3.建立给药通路心肺复苏时的常用给药通路包括静脉通路、骨内通路和气管内给药。其中首选静脉和骨内通路,这两种途径能提供更可靠的药物输送和药理作用。

(1)静脉注射(IV):通常选用外周肘部静脉或已建立的深静脉通路。在给予复苏药物之后,应静脉注射 20mL 生理盐水,以使药物更快进入中心循环。

(2)骨内注射(IO):能通过静脉使用的复苏药物,都可以经骨内通路给予。目前市场上有专门建立骨内通路的装置,快捷方便。

(3)气管内给药:若不能建立静脉或骨内通路,气管内给药也是一种替代途径。例如肾上腺素在通过气管给药时,应是经静脉给药的 2~2.5 倍,即 2~2.5mg 稀释至 5~10mL,滴入气管内之后,再连续快速提供几次正压通气。

4.常用复苏药物

(1)肾上腺素:肾上腺素可用于室颤、无脉性室速,一般在完成 1~2 次除颤之后使用,可通过静脉或骨内通路注射,1mg/3~5min,每次给药后用 20mL 生理盐水冲管,给药后抬高注射部位手臂 10~20s。

对于无脉电活动和心室静止,应在建立给药通路后尽早使用肾上腺素,可以增加自主循环恢复、存活出院率和神经功能完好存活率。

(2)血管升压素:目前证据表明,心搏骤停时给予肾上腺素和血管升压素都可以改善自主循环恢复,两者药物效果类似,联合使用肾上腺素和血管升压素,相比单独使用肾上腺素没有优势,为了简单起见,已从成人心搏骤停流程中去除血管升压素。

(3)阿托品:可用于有症状的心动过缓。不再推荐用于无脉电活动和心室静止。

(4)胺碘酮:用于对 CPR、除颤和肾上腺素无反应的顽固性室颤患者,第一剂:300mg 静脉或骨内推注;第二剂:150mg 静脉或骨内推注。推荐采用"弹丸式"快速注射。

(5)利多卡因:可作为胺碘酮的替代药物。初始剂量 1~1.5mg,静脉或骨内注射。若室颤或无脉室速持续存在,间隔 5~10min 增加 0.5~0.75mg/kg 静推,最大剂量 3mg/kg。

(6)碳酸氢钠:在心搏骤停和心肺复苏中,由于无或较少血流,产生代谢性酸中毒。碳酸氢钠会引起冠脉灌注压下降、氧解离曲线右移,氧释放减少,也无证据表明碳酸氢钠能够提高自主循环恢复以及改善神经功能完好患者的预后。因此不推荐将碳酸氢钠常规用于心搏骤停患者。

在建立了高级气道、提供了有效通气的长时间心肺复苏患者或者自主循环后仍存在明显酸中毒的患者,以及在患者有预先存在的高钾血症、糖尿病酮症酸中毒、三环类抗抑郁药或阿司匹林药物过量等情况下,推荐 1mEq/kg,静脉推注。

（三）心搏骤停后综合治疗

对于心搏骤停复苏后的患者,其自主循环的恢复并不是高级生命支持的终止,而需要后续多学科的合作治疗。

心搏骤停后综合征(PCAS)为心搏骤停患者自助循环恢复后较长时间严重的全身缺血-再灌注综合征,涉及一系列复杂的病理生理改变,包括脑缺血缺氧损伤、心肌功能异常、全身脏器缺血-再灌注损伤等,积极处理心搏骤停后综合征,成为心搏骤停生存链的最后一环。

1.一般措施心搏骤停患者自主循环恢复后,应收入重症监护室,针对血流动力学、神经系统及器官功能等密切监测,包括生命体征、血氧、心电、中心静脉压、血气分析、血乳酸、电解质、尿量、持续的脑电图监测等。

2.优化通气和氧合心肺复苏期间通常给氧浓度为100%,但在自主循环恢复后不应继续给予纯氧,有证据显示,血氧过高在组织再灌注的早期对缺血后的神经元是有害的。自主循环恢复后立即降低给氧浓度,维持动脉血氧饱和度在94%～96%,以减少神经损害。

3.改善血流动力学早期血流动力学优化治疗可以改善心搏骤停患者预后,恢复和维持全身供氧平衡。对于低血压可以早期给予生理盐水或林格液1～2L,经液体复苏效果不佳,可以使用血管升压药物,肾上腺素静滴 $0.1～0.5\mu g/(kg \cdot min)$;多巴胺静滴 $5～10\mu g/(kg \cdot min)$;去甲肾上腺素静滴 $0.1～0.5\mu g/(kg \cdot min)$ 。严重者还可以采用主动脉球囊反搏甚至体外膜氧合技术(ECMO)。

4.急性冠脉综合征的治疗心搏骤停多为心源性,其中大部分为急性冠脉综合征,早期冠脉血流再通对挽救心肌至关重要。对可疑心源性心搏骤停患者,自主循环恢复后应迅速行冠脉造影和介入治疗,可以提高存活率和神经功能预后。

5.目标温度管理(TTM)目前认为,所有在心搏骤停后恢复自主循环的昏迷的成年患者都应采用TTM,TTM 33～36℃,持续时间不小于24h,且应积极预防昏迷患者TTM 24h后的发热。亚低温治疗(MTH)是目前唯一被临床实践大量证实能改善心搏骤停患者存活率、神经功能预后的临床治疗措施。常用的降温方法包括体表降温和血管内降温等。

6.其他治疗控制血糖在8～10mmol/L;使用控制癫痫发作的药物如地西泮、丙戊酸钠等;防治感染及肾脏替代治疗等。

四、心脏性猝死的预防

（一）β-受体阻滞剂

能明显减少急性心肌梗死、心肌梗死后及充血性心力衰竭患者心脏性猝死的发生。对扩张型心肌病、长QT间期综合征、儿茶酚胺依赖性多形性室速患者,也有预防心脏性猝死的作用。

（二）血管紧张素转换酶抑制剂

对减少充血性心力衰竭猝死的发生可能有作用。

（三）埋藏式心脏复律除颤器（ICD）

能改善有高度猝死危险患者的预后。伴无症状性非持续性室速的陈旧性心肌梗死患者及非一过性或可逆性原因引起的室颤或室速所致心搏骤停的存活者、持续性室速及明确为快速性心律失常引起的晕厥患者,ICD 较其他方法能更好地预防心脏性猝死的发生。

五、心搏骤停救治误区

心肺复苏(CPR)是一项用来维持心搏骤停患者血液循环的急救技术,是世界公认的能挽救生命且可于第一救助到达前稳定患者状态的手段,是每个医护人员的必备的临床最重要、最基本的抢救技术。在心肺复苏的各个环节中,常见的问题有:

(一)心搏骤停识别

非专业目击者判断心搏骤停仅需要判断反应和呼吸。而医护人员则需要判断反应、呼吸和脉搏,明确判断患者失去反应且没有呼吸和脉搏后,即应开始心肺复苏。

在实际急救工作时,有些医护人员习惯使用听诊器听诊呼吸音、使用血压计测量血压、甚至用心电图机描记心电图之后,才做出心搏骤停的判断,开始心肺复苏急救。这些“专业”的识别心搏骤停的方法,实际上大大延迟了心肺复苏启动的时间。

无论在任何场所、任何资质的急救人员,判断心搏骤停(反应、呼吸、脉搏),从而快速启动心肺复苏,都不需要特殊辅助设备。

(二)心肺复苏顺序

2010 年美国心肺复苏指南推荐心肺复苏应遵循 CAB 流程,意即从胸外按压开始,再开放气道、人工呼吸。实际上,这一推荐更多是针对心源性心搏骤停患者,而对于窒息性心搏骤停,溺水或新生儿急救,仍推荐传统的 ABC 顺序,意即首先清理气道,给予人工呼吸。医护人员应根据心搏骤停的病因机制,采取恰当的急救策略。

(三)心肺复苏时胸外按压与人工呼吸的比例

心肺复苏时胸外按压和人工呼吸的比例应为 30∶2。在实际心肺复苏急救时,部分医护人员未严格遵循按压呼吸 30∶2,而是按压一直不停顿,球囊通气也是自顾自地实施,完全没有配合。

在建立高级气道之前,成人心肺复苏急救,胸外按压与人工呼吸比例为 30∶2,只有在建立了高级气道如气管插管之后,才是按压持续不间断,人工呼吸 10 次/min。

(四)电除颤

电除颤是心搏骤停急救中的关键步骤。电除颤仅适用于室颤和无脉性室速。对病患无脉电活动或心室静止时给予除颤,是错误的。不但无助于急救,还因为电击本身对于心脏的伤害和电击时造成的胸外按压中断,降低心肺复苏抢救成功率。

(五)气管插管

有医护人员认为,心搏骤停急救,越早实施气管插管,保障通气,急救的成功率越高。实际对于心源性心搏骤停,早期如果球囊通气时胸廓起伏良好,不需要马上气管插管,应抓住早期急救的黄金时间,专注于高质量的 CPR 和早期电除颤。而气管插管操作过程,可能造成胸外按压长时间中断,不利于复苏成功。一般来说,对于心源性心搏骤停,在实施心肺复苏 6～10min 后,再考虑气管插管,是恰当的。

（六）呼吸兴奋剂

在心搏骤停心肺复苏急救过程中,使用呼吸兴奋剂如尼可刹米、洛贝林等药物。这类药物并不在复苏指南的急救流程推荐中。心肺复苏过程中,我们使用球囊面罩辅助通气或呼吸机支持通气,并不需要这类呼吸兴奋剂,也没有证据表明这类药物能提高心搏骤停患者的自助循环恢复或改善患者呼吸。

（七）递增剂量的肾上腺素

在急救过程中使用递增剂量的肾上腺素。实际上肾上腺素是一把"双刃剑",大剂量使用,弊大于利。目前复苏指南推荐标准剂量的肾上腺素使用,即 1mg 静脉推注,每 3~5min 重复给予。

（八）多巴胺

将多巴胺静脉滴注应用于心搏骤停阶段、自主循环并未恢复时的病患。目前在心肺复苏急救流程中,推荐的血管加压药物只有肾上腺素。多巴胺使用的指征是在患者自主循环恢复之后,经液体复苏仍处于低血压状态的患者。

（九）胺碘酮的使用

胺碘酮在心肺复苏过程中经常被错误使用,很多医护人员使用的方法是,150mg 稀释后静脉推注 10min。这一用法实际上是用于非心搏骤停的病患出现快速心律失常时。这一错误在既往多个版本的医学生统编教材《内科学》里存在多年,给医护人员造成误导。

再次强调:胺碘酮用于对 CPR、除颤和肾上腺素无反应的顽固性室颤患者,第一剂:300mg 静脉或骨内推注;第二剂:150mg 静脉或骨内推注。推荐采用"弹丸式"快速注射。

在心肺复苏急救的临床实践中,我们仍存在知识结构不完整、没有及时更新、理论和临床实践脱节等问题,这需要我们在急救医学教育、模拟医学训练和急救实践中不断总结经验,让心搏骤停急救更加科学高效,最终转化为患者生存率的提高。

另外,关于小儿心肺复苏,请注意以下特点:小儿心率及呼吸较快。呼吸时无效腔量大于成人,潮气量成人大于小儿,其呼吸效率较低。小儿年龄越小,心率越快,血流速度也愈快。小儿心脏输出量相对较成人大,在新生儿期 400~500mL/(kg·min),婴儿约 180~240mL/(kg·min)。一般认为年长儿心率≤30 次/min,新生儿心率<80 次/min,房产初生儿<100 次/min,应考虑做胸外心脏按压或增快心率的一些措施。因此,在不同年龄的小儿心肺复苏中,应注意其特点,如心率与呼吸的比例、药物剂量等。

六、终止复苏的指征

（一）心脏死亡证据

正确施行复苏包括电除颤及电起搏等治疗,而心电图上没有心室收缩波达 10min 以上。

（二）脑死亡标准

美国国立疾病(NIR)及卒中研究所(NINDS)制定的标准:①昏迷伴反射消失;②15min 无呼吸;③瞳孔极度散大;④脑反射活动消失;⑤静止型脑电图。

（三）其他指征

心搏停止 12min 以上,而没有进行任何复苏措施治疗者,几乎无一存活。但是在低温环境下(如冰库、雪地、冷水中的淹溺者)及年轻的创伤患者,虽停跳超过12min,仍应积极抢救。

七、中枢神经功能恢复过程

心搏骤停恢复过程的规律大致如下:心跳恢复→呼吸恢复(30min 左右)→瞳孔对光反应出现→睫反射出现→流泪、吞咽、咳嗽反射出现→痛觉出现→角膜反射出现→转头→眼球转动→听觉出现(呼唤反应)→四肢活动→清醒(能讲话或能听懂)→腹壁及提睾反射出现→视觉恢复。

第二节 肺动脉高压

一、定义

肺高压是由多种病因引起肺血管床受累而肺循环阻力进行性增加,最终导致右心衰竭的一类病理生理综合征。目前肺高血压的诊断标准是:在海平面状态下、静息时、右心导管检查肺动脉收缩压>30mmHg(1mmHg=0.133kPa)和(或)肺动脉平均压>25mmHg 或者运动时肺动脉平均压>30mmHg。此外,诊断肺动脉高压,除了上述肺高压的标准之外,尚需包括PCWP≤15mmHg。

需要强调,严格的诊断标准应参照右心导管检查数据,并非无创检查手段估测的数据。

二、分类

见表2-1。

表 2-1 2003 年威尼斯会议肺高压临床诊断分类

一、肺动脉高压

1.特发性肺动脉高压

2.家族性肺动脉高压

3.相关因素所致

胶原血管病

先天性体-肺分流性心脏病

门静脉高压

HIV 感染

药物和毒物

其他:甲状腺疾病,糖原累积病,Gaucher病,遗传性出血性毛细血管扩张症,血红蛋白病,骨髓增生性疾病,脾切除

4.因肺静脉或毛细血管病变导致的肺动脉高压

    肺静脉闭塞症

    肺毛细血管瘤

    新生儿持续性肺动脉高压

二、左心疾病相关的肺高压

    1.主要累及左房或左室的心脏疾病

    2.左心瓣膜病

三、与呼吸系统疾病或缺氧相关的肺高压

    1.慢性阻塞性肺疾病

    2.间质性肺疾病

    3.睡眠呼吸障碍

    4.肺泡低通气综合征

    5.慢性高原病

    6.肺泡-毛细血管发育不良

四、慢性血栓和(或)栓塞性肺高压

    1.血栓栓塞近端肺动脉

    2.血栓栓塞远端肺动脉

    3.非血栓性肺栓塞[肿瘤、虫卵和(或)寄生虫、外源性物质]

五、混合性肺高压

    类肉瘤样病,组织细胞增多症,淋巴血管瘤病,肺血管压迫(腺瘤,肿瘤,纤维性纵隔炎)

三、病理解剖

    肺动脉高压患者的各级肺动脉均可发生结构重建,且严重程度和患者的预后有一定的相关性。肌型和弹性肺动脉、微细肺动脉的主要病理改变是中膜肥厚、弹性肺动脉扩张及内膜粥样硬化。各级肺小叶前或小叶内肺动脉主要表现为狭窄型动脉病变和复合型动脉病变:狭窄型病变包括肺动脉中膜平滑肌肥厚、内膜及外膜增厚;复合病变则包括丛样病变、扩张性病变和动脉炎性病变。对临床表现复杂、诊断困难的肺动脉高压患者,尽量争取行肺动脉病理解剖学检查。

四、诊断

(一)病史

1.症状

肺动脉高压本身没有特异性临床表现。最常见的首发症状是活动后气短、乏力,其他症状有胸痛、咯血、眩晕或晕厥、干咳。气短往往标志肺动脉高压患者出现右心功能不全。而当发生晕厥或眩晕时,则往往标志患者心输出量已经明显下降。需要强调,肺高压患者首次出现症状至确诊的时间间距与预后有明确的相关性,因此病历采集时应准确记录首次出现症状的时间。

2.危险因素

(1)既往史:先天性心脏病、结缔组织病、HIV 感染史,减肥药物治疗史、肝病及贫血等都是肺动脉高压病因分类的重要线索,故需要全面采集患者的既往史,这样既有助明确诊断分类,也有助于发现新的危险因素。

(2)个人史:需要注意患者有无危险因素接触史,如印刷厂和加油站工人接触油类物品、HIV 感染、同性恋、吸毒及染发剂等特殊接触史。

(3)婚育史:女性要注意有无习惯性流产史,男性要注意其母亲、姐妹等直系亲属有无习惯流产等病史。

(4)家族史:家族有无肺动脉高压患者至关重要,有无其他家族遗传病史对于发现新的危险因素、帮助诊断分类亦具有重要意义。

(二)体格检查

肺动脉高压的体征:因肺动脉压力升高而出现 P_2 亢进;肺动脉瓣开放突然受阻出现收缩早期喷射性喀嚓音;三尖瓣关闭不全引起三尖瓣区的收缩期反流杂音;晚期右心功能不全时出现颈静脉充盈或怒张;下肢浮肿;发绀;右室充盈压升高可出现颈静脉巨大"a"波;右室肥厚可导致剑突下出现抬举性搏动;出现 S_3 表示右心室舒张充盈压增高及右心功能不全,约38%的患者可闻及右室 S_4 奔马律。

颈静脉检查有助于帮助判断右心房压力。患者采取45°半卧位,尽量取颈静脉搏动最高点至胸骨柄之间的距离,用厘米表示,再加上 5cm(代表右心房到胸骨柄的距离)即为估测的右心房压力(cm H_2O,1cm H_2O=0.098kPa)。右心房压力是判断患者预后的重要指标。

需要强调与肺动脉高压相关疾病的特殊体征往往可提示诊断。

1.左向右分流的先天性心脏病出现发绀和杵状指(趾),往往提示艾森曼格综合征;差异性发绀和杵状趾(无杵状指)是动脉导管未闭合并阻力型肺高压(艾森曼格综合征)的特征性表现。

2.反复自发性鼻衄、特异性体表皮肤毛细血管扩张往往提示遗传性出血性毛细血管扩张症。

3.皮疹、面部红斑、黏膜溃疡、关节肿胀畸形、外周血管杂音等是提示结缔组织病的征象。

(三)实验室检查

1.心电图

肺动脉高压患者的心电图表现缺乏特异性,但有助于评价:①病情严重程度。②治疗是否有效。③肺动脉高压分类。

有以下心电图改变时往往提示存在肺动脉高压:①电轴右偏。②I 导联出现 S 波。③右心室高电压。④右胸前导联可出现 ST 段压低、T 波低平或倒置。其发生机制是由于肺动脉高压造成右室肥厚,继而心包心肌张力增加影响心肌供血。肺动脉阻力越高,增加的速度越快

（所用时间越短），心电图反映心肌缺血的敏感性越高。

需要强调的是：心电图正常不能排除肺动脉高压。

2.胸部 X 线片检查

肺动脉高压患者胸部 X 线检查征象可能有：肺动脉段凸出及右下肺动脉扩张，伴外周肺血管稀疏"截断现象"；右心房和右心室扩大。胸部 X 线检查还助于发现原发性肺部疾病、胸膜疾病、心包钙化或者心内分流性畸形。

胸部 X 线检查对于中、重度的肺动脉高压患者有更高的诊断价值，胸部 X 线正常并不能排除肺动脉高压。

3.超声心动图

超声心动图是筛查肺动脉高压最重要的无创性检查方法，在不合并肺动脉口狭窄、肺动脉闭锁及右室流出道梗阻时，肺动脉收缩压（sPAP）等于右室收缩压（sRVP）。可通过多普勒超声心动图测量收缩期右室与右房压差来估测 RVSP。按照改良柏努力公式，右房、室压差大约等于 $4V_2$，V 是三尖瓣最大反流速度（m/s）。RVSP＝$4V_2$＋RAP（右房压），右房压可以用标准右房压 5～10mmHg 计算，也可以用吸气末下腔静脉塌陷程度估测值。目前国际推荐超声心动图拟诊肺动脉高压的标准为：肺动脉收缩压≥40mmHg。

总之，超声心动图在肺动脉高压诊断中的重要价值有：①估测肺动脉收缩压。②评估病情严重程度和预后：包括右房压、左右室大小、Tei 指数以及有无心包积液等。③病因诊断：发现心内畸形、大血管畸形等，并可排除左心病变所致的被动性肺动脉压力升高。

4.肺功能评价

肺功能评价是鉴别诊断常规检查方法之一，如无禁忌，所有肺动脉高压患者均应进行肺功能检查和动脉血气分析，了解患者有无通气障碍及弥散障碍。

5.睡眠监测

约有 15％阻塞性睡眠呼吸障碍的患者合并肺高压，肺动脉高压患者应常规进行睡眠监测。

6.胸部 CT

主要目的是了解有无肺间质病变及其程度、肺及胸腔有无占位病变、肺动脉内有无占位病变、血管壁有无增厚、主肺动脉及左右肺动脉有无淋巴结挤压等。进行 CT 肺动脉造影可使大多数慢性血栓栓塞性肺动脉高压确诊，从而避免风险更大的肺动脉造影检查。

7.肺通气灌注扫描

肺动脉高压患者的肺通气灌注扫描可以完全正常，也可在外周发现一些小的非节段性缺损。由于肺动脉高压通气功能一般正常，所以往往会呈现 V/Q 比例失调。肺通气灌注扫描对于诊断慢性血栓栓塞性肺高压（CTEPH）有比较重要的价值。

8.右心导管检查

右心导管检查不仅是确诊肺动脉高压的金标准，也是指导确定科学治疗方案必不可少的手段。对病情稳定、WHO 肺动脉高压功能分级Ⅰ～Ⅲ级、没有明确禁忌证的患者均应积极开展标准的右心导管检查。

一般认为以下指标是右心导管检查过程中所必须获得的参数：①心率和体循环血压。

②上下腔静脉压力、血氧饱和度和氧分压。③右心房、右心室压力和血氧饱和度。④肺动脉压力、血氧饱和度。⑤心输出量、心搏指数。⑥肺循环阻力。⑦肺动脉阻力。⑧体循环阻力。⑨PCWP。

临床诊断肺动脉高压时,PCWP 必须≤15mmHg。为测量 PCWP 和心输出量,推荐使用带有气囊的四腔或者六腔漂浮导管进行右心导管检查。心导管室工作站应该配备心输出量测量相应插件与导线或者单独配备血液动力学监测设备。

9.急性肺血管扩张试验

部分肺动脉高压,尤其是特发性肺动脉高压,发病机制可能与肺血管痉挛有关,肺血管扩张试验是筛选这些患者的有效手段。急性肺血管扩张试验阳性提示肺循环内有相当多的小肺动脉处于痉挛状态。研究证实,采用钙通道阻滞剂治疗可显著改善试验结果阳性患者的预后。另外,首次急性肺血管扩张试验总肺阻力指数下降＞50%的患者预后优于反应相对较低的患者。因此,患者首次行右心导管检查时,行急性肺血管扩张试验尤为重要。

试验药物与方法:目前国际上公认可用于急性肺血管扩张试验的药物有 3 种:依前列醇、腺苷和一氧化氮(NO)。在国内主要有 2 种药物:吸入用伊洛前列素液和腺苷注射液。

吸入用伊洛前列素试验方法:在右心导管检查获取了基线血流动力学资料之后,开始进行急性肺血管扩张试验。吸入用伊洛前列素剂量是 5～10μg,持续吸入约 10min,吸入结束立即重复测定肺动脉平均压、心输出量等参数,观察吸入前后患者的血流动力学变化,判断患者是否试验阳性。

腺苷注射液是国际公认急性肺血管扩张试验用药。具体试验方法:在右心导管检查获取了基线血流动力学资料之后,开始从中心静脉或肺动脉泵入腺苷,起始剂量为50μg/(kg·min),每 2min 递增 25μg/(kg·min),直至达到最大剂量[200～300μg/(kg·min)]或最大耐受量。

终止急性肺血管扩张试验的指征包括以下情况:①体循环收缩压下降＞30% 或＜85mmHg。②心率增加＞40% 或＞100 次/min。③心率＜60 次/min 并出现体循环低血压。④发生不可耐受的不良反应。⑤肺动脉压下降达到目标值。⑥血管扩张剂已应用至最大剂量。

急性肺血管扩张试验阳性标准:平均肺动脉压下降到 40mmHg 之下;平均肺动脉压下降幅度超过 10mmHg;心输出量增加或至少不变。必须满足此三项标准,才可将患者诊断为试验结果阳性。

阳性患者可以口服钙通道阻滞剂治疗。但在治疗 12 个月后需复查急性肺血管扩张试验,以判断患者对钙通道阻断药是否持续敏感。国外研究表明,初次急性肺血管扩张试验阳性患者中仅 54% 能够从钙通道阻滞剂治疗中长期获益,另约 46% 的患者则变为阴性。因此建议对初次检查阳性的患者接受钙通道阻断药治疗 1 年后再次行急性肺血管扩张试验,结果仍阳性则表示该患者持续敏感,可继续给予钙通道阻滞剂治疗。

国内外的研究已经证实,特发性肺动脉高压患者中仅约 10% 急性肺血管扩张试验呈阳性,其他类型患者阳性率更低。但国际上仍建议对所有类型的肺动脉高压患者在行首次右心导管检查时完成急性肺血管扩张试验,以间接判断患者肺血管的病理改变严重程度和可逆性。

10.肺动脉造影检查指征

(1)临床怀疑有慢性血栓栓塞性肺高压而无创检查不能提供充分证据。

(2)慢性血栓栓塞性肺高压术前评价。

(3)临床诊断为肺血管炎,需要了解肺血管受累程度。

(4)诊断肺动脉内肿瘤。

需要注意的是:肺动脉造影并非肺动脉高压常规的检查项目。血流动力学不稳定的肺动脉高压患者进行肺动脉造影可能会导致右心功能衰竭加重,甚至猝死。

(四)心肺功能评价

1.6min 步行距离试验

6min 步行距离试验是评价肺动脉高压患者活动耐量最重要的检查方法。

2.WHO 肺动脉高压功能评级

1998 年第二次 WHO 肺动脉高压专题会议上就已经提出对肺动脉高压患者的活动耐量应该有一个统一的分级评价标准,其分级原则可根据纽约心脏病协会心功能分级标准修订,但加入了肺动脉高压症状的描述(表 2-2)。国外研究证实,患者首次入院时的肺动脉高压功能评级与预后密切相关。国内的研究也表明,首次入院肺动脉高压功能Ⅱ级的患者预后远好于Ⅲ级或Ⅳ级的患者。

表 2-2 WHO 肺动脉高压患者功能分级评价标准

Ⅰ级	患者体力活动不受限,日常体力活动不会导致气短、乏力、胸痛或黑矇
Ⅱ级	患者体力活动轻度受限,休息时无不适,但日常活动会出现气短、乏力、胸痛或近乎晕厥
Ⅲ级	患者体力活动明显受限,休息时无不适,但低于日常活动量时即出现气短、乏力、胸痛或近乎晕厥
Ⅳ级	患者不能进行任何体力活动,有右心衰竭的征象,休息时可有气短和(或)乏力,任何体力活动都可加重症状

五、治疗

(一)肺动脉高压的传统治疗

传统内科治疗包括吸氧、利尿、强心和抗凝。主要是针对右心功能不全和肺动脉原位血栓形成。先天性心脏病患者应尽早行介入封堵或外科修补矫治术。

1.氧疗

肺动脉高压患者吸氧治疗的指征是血氧饱和度低于 90%;先天性体-肺分流性心脏病引起的肺动脉高压则无此限制。

2.利尿剂

对于合并右心功能不全的肺动脉高压患者,初始治疗应给予利尿剂。治疗期间应密切监测血钾,使血钾维持在正常水平。

3.地高辛

心输出量<4L/min 或心搏指数<2.5L/(min·m)是应用地高辛的绝对指征;另外,右心室明显扩张、基础心率>100 次/min、心室率偏快的心房颤动等均是应用地高辛的指征。

4.华法林

为了对抗肺动脉原位血栓形成,一般使 INR 控制在 1.5～2.0 之间。

5.多巴胺

是重度右心衰竭(心功能Ⅳ级)和急性右心衰竭患者首选的正性肌力药物,一般起始剂量为 $3～5\mu g/(kg \cdot min)$,可逐渐加量到 $8～10\mu g/(kg \cdot min)$,甚至更高。

(二)肺血管扩张剂

目前临床上应用的血管扩张剂有:钙通道阻滞剂、前列环素及其结构类似物、内皮素受体拮抗剂和 5 型磷酸二酯酶抑制剂。

1.钙通道阻滞剂

只有急性肺血管扩张试验结果阳性的患者才能从钙通道阻滞剂治疗中获益。由于钙通道阻滞剂有导致体循环血压下降、矛盾性肺动脉压力升高、心功能衰竭加重、诱发肺水肿等危险,故对尚未进行急性肺血管扩张试验的患者不能盲目应用钙通道阻滞剂。对正在服用且疗效不佳的患者应逐渐减量至停用。

对急性肺血管扩张试验结果阳性的患者应根据心率情况选择钙通道阻滞剂,基础心率较慢的患者选择二氢吡啶类;基础心率较快的患者则选择地尔硫䓬。为避免并发症的发生,推荐使用短效药物,并从小剂量开始应用,在体循环血压没有明显变化的情况下,逐渐递增剂量,争取数周内增加到最大耐受剂量,然后维持应用。应用 1 年还应再次行急性肺血管扩张试验重新评价患者是否持续敏感,只有长期敏感者才能继续应用。

2.前列环素类药物

静脉依前列醇是第一个在欧洲上市的前列环素类药物,对各类肺动脉高压患者都有明显疗效。后来依次有伊洛前列素、曲前列环素、贝前列环素等药物相继在欧洲、美国、日本等国家和地区上市用于治疗肺动脉高压。除了贝前列环素之外,其他前列环素类药物均取得较好疗效。

目前在我国只有吸入用伊洛前列素(商品名:万他维)上市。该药可选择性作用于肺血管,其化学性质较依前列醇明显稳定。国内已经有不同类型肺动脉高压患者在使用吸入用伊洛前列素,疗程长短不一。国外研究表明,对于大部分肺动脉高压患者,该药可以快速降低肺血管阻力,增加心输出量。该药静脉注射表现为双相消除的特点,平均半衰期分别为 3～5min 以及 15～30min。起效迅速,但作用时间较短。因此建议,每日吸入治疗次数为 6～9 次。每次吸入的剂量应该因人而异,具体需要急性肺血管扩张试验确定。根据目前国内的经验,每次吸入剂量至少在 5～20μg,每日吸入 6 次。长期应用该药,可降低肺动脉压力和肺血管阻力,提高运动耐量,改善生活质量。应强调,使用该药吸入治疗的肺动脉高压患者需接受雾化器使用培训,以避免不恰当应用而浪费药品,并确保达到最佳疗效。

3.内皮素受体拮抗剂

内皮素受体拮抗剂目前在国外已经有双重内皮素受体拮抗剂波生坦和选择性内皮素 A 受体拮抗剂西他生坦上市。二者都是口服治疗肺动脉高压的药物。其中波生坦是 2002 年正式在欧洲批准上市,目前已经有多项多中心对照临床试验结果发表,均证实该药可改善肺动脉高压患者的临床症状和血流动力学指标,提高运动耐量,改善生活质量和生存率,推迟临床恶化的时间。欧洲和美国的指南认为该药是治疗心功能Ⅲ级肺动脉高压患者首选治疗药物。西他生坦刚刚在国外上市，其疗效、不良反应及安全性需要进一步评价。

我国目前仅有波生坦（商品名：全可利，瑞士爱可泰隆公司产）上市，其在我国注册的适应证有特发性肺动脉高压以及硬皮病相关肺动脉高压，在国外还有先天性心脏病相关肺动脉高压的适应证。目前推荐用法是初始剂量 62.5mg，2 次/d，连用 4 周后加量至 125mg，2 次/d 维持治疗。需要特别注意，由于具有潜在的肝脏毒性，建议治疗期间至少每月监测 1 次肝功能。如转氨酶增高小于等于正常值高限 3 倍，可以继续用药观察；3～5 倍之间，可以减半剂量继续使用或暂停用药，每 2 周监测 1 次肝功能，待转氨酶恢复正常后再次使用；5～8 倍之间，暂停用药，每 2 周监测 1 次肝功能，待转氨酶恢复正常后可考虑再次用药；但当达 8 倍以上时，需要立即停止使用，终生不再考虑重新用药。

国内已有近 80 例患者接受了波生坦治疗，主要是特发性肺动脉高压、结缔组织病相关肺动脉高压以及先心病相关肺动脉高压的患者。治疗初步结果显示，疗效明显、安全性好。可以降低肺阻力，增加心输出量，改善患者的运动耐量。

4.5 型磷酸二酯酶抑制剂

目前国外治疗肺动脉高压的此类药物只有西地那非（美国辉瑞公司）正式上市，商品名为"REVATIO"。我国目前尚未批准西地那非用于肺动脉高压的适应证，也没有用于治疗肺动脉高压的专用剂型。需要注意，国内已有患者正在使用西地那非或伐地那非治疗肺动脉高压，但剂量与方法较混乱。西地那非的用法建议按照国外推荐的剂量即 20mg，3 次/d 治疗。而伐地那非治疗剂量的国内经验为 5mg，1 次/d，持续 2～4 周后过渡为 5mg，2 次/d，略低于国外应用的剂量。

5.联合药物治疗

联合药物治疗能够增强疗效，减轻单一药物剂量过大引起的不良反应，是肺动脉高压治疗研究的方向。但目前国内外均尚无大规模、随机对照临床研究试验循证医学证据支持联合药物治疗。

6.其他

NO 吸入治疗，因无法监测吸入浓度，不便长期应用，因此缺乏长期应用的临床资料。国内外均不建议将其作为长期治疗药物。精氨酸是合成 NO 的底物，补充 L-精氨酸能增加 NO 的合成，降低肺动脉压，是一种辅助性治疗。浙江大学医学院第一医院陈君柱等尝试使用内皮祖细胞移植治疗了 15 例特发性肺动脉高压患者，初步取得较好的疗效，但病例数尚少，且远期预后有待观察。

（三）房间隔造口术

经充分上述内科治疗之后，患者症状仍无明显好转，即可推荐患者进行房间隔造口术。入选标准：重度肺动脉高压（重度肺动脉高压的标准为肺动脉收缩压＞70mmHg）患者；经过充分的内科治疗仍然反复发生晕厥和（或）右心衰竭等待肺移植或心肺联合移植；静息状态下动脉血氧饱和度＞90%，红细胞压积＞35%，确保术后能维持足够的体循环血氧运输；患者及家属同意进行治疗并签署知情同意书。排除标准：超声心动图或者右心导管证实存在解剖上的房间交通；右房压＞20mmHg。

目前,房间隔造口术国内报道较少,对于没有条件使用前列环素的发展中国家和地区,WHO推荐开展此项技术。主要目的是减轻右心负荷,增加左心搏出量而改善症状。

(四)肺移植

在国外,单侧肺移植、双肺移植、活体肺叶移植及心肺移植已较广泛应用于肺动脉高压患者的治疗,主要指征:经充分内科治疗而无明显疗效的患者。肺移植术明显延长了这些患者的寿命和生活质量,术后患者可以停止使用治疗肺动脉高压的药物。

我国已有肺移植治疗肺动脉高压的报道,建议有条件的单位,在严格掌握手术指征的前提下积极开展此项技术治疗终末期肺动脉高压。

(五)基因治疗

国外已有成功报道,但距离临床推广使用尚需时日。

关于肺动脉高压内科治疗的建议:

1.Ⅰ类

(1)对肺动脉高压患者应给予吸氧治疗,使动脉血氧饱和度始终维持在90%以上(证据水平:C)。

(2)如果缺乏血管扩张试验阳性证据,不能仅凭借经验对肺动脉高压患者应用钙通道阻滞剂治疗(证据水平:C)。

(3)WHO功能分级Ⅲ级的肺动脉高压患者。如果不适合应用钙通道阻滞剂治疗或治疗无效,建议长期应用波生坦治疗(证据水平:A)。

2.Ⅱa类

(1)特发性肺动脉高压患者应接受华法林抗凝治疗(证据水平:B)。

(2)对不合并右心功能衰竭且血管扩张试验阳性的肺动脉高压患者,给予口服钙通道阻滞剂治疗(证据水平:C)。

(3)WHO功能分级Ⅲ级的肺动脉高压患者。如果不适合应用钙通道阻滞剂治疗或治疗无效。适合长期吸入伊洛前列素治疗(证据水平:B)。

(4)WHO功能分级Ⅳ级的肺动脉高压患者,应用波生坦治疗(证据水平:A)。

3.Ⅱb类

(1)对结缔组织病或先天性心脏病相关肺动脉高压患者进行急性肺血管扩张试验(证据水平:C)。

(2)对结缔组织病或先天性心脏病相关的肺动脉高压患者考虑抗凝治疗(证据水平:C)。

(3)WHO功能分级Ⅳ级的肺动脉高压患者,选择吸入伊洛前列素治疗(证据水平:C)。

(4)WHO功能分级Ⅲ级的肺动脉高压患者,选择西地那非或伐地那非治疗(证据水平:C)。

4.Ⅲ类

(1)未进行急性肺血管扩张试验,仅凭经验即对肺动脉高压患者应用钙通道阻滞剂治疗(证据水平:A)。

(2)WHO功能分级Ⅲ级或Ⅳ级肺动脉高压患者选择前列腺素E1地尔治疗(证据水平:C)。

(3)WHO功能分级Ⅲ级或Ⅳ级的肺动脉高压患者选择ACEI或ARB治疗(证据水平:C)。

第三节 高血压病

一、概述

高血压可以分为原发性和继发性两大类,大多数高血压没有特定的病因,这种情况被认为是原发性的,即高血压病。高血压病的形成与遗传倾向、胎儿环境、交感神经活性亢进、肾素-血管紧张素系统过度活跃、高胰岛素血症/胰岛素抵抗、钠盐的肾脏潴留、血管壁增厚、肥胖、缺乏运动、饮酒、吸烟、高尿酸血症、高胆固醇血症有关。原发性高血压多数不能根治,需要长期口服药物控制血压,以减少高血压所引起的心、脑、肾等靶器官的损害,靶器官损害是高血压致死、致残的主要原因。继发性高血压则由某些明确的疾病或病因引起,占 5% 左右,可以通过手术等方法根治。

二、血压的测量

血压测量的注意点(参考 2013 年 ESH/ESC 高血压管理指南)见表 2-3。

表 2-3　血压测量的注意点

●静坐 3~5min 后测量

●首次就诊者需要测双臂血压,取高侧为准,双侧肱动脉血压稳定相差>10mmHg 者,心血管风险增加

●首次就诊者,老年、糖尿病患者可能存在体位性低血压,应该测量立位 1min 和 3min 时血压,若 3min 内血压变化 SBP≥20mmHg 或 DBP≥10mmHg,则心血管事件及死亡风险增大

●至少测 2 次血压,间隔 1~2min,若差别很大,需测第 3 次,取可靠测量结果的平均值

●心律失常患者需多次重复测血压来提高准确率

●测血压随后应测脉搏或心率

●气囊宽窄、长度要合适(标准宽度 12~13cm,长度 35cm)、袖带位置须与心脏同一水平

(一)诊断要点、危险分层及并发症

1.高血压的定义

在未服用抗高血压药情况下,不在同一天测量静息状态肱动脉血压≥140/90mmHg。动态血压正常值:24h 平均值<130/80mmHg,白昼平均值<135/85mmHg,夜间平均值<125/75mmHg,正常情况下,夜间血压均值比白昼血压值低 10%~15%。动态血压监测在临床上可用于诊断白大衣性高血压、隐蔽性高血压、顽固难治性高血压、发作性高血压或低血压,评估血压升高严重程度,但不能取代诊所血压测量。高血压有两种临床类型:①缓进性:缓进性高血压大多数起病缓慢;②恶性或急进性高血压:发展快,心、脑、肾并发症较多。

2.高血压的临床症状

(1)大多数患者起病缓慢、缺乏特异性症状,在体检中发现血压升高。

(2)出现不明原因的头昏、头痛、疲乏、眩晕、心悸、面色潮红、全身不适。

（3）出现靶器官损害的相关症状：①出血性卒中或缺血性卒中相关症状：呕吐、昏迷、肢体功能障碍、偏瘫、偏盲、视力障碍、失语、吞咽、构音障碍。②心血管损害症状：呼吸困难、胸闷、气促、心绞痛、心律失常、胸痛。③肾脏损害症状：少尿、水肿、蛋白尿、尿毒症表现。④眼底出血、水肿，可导致视物模糊、偏盲。

3.高血压的体征

血压升高、主动脉瓣第二心音亢进，心脏肥大时可有收缩期杂音，外周血管狭窄时可有血管杂音。

4.实验室检查

实验室检查的目的是评价血压水平，排除或诊断继发性病因，评价靶器官损害及其严重程度，评价其他心血管危险因素和影响预后与治疗的临床病症。

高血压患者初诊检查项目包括体重、腹围测量、胸片、心电图检查、心脏超声、眼底检查、颈动脉B超、肾脏超声；实验室检查包括血脂、血糖、肝肾功能、电解质、尿微量蛋白尿检查、C反应蛋白、微量白蛋白尿、尿蛋白定量；眼底检查、睡眠呼吸监测。

早期靶器官损害的表现为左心室肥厚（心电图、超声心动图或X线检查）；肾脏损害[蛋白尿和（或）血浆肌酐轻度升高]；超声证实动脉粥样硬化斑块（颈、髂、股或主动脉B超）；眼底检查见视网膜动脉广泛或局灶性狭窄。

5.高血压的并发症

（1）高血压危象。

（2）高血压脑病：意识障碍、昏迷、抽搐。

（3）脑血管疾病：脑出血、脑梗死。

（4）心力衰竭：发生率为正常血压的6倍，5年内死亡率50%。

（5）慢性肾功能衰竭。

（6）主动脉夹层。

6.高血压的诊断与评估

（1）确定血压水平与分级。

（2）明确心血管病危险因素、寻找靶器官损害以及相关临床的情况，对高血压的总心血管病风险进行危险分层。

（3）判断高血压的原因，明确有无继发性高血压。

（二）鉴别诊断

高血压中5%～10%为继发性高血压，常见原因包括慢性肾脏病、睡眠呼吸暂停综合征、原发性醛固酮增多症、肾动脉狭窄、嗜铬细胞瘤、皮质醇增多症和主动脉狭窄。以下情况应警惕继发性高血压的可能：①严重或顽固性高血压；②中、重度血压升高的年轻患者；③原来控制良好的高血压突然恶化，降压药物联合治疗效果差；④突然发病；⑤合并周围血管病的高血压。

继发性高血压的主要疾病如下：

1.肾脏疾病

（1）肾实质性高血压：肾小球肾炎、慢性肾盂肾炎、先天性肾脏病变（多囊肾）、继发性肾脏病变（糖尿病、结缔组织病）、肾脏肿瘤。肾实质性高血压是最常见的继发性高血压，应对所有高血压患者初诊时进行尿常规检查以筛查。

（2）肾动脉狭窄：肾血管性高血压是继发性高血压的第二位原因，国外肾动脉狭窄主要是由动脉粥样硬化所致；我国大动脉炎是年轻人肾动脉狭窄的重要原因之一。肾动脉狭窄主要体征是脐上闻及向单侧传导的血管杂音，实验室检查有可能发现高肾素、低血钾，肾功能进行性减退和肾脏体积缩小是晚期患者的主要表现。肾动脉彩色多普勒超声检查是敏感性和特异性很高的无创筛查手段，肾动脉造影可以确诊。

2.内分泌疾病

（1）Cushing 综合征：Cushing 综合征患者中 80％伴高血压，测定 24h 尿氢化可的松水平＞110nmol/L 高度提示本病。

（2）嗜铬细胞瘤：是一种少见的继发性高血压，尿与血儿茶酚胺检测可明确是否存在儿茶酚胺分泌亢进，超声或 CT 检查可做出定位诊断。

（3）原发性醛固酮增多症：检测血钾水平作为筛查方法，停用影响肾素的药物后，血浆肾素活性显著低下＜1ng/(mL·h)，且血浆醛固酮水平明显增高提示该病，血浆醛固酮(ng/dL)与肾素活性[ng/(mL·h)]比值大于 50，高度提示原发性醛固酮增多症，CT、MRI 检查有助于确定是腺瘤或增生。

3.睡眠呼吸暂停综合征

近年来睡眠呼吸暂停综合征继发顽固性高血压受到重视，对于夜间睡眠时打鼾并出现呼吸暂停的患者，应该建议做睡眠监测。

4.心血管系统疾病

主动脉瓣关闭不全、多发性大动脉炎和主动脉缩窄。

5.颅脑病变

脑外伤、脑肿瘤和颅内感染。

6.其他

①妊娠高血压综合征；②红细胞增多症；③升高血压的药物有甘草、口服避孕药、类固醇、非甾体抗炎药、可卡因、安非他明、促红细胞生成素和环孢菌素。

三、高血压的治疗

（一）治疗目标

主要目的是最大限度地降低心血管病的死亡和病残的总危险。要求医生在治疗高血压的同时，干预患者检查出来的所有可逆性危险因素（如吸烟、血脂异常或糖尿病），并适当处理患者同时存在的各种临床情况。

血压降至 140/90mmHg 以下，老年患者的收缩压降至 150mmHg 以下，有糖尿病或肾病的高血压患者，降压目标是 130/80mmHg 以下。

（二）治疗策略

检查患者及全面评估其总危险谱后，判断患者属低危、中危、高危或很高危。

1.很高危与高危患者

无论经济条件如何，必须立即开始对高血压及并存的危险因素和临床情况进行药物治疗。

2.中危患者

如果患者病情允许,先观察患者的血压及其他危险因素数周,进一步了解病情,然后决定是否开始药物治疗或由临床医师决定何时开始药物治疗。

3.低危患者

观察患者数月,然后决定是否开始药物治疗。

治疗方针既定,医生应为每例患者制定具体的全面治疗方案;监测患者的血压和各种危险因素。

(三)非药物治疗

要求认真改变生活方式:戒烟,坚持适量体力活动,膳食适当限制钠、脂肪摄量,增加蔬菜、水果,节制饮酒,保持正常体重,超重或肥胖者减轻体重,讲究心理卫生,这不仅是高血压治疗的重要手段,也是其他心血管病乃至糖尿病治疗的不容缺少的基础。无论是正常高值还是高血压患者,无论是1级、2级、3级高血压还是单纯收缩期高血压,均需认真、持久地将上述各项落实于日常生活中。即使已接受药物治疗者亦不容松懈,并持之以恒。

(四)高血压的药物治疗

1.治疗目标

通过降压治疗使高血压患者的血压达到目标水平,以期降低心血管发病和死亡的总危险。

2.治疗原则

①采用较小的有效剂量以获得可能的疗效而使不良反应最小,如效果不满意,可逐步增加剂量以获得最佳疗效。②为了有效地防止靶器官损害,要求每日24h内血压稳定于目标范围内,最好使用一天一次给药而且能持续24h作用的药物。③为使降压效果增大而不增加不良反应,可以采用两种或多种降压药联合治疗。2级以上高血压患者为达到目标血压常需降压药联合治疗。

3.降压药的种类

当前用于降压的药物主要有以下六类,即利尿剂、β受体阻滞剂、血管紧张素转换酶抑制剂(ACEI)、血管紧张素Ⅱ受体拮抗剂(ARB)、钙拮抗剂、α受体阻滞药。

4.降压药物的选择

降压治疗的收益主要来自降压本身,要了解各类降压药在安全性保证下的降压能力。

5.降压药的联合应用

现有的临床试验结果支持以下类别降压药的组合。

(1)利尿剂和β受体阻滞剂。

(2)利尿剂和ACEI或ARB。

(3)钙拮抗剂(二氢吡啶类)和β受体阻滞剂。

(4)钙拮抗剂和ACEI或ARB。

(5)钙拮抗剂和利尿剂。

(6)α受体阻滞药和β受体阻滞剂。

必要时也可用其他组合(即与中枢作用药,如α_2受体激动剂、咪达唑啉受体调节剂组合,以及将ACEI与ARB联合应用),在许多病例中常需联合3～4种药物。

合并用药有两种方式:采取各药的按需剂量配比处方,其优点是可以根据临床需要调整品种和剂量;采用固定配比复方,其优点是方便,有利于提高患者的依从性。

四、特殊人群的降压治疗

(一)老年人

欧美国家一般以≥65岁为老年的界限。中华医学会老年医学学会于1982年根据世界卫生组织西太平洋地区会议所定而提出的老年界限为≥60岁。

老人降压治疗同样受益,应逐步降压,尤其体质较弱者。注意原有的和药物治疗后出现的体位性低血压。老年人有危险因素、靶器官损害、心血管病的居多,常需多药合用。

大量随机化临床试验均已明确,各年龄段(<80岁)高血压患者均受益于利尿剂、钙拮抗剂、β受体阻滞剂、ACEI等抗高血压治疗。80岁以上的高龄老人进行降压治疗是否同样得益,尚有待研究。

(二)冠心病

稳定型心绞痛时首选β受体阻滞剂或长效钙拮抗剂;急性冠状动脉综合征时选用β受体阻滞剂和ACEI;心肌梗死后患者用ACEI、β受体阻滞剂和醛固酮拮抗剂。

(三)心力衰竭

症状少者用ACEI和β受体阻滞剂;症状多的可将ACEI、β受体阻滞剂、ARB和醛固酮拮抗剂与襻利尿剂合用。

(四)糖尿病

要求将血压降至130/80mmHg以下,因此常需联合用药。噻嗪类利尿剂、β受体阻滞剂、ACEI、ARB和钙拮抗剂均对减少心血管事件有益;ACEI对1型糖尿病、ARB对防止2型糖尿病肾损害有益。

(五)慢性肾病

ACEI、ARB有利于防止肾病进展,重度患者须合用襻利尿剂。

(六)脑血管病

有短暂性脑缺血发作或脑卒中史(非急性期)者,不论血压是否增高进行适度的降压治疗均能减少卒中的复发。

(七)妊娠期高血压

治疗目的是减少母亲的危险,但必须选择对胎儿安全的有效药物,如甲基多巴,拉贝洛尔,钙拮抗剂及β受体阻滞剂。

(八)难治性高血压

应用改善生活方式和至少3种药物治疗仍不能将收缩压和舒张压控制在目标水平时,称为难治性高血压。应将患者转至高血压专科进行治疗。

第三章　消化系统疾病

第一节　食管癌

一、概述

食管癌是全世界高发恶性肿瘤之一,危害严重。与欧美国家食管腺癌不同,我国人群90%以上食管癌为食管鳞癌,世界卫生组织公布的最新资料显示,2008年全世界67亿人口中新发食管癌病例48.2万例,发病率及死亡率分别位于肿瘤第八位和第六位。中国13.4亿人口食管癌新发病例25.9万例,死亡21.1万,发病率及死亡率分别位于各类恶性肿瘤的第五位和第四位。中国食管癌无论发病还是死亡人数均占全世界一半以上。发病率男性居各类恶性肿瘤第四位,女性为第七位,而死亡率男女均居第四位。近期,我国发布了目前国内最大规模的肿瘤5年生存随访数据,17个肿瘤登记地区超过1.6万例食管癌患者的年龄标化5年相对生存率仅为20.9%,男性为19.9%,女性为23.6%,早期食管癌所占比例低是预后不良的重要原因。

二、临床表现

早期食管癌的症状往往不明显,易被患者忽略,这也是早期食管癌较难发现的主要原因。早期症状主要有:胸骨后不适、吞咽时轻度哽噎感、异物感、闷胀感、烧灼感、食管腔内轻度疼痛或进食后食物停滞感等。上述症状可间断或反复出现,也可持续长达数年。

进展期食管癌因肿瘤生长浸润造成管腔狭窄而出现食管癌的典型症状,可表现为:①进行性吞咽困难;②胸骨后疼痛;③呕吐;④贫血、体重下降。

晚期食管癌的症状与肿瘤压迫、浸润周围组织器官或远处转移有关。①压迫气管可引起刺激性咳嗽和呼吸困难,发生食管气管瘘时可出现进食呛咳、发热、脓臭痰等,产生肺炎或肺脓肿;②侵犯喉返神经可引起声音嘶哑;③侵犯膈神经可致膈神经麻痹,产生呼吸困难和膈肌反常运动;④肿瘤溃破或侵犯大血管可引起纵隔感染和致命性的大呕血;⑤肿瘤远处转移可引起肝大、黄疸、腹块、腹水、骨骼疼痛、皮下结节等表现;⑥恶病质,表现为极度消瘦和衰竭。

三、辅助检查

(一)实验室检查

1.血液生化检查

目前尚无针对食管癌的特异性血液生化检查。食管癌患者若出现血液碱性磷酸酶、谷草转氨酶、乳酸脱氢酶或胆红素升高需考虑肝转移;血液碱性磷酸酶或血钙升高需考虑骨转移。

2.血清肿瘤标志物检查

血清癌胚抗原(CEA)、鳞癌相关抗原(SCC)、组织多肽抗原(TPA)、细胞角质素片段19等,可用于食管癌的辅助诊断、疗效检测,但尚不能用于食管癌早期诊断。

(二)影像学诊断

1.食管造影

食管、胃钡餐造影、X线透视或摄片检查是诊断食管癌和胃食管交界部肿瘤最常用的方法,病变部位的黏膜改变是观察的重点,可以确定癌灶的部位和长度。早期食管癌常见的X线征象:①黏膜皱襞虚线状中断、迂曲、增粗或排列紊乱;②小溃疡龛影;③小充盈缺损;④局限性管壁僵硬或钡剂滞留。中晚期食管癌的X线表现较为典型:①管腔不规则改变伴充盈缺损,黏膜皱襞消失、中断、排列紊乱与破坏;②食管壁僵硬、管腔狭窄;③溃疡龛影;④病变段食管周围软组织块影;⑤巨大充盈缺损和管腔增宽;⑥病变段以上食管扩张。气钡双重造影对比检查对发现早期细小病变较为敏感,并有助于提高食管胃连接部腺癌的诊断准确率。当肿瘤浸润至食管外组织时,X线钡剂造影可见食管纵轴的改变。正常情况下食管仅在主动脉弓水平和左主支气管水平有2个主要的压迹,其他食管成光滑的直线。Akiyama(1994)发现若肿瘤侵犯食管外膜,74%可表现为食管扭曲、成角或其他异常,这一征象较以往单凭肿瘤长度判断能否切除更具临床价值。

2.CT诊断

颈、胸、腹部增强CT应作为食管癌术前的常规检查,主要用于食管癌临床分期、可切除性评价、手术径路的选择和术后随访。在评价肿瘤局部生长情况、显示肿瘤外侵范围及其与邻近结构的关系和纵隔或腹腔淋巴结转移上具有优越性,但对于病变局限于黏膜的早期食管癌诊断价值不高。CT能提供的有意义的影像包括:①气管、支气管受侵:表现为气管或左主支气管与食管之间的脂肪层消失,支气管受挤移位,其后壁受压凸向管腔呈不规则;②食管旁、贲门旁或胃左动脉腹腔动脉旁淋巴结转移:肿大淋巴结直径≥1cm或短径/长径≥0.5cm;③心包或主动脉可疑受侵:食管病变与心包及主动脉间脂肪间隙消失,食管病变包绕主动脉圆周角度大于90°;④肺内或肝转移:肺内出现结节影或肝内出现边缘化的低密度区。CT在判断肝、肺等远处转移方面较B超、胸部平片更为准确,准确率约为63%,敏感度46%,特异性为73%。其判断食管癌T分期的准确率较低,敏感度仅为0~67%,特异性为71%~100%,将近40%的患者术前T分期被低估,俯卧位行CT检查可相对提高准确率。CT判断N分期的准确率低于内镜超声,评判胸部淋巴结转移的敏感度仅为27%,特异性74%,阳性预测值15%;评判腹部淋巴结转移的敏感度24%,特异性94%,阳性预测值为71%。仅当管腔狭窄明显以至内镜无法通过时,CT 才能显示一定的优越性。

3.超声诊断

可用于发现腹部重要器官及腹腔淋巴结有无转移,也用于颈深部淋巴结的检查。必要时可结合超声定位下淋巴结穿刺获取细胞学或组织学诊断。

4.MRI 诊断

可在冠状面和矢状面成像,因此在判断肿瘤长度方面有一定价值,可为放疗定位提供信息,还可用于明确肿瘤和气管隆突、左肺动脉及降主动脉的关系。由于心脏大血管搏动和呼吸运动容易产生伪影而影响对食管的观察,MRI 一般不作为食管病变的首选或常规检查。

5.PET-CT

在评价食管癌远处转移、发现早期食管癌和评估放化疗的效果方面优于普通 CT。PET-CT 对于 N 分期的准确率可达 90%,敏感性 78%,特异性 93%。食管癌患者接受放化疗的 14d 内,^{18}F-FDG 的摄取值减少 35% 以上者往往提示治疗有效,其敏感性为 93%,特异性为 95%。当新辅助治疗后 SUV 值降低超过 60% 时,2 年生存率可达 68%,否则 2 年生存率仅为 38%。在评价肿瘤可切除性方面,CT 的准确率为 65%,PET 为 88%,两者联合应用可达 92%。与超声内镜下的细针穿刺相比,PET-CT 对于新辅助治疗后的淋巴结的再次评估更为准确。目前,关于 PET-CT 在食管癌诊断中的应用,多数数据来自西方国家以腺癌为主的报道,对以鳞癌为主的病例尚缺乏系统研究。

四、鉴别诊断

对有吞咽不适或吞咽困难的病例,应与以下疾患相鉴别。

(一)喉咽部疾患

如慢性咽炎和喉咽部肿瘤,常以吞咽困难等症状就诊,应注意做相应检查排除。另外,临床上有"臆球症",又称"梅核气",应注意鉴别。此病常见于年轻女性,常感咽部有异物,但不影响进食,多与精神因素有关。近来认为可能有食管上括约肌障碍或与胃食管反流有关,应做相应检查。

(二)食管裂孔病和反流性食管炎

前者因为食管下段括约肌失常,后者则可能因下食管括约肌抗反流的屏障作用减弱,食管对胃反流物的廓清能力下降,以及食管黏膜屏障功能的损害,引起胃、十二指肠内容物经常反流进入食管,导致食管黏膜慢性炎症,甚至形成溃疡及出血。两者均可出现吞咽不适症状,但病史较长,上腹痛,烧灼感和体位性反酸症状比较突出。另外还有胸骨后、剑突下痛,胃胀满,多涎等症状,严重且病史长者可造成重度纤维性狭窄。鉴别主要靠病史、内镜和食管功能检查。

(三)Barrett 食管

发生于食管下段,其黏膜鳞状上皮渐被化生的柱状上皮所取代。多数认为,本病与反流性食管炎有密切关系,80% 以上患者有吞咽不适症状,伴烧灼感、反酸等,最严重的并发症是食管腺癌(癌变率为 10%～20%),是普通人群的 30～300 倍。内镜加活组织检查是确诊的首选方法。

（四）食管良性狭窄

多由吞服强碱、强酸等腐蚀性化学物或反流性食管炎引起，也可由长期留置胃管损伤食管或食管胃手术引起。化学性烧伤以儿童及年轻人较多，一般有误服强酸或强碱的历史。偶尔也见于自杀或精神异常患者主动口服化学性物质。由瘢痕狭窄所致的咽下困难病程较长，且多有明确诱因。X 线钡剂造影可见管腔狭窄，但边缘整齐，无钡影残缺征象。反流性等原因引起的食管狭窄一般位于食管下段，常伴有食管裂孔疝或先天性短食管。食管镜检查可确定诊断。

（五）食管功能障碍性疾病

最常见的为贲门失弛缓症。由于迷走神经与肠肌神经丛退行病变或对促胃液素作用过于敏感，引起食管蠕动减弱与食管下端括约肌失弛缓，使食物不能正常通过贲门。一般病史较长，年龄较轻（20～40 岁），进食和情绪等因素可诱发。吞咽困难多呈间歇性发作，常伴胸骨后疼痛及反流现象，反流量较大，不含血性黏液，多有典型的 X 线表现，狭窄呈漏斗状或鸟嘴状，但食管黏膜光滑，吸入亚硝酸异戊酯或舌下含异山梨酯 5～10mg 可使贲门弛缓，钡剂随即顺利通过。食管贲门测压检查有助于诊断。

（六）食管憩室

是指与食管腔相通而覆盖上皮的盲袋。可发生于食管的任何部位，以咽部和食管中段常见，即咽食管交界部位的膨出型憩室以及食管中段、支气管旁的牵引型憩室和食管下段的膈上憩室，初期多无症状，以后可表现程度不同的吞咽困难与反流，于饮水时可闻及"含嗽"声响。因食物长期积存于憩室内，可有明显口臭，有时因体位变动或夜间睡眠可引起憩室液反流误吸、呛咳。X 线多轴透视或气钡双重对比、食管侧位或斜位造影为主要确诊方法。

（七）食管良性肿瘤

食管良性肿瘤中，最常见为平滑肌瘤，占 60%～80%，发病年龄较轻，可发生于食管的各个部位，以下段多见。病期较长。无特异性临床表现，吞咽困难比较轻，常在 X 线检查时发现，食管镜见肿物表面黏膜光滑，触及肿物有滚动感。超声内镜有助于诊断。食管其他恶性肿瘤如食管肉瘤、食管黑色素瘤等，临床表现不易与食管癌鉴别，鉴别诊断依靠 X 线检查和食管镜检查。

五、治疗

食管癌的治疗分为外科手术治疗、放射治疗、化学治疗、光动力治疗、内镜下治疗及综合治疗。

（一）手术治疗

术前应进行 c-TNM 分期，尽可能行根治性切除及区域淋巴结清扫。经胸食管癌切除是目前常规的手术方法。胃是最常替代食管的器官，其他可以选择的器官有结肠和空肠。无法根治者可切除原发灶，术后行化疗或放疗。有下列情况不应进行手术治疗：①诊断明确的 IV 期、部分 III 期（侵及主动脉及气管的 T4 病变）食管癌患者。②心肺功能差或合并其他重要器官系统严重疾病，不能耐受手术者。

（二）放射治疗

放射治疗是食管癌治疗最主要的手段之一。主要适用于上段食管癌和不能切除的中、下段食管癌。而对于上段食管癌的放疗效果不亚于手术，可首选放疗。另外术前放疗可使癌肿明显缩小，提高手术切除率。但并发食管气管瘘或出现远处转移者不适合放疗。

（三）化学治疗

食管癌化疗分为姑息性化疗、术前新辅助化疗、术后辅助化疗及术中化疗。

常用方案有：

1.鳞癌：顺铂加氟尿嘧啶（DDP＋5-FU）；顺铂加紫杉醇（DDP＋PTX）；顺铂加多西紫杉醇（DDP＋TXT）；奥沙利铂加氟尿嘧啶（Oxaliplatin＋5-FU），术前多以顺铂和（或）氟尿嘧啶为主。

2.腺癌：表阿霉素加顺铂加氟尿嘧啶，即 ECF 方案。

（四）光动力治疗（PDT）

主要是光敏剂与靶向组织和细胞产生反应，特定光照射之后发生作用，导致靶向细胞坏死的治疗技术。PDT 治疗食管癌近年得到较为广泛的关注和应用，它选择性和安全性较好，尤其对于食管癌前病变及早期食管癌，国内外有较多相关支持性临床数据。对于不宜手术的中晚期患者，PDT 能缩小肿瘤，缓解吞咽困难，毒副作用轻微，可提高患者生活质量，是治疗食管癌的一种有效的方法。

（五）内镜下治疗

包括内镜下微创治疗及姑息性治疗，内镜下微创治疗主要针对的是 T_1 期的病变。

1.内镜下微创治疗

包括内镜下黏膜切除术（EMR）及内镜下黏膜剥离术（ESD）。EMR 适用于直径＜2cm，无淋巴结转移的早期癌，对于对直径≥2cm 的病变，则应行 ESD。ESD 是在内镜下将病变黏膜剥离，使用电切术完整切除病变，是针对浅表型黏膜病变的一种新型治疗手段，近年来广泛应用于临床。内镜下黏膜剥离术相对于传统外科手术具有痛苦小、创伤小、疗效确切及术后恢复快的优点，能一次性完整切除较大面积的浅表病变，剥离的病变能提供完整的病理诊断资料，且病变局部的复发率也较低。当切除部位病理检查提示有黏膜下层浸润或切缘有癌组织时，应追加外科手术治疗。

2.内镜下姑息治疗

包括消融术及支架植入术。对于晚期食管癌引起的狭窄，可通过电凝、氩气刀、微波、激光等方法烧灼癌肿，使狭窄的管腔通畅，称为内镜下消融术。食管狭窄及并发食管瘘的患者，可进行内镜下的支架植入术，缓解进食梗阻及呛咳症状。常用的支架为金属覆膜支架，可堵闭瘘口及减慢癌肿发展引起的管腔再狭窄。

采用以上两种或两种以上方法治疗即为综合治理。另外，可给予营养支持治疗及对症治疗。

第二节 食管贲门黏膜撕裂综合征

食管贲门黏膜撕裂综合征(MWS)指因为剧烈频繁恶心、呕吐引起食管内压力突然增高，导致下端食管或贲门部黏膜纵行撕裂，发生以上消化道出血为主的综合征。

一、病因

临床上凡可引起剧烈恶心、呕吐或其他致腹内压增加的情况，均可导致食管贲门黏膜撕裂，其中较常见原因有剧烈咳嗽、顽固性呃逆、顽固性便秘、大量饮酒、幽门梗阻、妊娠反应、抬举重物、肿瘤患者应用化疗后剧烈呕吐、胃镜检查中 U 形反转观察贲门时手法过猛、观察时间过长等。

二、发病机制

食管贲门黏膜撕裂综合征主要是腹内压力或胃内压力骤然升高所引起，大多数与干呕或呕吐有关，呕吐时食管内压力迅速升高至 13.3～26.7kPa(100～200mmHg)，而胸腔食管内压力仅为 6.7kPa(50mmHg)，由于贲门附近黏膜在组织结构上较薄弱，黏膜肌层伸展性较差，周围缺乏支持组织，当腹内压骤然升高，即引起食管远端贲门部黏膜撕裂；而食管黏膜下层有丰富的血管丛，撕裂后可造成急性大出血，其破裂的血管多为黏膜下横行动脉。酗酒、饱食、眩晕、晕车、妊娠、急性胃肠炎、活动性消化性溃疡、急性胰腺炎、急性胆囊炎、化疗、留置胃管、胃镜检查、糖尿病酸中毒、尿毒症等均能引起剧烈呕吐。在引起胃内压力增加的其他情况，也都能造成黏膜撕裂，包括剧烈咳嗽、用力排便、举重、分娩、麻醉期间的严重呃逆、腹外按摩、闭式胸外按摩、幽门梗阻、哮喘、癫痫发作、腹部钝性挫伤等。某些腹内疾病，如食管裂孔疝、消化性溃疡、胃炎、食管炎、肝硬化等常与食管贲门黏膜撕裂同时存在，这些疾病可能在其发病上起到促进作用。特别是在患有食管裂孔疝的情况下，呕吐时胃、食管交界处压力大大增加，易于在胃的贲门部发生撕裂。如呕吐时产生一过性裂孔疝，撕裂部位是骑跨于食管与胃交界处。

三、临床表现

本病可发生于任何年龄，但临床以 40～50 岁的男性病例多见。典型表现为突发急性上消化道出血，且出血前有反复干呕或呕吐，继之呕血，多为新鲜血液。但也有部分患者出血前无恶心、呕吐，且有一小部分的患者仅表现为黑粪或便血。由于是动脉出血，少数患者特别是有多处裂伤的患者，因出血量大可导致失血性休克而死亡。

四、辅助检查

(一)内镜检查

急诊内镜检查对食管贲门黏膜撕裂综合征有重要的诊断价值。在内镜检查中可见食管下端靠胃体上部黏膜撕裂，以小弯侧最多见，裂痕呈纵行线状，常覆盖凝血块或新鲜出血，裂痕周围有黏膜充血、水肿。

（二）血管造影

活动性出血时，施行肠系膜上动脉或腹腔动脉造影，可见造影剂在黏膜撕裂处溢出，并沿食管向上流，可显示食管黏膜的轮廓或流向胃底部。

（三）X 线气钡双重造影

仅少数可在食管、胃结合部发现线状损伤，主要表现为出血灶不规则充盈缺损，出血小动脉呈一小的圆形透明影，钡剂受阻。该检查方法对本病诊断价值不大，但有助于排除癌、溃疡、静脉曲张等病变。主要适用于有胃镜检查禁忌或不愿意进行胃镜检查者，检查一般要求在大出血至少停止 3d 之后进行，禁用于不能排除食管穿透性损伤者。

（四）放射性核素扫描

必须在活动性出血时进行，适用于：①内镜检查和 X 线气钡双重造影不能确定出血来源的不明原因出血；②因严重急性大量出血或其他原因不能进行内镜检查者。放射性核素扫描是静脉推注锝-99m 标记的患者自体红细胞做腹部扫描，在出血速度每分钟＞0.1mL 时，标记红细胞在出血部位溢出形成浓染区，由此可判断出血部位，该法创伤少，但存在假阳性和定位错误。

（五）其他检查

血液分析，粪常规＋隐血，肝、肾功能，凝血象全套。

五、诊断及鉴别诊断

（一）诊断

酗酒妊娠、消化性溃疡肝硬化、肠梗阻、停服抗酸药或食物中毒患者在呕吐后出现上消化道出血症状时应考虑贲门黏膜撕裂综合征的可能，应在发病后 24h 内行胃镜检查。镜下见胃食管结合部黏膜有纵行撕裂伤或虽无明显食管及胃黏膜损伤，但有出血来自食管-胃结合部即可确诊。

（二）鉴别诊断

1.自发性食管撕裂综合征（Boerhaave 综合征）

Mallory-Weiss 综合征与自发性食管破裂的鉴别点在于食管损伤程度，Mallory-Weiss 综合征一般不超过黏膜下层，而自发性食管破裂则累及食管壁全层。Boerhaave 综合征可引起食管破裂，有颈部皮下气肿、呼吸急促、腹肌触痛三联征，胸腹部 X 线检查出现腹水、气胸、液气胸、纵隔气肿等改变，行碘油食管造影检查可确诊。

2.糜烂出血性胃炎

糜烂出血性胃炎可表现为呕咖啡样物，部分患者可呕鲜血。但一般伴有无规律的上腹部疼痛，发病前多有服用非甾体抗炎药或大量饮酒病史。另外，一些急危重症或严重感染的患者在晚期可出现因糜烂出血性胃炎所致的上消化道出血，胃镜见胃黏膜呈多处糜烂出血，可给予鉴别。

3.消化性溃疡并出血

消化性溃疡并出血以呕咖啡样物和排黑粪多见，既往多有慢性上腹部疼痛，秋冬季发作，空腹痛及夜间痛多见,并伴有反酸、胃灼热等症状,出血后疼痛反而减轻,胃镜见胃或十二指肠溃疡形成,可确诊。

4.食管-胃底静脉曲张破裂出血

食管-胃底静脉曲张破裂出血表现为呕鲜血,但呕血量大,常合并失血性休克,既往多有慢性肝病史,查体可见蜘蛛痣、肝掌、脾大和腹水等肝硬化或门脉高压表现,胃镜检查见食管和(或)胃底静脉曲张,可以鉴别。

5.食管癌合并出血

食管癌合并出血可表现为呕血,但既往有进行性吞咽困难、消瘦、贫血等表现,胃镜可见食管腔内肿物,并通过活检病理证实。

六、治疗

一般采用内科非手术治疗或内镜下治疗,内镜下止血是治疗活动性出血的首选方法。对于出血较少者,大多数病例均可治愈或自凝。对于非手术治疗或内镜下治疗失败者,宜尽早手术。不宜采用三腔二囊管压迫,因这种黏膜撕裂出血属动脉性,气囊压迫可能加重出血并影响黏膜愈合。本病的出血量与黏膜撕裂的范围、程度和位置有关,严重时可引起休克。

(一)一般治疗

(1)卧位休息,保持呼吸道通畅,必要时吸氧。活动性出血期间禁食。

(2)严密监测患者生命体征,观察呕血与黑粪情况。定期复查血常规。必要时行中心静脉压测定。对于老年患者根据情况进行心电监护。

(3)对症治疗应用解痉、止吐药物,解除病因,防止再出血;呕吐严重者可加用镇静药物,如地西泮;对于化疗药物引起剧烈呕吐者可考虑使用中枢性镇吐药物,如昂丹司琼。

(4)支持治疗对于出血量较大者,应尽早建立有效静脉通道,尽快补充血容量,维持血压。严密观察生命体征变化,必要时可考虑紧急输血。下列情况为紧急输血指征:①改变体位出现晕厥、血压下降和心率加快;②失血性休克;③血红蛋白低于 70g/L 或血细胞比容低于 25%。

(二)止血措施

1.血管升压素

通过对内脏血管收缩作用,减少门脉血流量,从而控制出血。推荐疗法是每分钟 0.2 U 静脉持续滴注,视治疗反应,可逐渐增加剂量至每分钟 0.4U;目前主张同时使用硝酸甘油,以减少血管升压素引起的不良反应。

2.抑制胃酸分泌药物

抑制胃酸分泌,提高胃内 pH 具有止血作用;同时,抑酸治疗可改善出血部位的酸性环境,改善黏膜防御功能,阻断高酸对创面的刺激,从而有利于促进创面愈合。临床上常规给予 H_2 受体拮抗药或质子泵抑制药,后者在提高及维持胃内 pH 的作用优于前者,急性出血期予以静脉途径给药,如法莫替丁 20mg,每 12h 1 次;奥美拉唑每次 40mg,每 12h 1 次。

3.生长抑素

对内脏血管具有选择性收缩作用,可明显减少内脏血流量,另外有促进胃黏膜增生、促进血小板凝集和血块收缩的作用。该类药物止血作用肯定,且不伴全身血流动力学改变,但价格较贵。目前用于临床有 14 肽天然生长抑素,首剂 $250\mu g$ 静脉缓注,继以每小时 $250\mu g$ 持续静脉滴注。8 肽生长抑素同类物奥曲肽半衰期较长,通常首剂 $100\mu g$ 静脉缓注,继以每小时 $25\sim50\mu g$ 持续静脉滴注。

4.内镜治疗

(1)内镜下喷洒止血:喷洒 1:10000 肾上腺素或去甲肾上腺素($8mg/100mL$)或凝血酶($500\sim2000U$ 用温水 $50\sim100mL$ 溶解)或巴曲酶($1\sim2U$ 用生理盐水 $10mL$ 稀释)直至出血停止,也可喷洒 10% 孟氏液。

(2)注射疗法:可于镜下出血点周围 $3\sim4$ 处小剂量递增注射肾上腺素(1:10000)或注射无水酒精或硬化剂至黏膜变白。应注意掌握适度剂量,少见并发症为局部坏死和穿孔。

(3)高频电凝止血:止血效率高且迅速,但应注意避免高功率电凝,以防止穿孔。

(4)激光、微波凝固止血:利用热效应达到凝固止血目的,且有利于改善局部营养和代谢,也利于改善局部免疫防御功能,具有止血效果肯定、操作简便、不影响黏膜愈合、无远期并发症等优点,对于妊娠女性不宜用药者尤为合适。

(5)金属夹治疗:通过机械力量将病灶连同附近组织紧箍,不仅截断血流,而且封闭创口,有利于创口的愈合,但要求术者技术熟练,尽可能保证止血时金属夹与创口垂直,否则容易引起脱落。

(三)介入治疗

随着介入放射技术的普及,因其痛苦小、安全性高且止血迅速可靠,在消化道出血治疗中占有重要地位。其主要技术包括经动脉药物灌注和栓塞治疗,一般认为经动脉灌注血管升压素仅对低速率出血有一定作用且较易复发。超选择动脉栓塞术多采用明胶海绵颗粒对胃左动脉栓塞,止血较为迅速,其关键在于将导管超选择性插至胃左动脉。

对于经非手术治疗和内镜治疗失败的患者,可考虑行动脉栓塞治疗,食管贲门部主要由胃左动脉供血,可栓塞胃左动脉或其食管支。采用 Seldinger 技术经股动脉穿刺插管,选择性将导管插至胃左动脉,先进行常规血管造影,观察胃左动脉及其食管支的情况,如发现造影剂外溢,则确诊血管破裂出血,使用 $1mm\times1mm\times1mm$ 大小的吸收性明胶海绵颗粒进行栓塞止血,然后再行造影观察栓塞效果。吸收性明胶海绵约 2 周内吸收。该方法止血迅速可靠,但需要有经验的介入医师操作。

(四)手术治疗

对于非手术治疗无效或内镜下治疗失败者或有食管穿孔可能者,宜尽早行外科手术治疗,行胃切开术及缝合撕裂部位,疗效确切。术后宜做胃肠减压,以防呕吐而再次出血。有条件者也可选择在消化内镜导引下行腹腔镜手术,较开腹手术具有创伤小、恢复快等优点。

MWS 外科手术治疗适应证包括:①经内科治疗无效者;②大量出血不止危及生命者;③有食管穿孔可疑者。

第三节 胃炎

一、急性胃炎

(一)诊断

急性单纯性胃炎是由微生物感染、化学或物理因素引起的急性胃黏膜的非特异性炎症。常有不洁饮食,口服刺激性食物、特殊药物等明确的病因,不洁饮食中被污染葡萄球菌、沙门菌、肉毒杆菌或嗜盐菌及其毒素是最常见原因,其他的病因有服用有明显损害胃黏膜的药物(如非甾体类消炎药、抗癌药),过量饮酒,误食有毒化学品,食物过热、过冷、过于粗糙以及胃部受放射线照射等。患者经常出现上腹痛、不适,伴有严重恶心、呕吐等症状,由细菌或毒素起发病者,常于进食后数小时起病。伴发腹泻等肠道症状者又称急性胃肠炎,后者常有发热、呕吐、腹泻,严重时可有脱水和(或)酸碱平衡失调。病程较短,多于数日内自愈。

胃镜下胃黏膜充血、水肿,黏液增多,黏膜表面附有白或淡黄色渗出物,常伴有糜烂或出血点。

(二)鉴别诊断

1.消化性溃疡

在饮酒及服用刺激性食物、非甾体类消炎药等诱发因素的作用下,可引起腹痛、反酸、恶心、呕吐等类似急性胃炎的症状。十二指肠球部溃疡腹痛部位位于中上腹部或在脐上或在脐上偏右处;胃溃疡疼痛的位置也多在中上腹但稍偏高处或在剑突下和剑突下偏左处。溃疡病的腹痛多呈节律性、慢性周期性、季节性,病史较长,反复发作。男性,青壮年多见,可合并出现上消化道出血、幽门梗阻及穿孔。确诊需在胃镜下发现典型的溃疡病灶。

2.急性胆囊炎

可有腹痛、恶心、呕吐等类似急性胃炎的症状,但典型的患者,疼痛常与进食油腻有关,位于右上腹,放射至背部,反复发作,可伴有发热,甚至黄染。查体 Murphy 征阳性。对不典型的患者,需行腹部 B 超或腹部 CT 检查确诊。

3.急性胰腺炎

轻型胰腺炎发病可仅有上腹痛、恶心、呕吐、腹胀等症状,一般较急性单纯性胃炎更为剧烈,向腰背部呈带状放射。典型的急性胰腺炎的病因除大量饮酒外,更常见于有胆道疾病及暴饮暴食者,腹痛以左上腹为主,血尿淀粉酶升高,大部分病情有自限性,数日后可完全恢复。饮酒为诱发因素之一,与急性单纯性胃炎有相似之处。重症急性胰腺炎可出现腹膜炎与休克。血尿淀粉酶的动态变化、腹部 B 超及 CT 显示胰腺的变化对确诊有帮助。

(三)治疗

1.去除病因

停止一切可能对胃有刺激性的食物及药物。

2.一般治疗

症状严重者应卧床休息。频繁呕吐时可短时禁食,给予输液补充热量,纠正脱水,维持水、电解质及酸碱平衡。症状缓解后可逐渐进食。

3.对症治疗

(1)抗胆碱能药物:可减少胃酸分泌,解除平滑肌和血管痉挛;改善局部黏膜营养和延缓胃排空,从而达到止痛作用。常用的药物有:阿托品0.3mg,颠茄片16mg,溴丙胺太林15~30mg,均为3~4次/d,餐前0.5~1h口服,必要时可睡前加服1次,症状严重者,可肌内注射阿托品0.5mg;或山莨菪碱10mg,能迅速见效。该类药物可减少支气管黏液的分泌,解除迷走神经对心脏的抑制,使心跳加快、瞳孔散大、眼压升高、兴奋呼吸中枢等,所以临床上还用于抢救感染性休克、治疗缓慢性心律失常、辅助治疗有机磷农药中毒、眼科疾病以及用于外科手术麻醉前给药等。常见的药物不良反应有口干、眩晕、皮肤潮红、心率加快、兴奋、瞳孔散大、烦躁、谵语、惊厥。青光眼及前列腺肥大患者禁用。若出现排尿困难可肌内注射新斯的明0.5~1mg或甲氧氯普胺10mg,以解除症状。

(2)抗酸药:能中和或减弱胃酸,当胃液pH在3.5~4.0时,胃蛋白酶活性即降低,使疼痛缓解,常用药物有氢氧化铝凝胶、复方氢氧化铝片、铝碳酸镁片、铝镁加混悬液等。

(3)止吐药:甲氧氯普胺和多潘立酮为胃肠道多巴胺拮抗药,可提高食管下端括约肌张力,促进胃运动及排空;抑制延脑的催吐化学感受器,具有强的镇吐作用。甲氧氯普胺:口服5~10mg/次,3~4次/d,饭前0.5h服用,必要时可肌内注射10mg。注意:该药大剂量或长期应用可能因阻断多巴胺受体,使胆碱能受体相对亢进而导致锥体外系反应,表现为帕金森综合征。出现肌震颤、头向后倾、斜颈、双眼向下注视、发音困难、共济失调等,可用抗胆碱药治疗。禁忌证为:嗜铬细胞瘤、癫痫、进行放疗或化疗的乳腺癌患者、机械性肠梗阻、胃肠出血、孕妇。多潘立酮:口服,10mg/次,3次/d,饭前0.5h口服,不能口服者使用多潘立酮肛栓,成人每日2~4枚栓,不良反应少。莫沙必利(加斯清):该药主要是选择性地促进肠肌层神经丛节后处乙酰胆碱的释放,增强食管、胃和十二指肠的收缩与蠕动,改善胃窦十二指肠的协调功能,从而防止胃食管和十二指肠胃反流,加强胃和十二指肠的排空,起到止吐的作用。口服吸收迅速,5~10mg/次,3次/d。由于本品系通过促进肠肌层节后,神经释放乙酰胆碱而发挥胃肠动力作用,因此抗胆碱药可降低本品效应。可加速中枢抑制剂如巴比妥类和乙醇等的吸收,引起嗜睡。氟康唑、红霉素及克拉霉素等明显抑制该药的代谢,应禁止同时服用。老年人及肝、肾功能不全患者剂量酌减。

4.抗菌治疗

对食物中毒性胃肠炎,可适当给予抗生素治疗。静脉滴注氨苄西林4~6g/d;庆大霉素16万~32万U静脉滴注,1次/d;阿米卡星(丁胺卡那霉素)0.2g,2次/d;左氧氟沙星0.2g,2次/d。腹泻严重时,可服洛哌丁胺(易蒙停)2mg,2次/d。

二、慢性胃炎

(一)慢性非萎缩性胃炎

慢性非萎缩性胃炎也就是既往所说的慢性浅表性胃炎,黏膜以慢性炎性细胞(单个核细胞,主要是淋巴细胞、浆细胞)浸润为主。当胃黏膜在慢性炎性细胞浸润的同时见到急性炎性细胞浸润时称为慢性"活动性"胃炎或慢性胃炎伴活动。

由于多数慢性胃炎患者无任何症状,因此难以获得确切的患病率。估计的慢性胃炎患病率大致与当地人群的幽门螺杆菌感染率相平行,可能高于或略高于幽门螺杆菌感染率。幽门螺杆菌感染者几乎均存在慢性胃炎,用血清学方法检测(现症感染或既往感染)阳性者绝大多数存在慢性胃炎。除幽门螺杆菌感染外,胆汁反流、药物、自身免疫等因素亦可引起慢性胃炎。因此,人群中慢性胃炎的患病率高于或略高于幽门螺杆菌感染率。

1.诊断与鉴别诊断

(1)诊断:多数慢性胃炎患者无任何症状,有症状者主要为消化不良,且为非特异性;有无消化不良症状及其严重程度与慢性胃炎的内镜所见和胃黏膜的病理组织学分级无明显相关性。部分慢性胃炎患者可出现上腹痛、饱胀等消化不良的症状。有消化不良症状的慢性胃炎与功能性消化不良患者在临床表现和精神心理状态上无明显差异。有学者发现功能性消化不良患者中85%存在胃炎,且51%合并幽门螺杆菌感染。该比例在不同地区因幽门螺杆菌感染率不同而异。部分慢性胃炎患者可同时存在胃食管反流病和消化道动力障碍,尤其在一些老年患者,其下食管括约肌松弛和胃肠道动力障碍尤为突出。

慢性非萎缩性胃炎内镜下可见黏膜红斑、黏膜出血点或斑块、黏膜粗糙伴或不伴水肿、充血、渗出等基本表现。其中糜烂性胃炎分为两种类型,即平坦型和隆起型,前者表现为胃黏膜有单个或多个糜烂灶,其大小从针尖样到直径数厘米不等;后者可见单个或多个疣状、膨大皱襞状或丘疹样隆起,直径5~10mm,顶端可见黏膜缺损或脐样凹陷,中央有糜烂。慢性非萎缩性胃炎的确诊需要病理诊断,黏膜内慢性炎性细胞(单个核细胞,主要是淋巴细胞、浆细胞)浸润为主,无肠化生等萎缩表现。

(2)鉴别诊断

①功能性消化不良:临床较常见,症状与本病相似,主要是上腹饱胀不适、餐后不适、上腹隐痛等非典型症状。常与情绪状态、睡眠质量等主观因素相关,内镜检查可无黏膜改变。

②非甾体类抗炎药(NSAIDs)相关化学性胃炎:常发生于服用NSAIDs治疗的患者,轻者可无症状,也可出现烧灼感、上腹痛、恶心及呕吐,少数出现消化性溃疡,甚至消化道出血。内镜下可见红斑、糜烂、微出血灶,甚至弥散性出血及溃疡,特征性病理改变是胃小凹上皮细胞增生,很少或无炎细胞浸润,与本病完全不同。

③胆汁反流性胃炎:患者出现上腹痛、胆汁性呕吐、消化不良等症状,结合曾行远端胃切除术、胆系疾病史诊断并不困难。但需进一步行内镜及组织学检查,组织病理学改变类似NSAIDs相关化学性胃炎。确诊需进行胃内24h胆红素监测、^{99m}Tc-EHIDA核素显像等检查。

④淋巴细胞性胃炎:临床较少见,症状无特异性,主要表现为体重下降、腹痛、恶心及呕吐。常累及胃体黏膜,内镜可以观察到痘疮样病灶、肥大皱襞、糜烂灶,组织学检查可明确诊断。100个胃腺上皮细胞内淋巴细胞浸润超过25个即可诊断。幽门螺杆菌的检出率约占63%,约10%的乳糜泻患者有淋巴细胞性胃炎。

⑤嗜酸性细胞性胃炎:以胃壁嗜酸性细胞浸润为特征,常伴有外周血嗜酸粒细胞升高。病变可浸润至胃壁黏膜、黏膜下、肌层以及浆膜。病因不甚明确,50%的患者有个人或家族过敏

史(如哮喘、过敏性鼻炎、荨麻疹),部分患者症状可由某些特殊食物引起。血中 IgE 水平增高,被认为是外源性或内源性过敏源造成的变态反应所致。临床表现多样,无特异性,主要有腹痛、恶心、呕吐、腹泻,少数出现腹膜炎、腹水等。诊断依据:a.进食特殊食物后出现胃肠道症状;b.外周血嗜酸粒细胞升高。镜下活检证实胃壁嗜酸性细胞明显增多。

2.治疗

对胃镜下无异常、活组织检查也无活动性病变的患者,不少研究者认为暂时可不予治疗。而有消化不良症状,活检为慢性活动性胃炎,有明显的肠上皮化生或异型增生或胃镜检查黏膜异常者,应予以治疗,及时根除幽门螺杆菌,大多数抗菌药物在胃内低 pH 值环境中活性低和不能穿透黏液层到达细菌,因此幽门螺杆菌不易根除。迄今为止,尚无单一药物能有效根除幽门螺杆菌产生耐药性,因而发展了将抑制胃酸分泌药、抗生素或起协同作用的胶体铋剂联合应用的治疗策略。

(1)抗幽门螺杆菌治疗:见幽门螺杆菌胃炎治疗部分。

(2)促动力药:可促进胃排空,调节胃-幽门-十二指肠运动协调,如甲氧氯普胺、多潘立酮、西沙必利、伊托必利等。

①甲氧氯普胺:主要作用于中枢神经和胃肠道系统。可增强食管下端括约肌张力,防止胃内容物反流;增强胃和食管的蠕动,促进胃排空;促进幽门和十二指肠的扩张,加速食物通过。此外,甲氧氯普胺是一种中枢多巴胺受体拮抗药,具有止吐及镇静作用,其主要的不良反应见于中枢神经系统,用药过大时会出现锥体外系反应。口服:5～10mg,3 次/d,饭前 0.5h;肌内注射:10～20mg/次。

②多潘立酮(吗丁啉):是一种外周多巴胺受体拮抗药,这是与甲氧氯普胺的不同点。多潘立酮能增加食管下端括约肌的张力,促进胃排空、止吐,其不良反应较轻,不引起锥体外系症状。服用方法:10mg,3 次/d,饭前 0.5h,口服。

③枸橼酸莫沙必利(加斯清):其为近年来引入我国应用逐渐广泛的药物,对整个胃肠道包括食管至肛门均有促进作用,其作用是选择性 5-HT$_4$ 受体激动药,促进乙酰胆碱的释放,产生消化道促动力作用。服用方法:10mg,3 次/d,饭前 0.5h,口服。

④盐酸伊托必利(为力苏):本品具有多巴胺 D$_2$ 受体拮抗活性和乙酰胆碱酯酶抑制活性,通过两者的协同作用发挥胃肠促动力作用。由于拮抗多巴胺 D$_2$ 受体活性的作用,因此,尚有一定抗呕吐作用。为力苏用于因胃肠动力学减慢引起的消化吸收不良症状,包括上腹部饱胀感、上腹痛、食欲减退、恶心和呕吐等症状,如功能性消化不良、食管反流病、慢性胃炎等。服用方法:成人每次 50mg,3 次/d,餐前口服。根据患者年龄和症状可相应调整剂量。若用药 2 周后症状改善不明显,宜停药。

(3)胃黏膜保护药:目前常用的药物有铝碳酸镁、硫糖铝、枸橼酸铋钾和前列腺素类药物米索前列醇。

硫糖铝是含有 8 个硫酸根的蔗糖硫酸酯铝盐,为无味的白色粉末。硫酸铝保护胃黏膜具有如下作用:①胃黏膜保护性屏障:硫糖铝在酸性胃液中解离为 Al$_2$(OH)$_5$＋和八硫酸蔗糖复合物,后者形成一种黏稠的多聚体,可与损害的胃黏膜表面带有正电荷的蛋白质相结合而形成一层保护膜,覆盖于病灶表面,阻止胃酸、胃蛋白酶等损害因素的进一步侵袭,有益于炎症黏膜上皮细胞的修复和再生。②促进黏液和碳酸氢盐的释放。硫糖铝能够使胃黏液分泌增多,黏液的疏水性增强。此外,硫糖铝还能促进胃体及胃窦黏膜分泌碳酸氢盐。③吸附作用:胃蛋白酶和胆汁酸都是胃黏膜的侵袭因素,硫糖铝能与胃蛋白酶及胆盐相结合,起到吸附作用,减少损害因素的作用。④增加胃黏膜血流量,促进前列腺素 E 的合成和分泌,与表皮生长因子和成纤维生长因子相结合,聚集损伤黏膜处,促进黏膜的修复。剂量为每次 1g,4 次/d,其他枸橼酸铋钾 120mg,4 次/d 或 240mg,2 次/d,不但可以杀灭幽门螺杆菌,还有胃黏膜保护作用,与蛋白质结合成网状结构附着在胃黏膜表面,防止胃酸和胃蛋白酶的侵袭,它还可以抑制胃蛋白酶活性、增加前列腺素的合成、吸附胆酸。米索前列醇具有抑制胃酸分泌,增加胃黏液和碳酸氢盐分泌,增加胃黏膜血流的作用。

(二)慢性萎缩性胃炎

慢性萎缩性胃炎是指胃黏膜的固有腺体(幽门腺或胃底腺)的数目减少、消失或腺管长度缩短、黏膜厚度变薄的一种慢性胃炎。胃黏膜萎缩分为单纯性萎缩和化生性萎缩,即肠化生也属于萎缩。根据萎缩性胃炎发生的部位结合血清壁细胞抗体,将慢性萎缩性胃炎分为 A 型(胃体炎、壁细胞抗体阳性)及 B 型(胃窦炎、壁细胞抗体阴性)。目前多数人认为引起胃壁黏膜萎缩的主要原因是幽门螺杆菌的感染。

1.诊断与鉴别诊断

(1)诊断:临床症状无特异性,常见上腹胀、隐痛、嗳气等消化不良症状,可伴有贫血。

①内镜下特征:病变最先从胃窦部小弯侧开始,沿胃小弯逐渐向上发展,呈倒"V"字形,萎缩灶逐渐融合,最后整个胃黏膜可被化生的黏膜所取代。由于萎缩性胃炎是灶性分布,活检需要多点进行,从胃窦、移行部、胃体小弯及大弯侧、前后壁侧各取一块,至少应从胃窦、胃体大弯及小弯、移行部、贲门部的小弯侧各取一块,以防漏诊,并了解萎缩的范围。

②病理:主要特点为多发分布的萎缩、化生及炎症灶。这种多灶性萎缩性胃炎是慢性萎缩性胃炎最常见的形式。早期的病灶集中于胃窦,胃体也可受累但数量少、程度轻,幽门螺杆菌的持续感染是其进展到萎缩性胃炎的重要因素。肠化生是萎缩性胃炎的常见病变。肠化上皮由吸收细胞、杯状细胞及潘氏细胞等正常肠黏膜成分构成。根据细胞形态及分泌黏液类型分为小肠型完全肠化生、小肠型不完全肠化生、大肠型完全肠化生和大肠型不完全肠化生。萎缩性胃炎分三度:a.轻度:为只有 1~2 组腺管消失;b.重度:为全部消失或仅留 1~2 组腺管;c.中度:则介于两者之间。也有人根据萎缩的程度将其分为 3 级:a.轻度:固有腺的萎缩不超过原有腺体 1/3,大部分腺体保留,黏膜层结构基本完整。b.中度:萎缩的固有腺占腺体 1/3~2/3,残留的腺体分布不规则,黏膜层结构紊乱、变薄。c.重度:2/3 以上的固有腺萎缩或消失,仅残留少量散在的腺体或萎缩部被增生和化生的腺体所替代,黏膜层变薄,结构明显紊乱。

(2)鉴别诊断

①淋巴细胞性胃炎:临床较少见,症状无特异性,主要表现为体重下降、腹痛、恶心及呕吐,常累及胃体黏膜,内镜可以观察到痘疮样病灶、肥大皱襞、糜烂灶。明确诊断靠组织学检查,100 个胃腺上皮细胞内淋巴细胞浸润超过 25 个即可诊断。

②嗜酸粒细胞性胃炎:以胃壁嗜酸性细胞浸润为特征,常伴有外周血嗜酸粒细胞升高,病变可浸润至胃壁黏膜、黏膜下、肌层以及浆膜。病因不甚明确,50%的患者有个人或家族过敏

史(如哮喘、过敏性鼻炎、荨麻疹),部分患者症状可由某些特殊食物引起,血中 IgE 水平增高,被认为是外源性或内源性过敏源造成的变态反应所致。临床表现多样,无特异性,主要有腹痛、恶心、呕吐、腹泻,少数出现腹膜炎、腹水等。诊断依据:a.进食特殊食物后出现胃肠道症状;b.外周血嗜酸粒细胞升高;c.内镜下活检证实胃壁嗜酸粒细胞明显增多。

③胆汁反流性胃炎:患者出现上腹痛、胆汁性呕吐、消化不良等症状,可有胃切除术和胆系疾病史。其组织病理学改变与萎缩性胃炎不同,较少有炎性细胞浸润。确诊需进行胃内24h胆红素监测、^{99m}Tc-EHIDA 核素显像等检查。

④消化性溃疡:发病也与食物、环境危险因素及幽门螺杆菌感染有关,可有腹痛、反酸、恶心、呕吐等消化道症状,病史较长。但溃疡病的腹痛多呈节律性、慢性周期性、季节性,发病年龄较萎缩性胃炎更早一些,常合并出现上消化道出血、幽门梗阻及穿孔。确诊需在胃镜下发现典型的溃疡病灶。

2.治疗

(1)胃酸低或缺乏:可给予稀盐酸每次 5～10mL、胃蛋白酶合剂每次 5～10mL 或复方消化酶胶囊(商品名达吉)1～2 粒,3 次/d。复方消化酶含有包括胃蛋白酶在内的 6 种消化酶,并含熊去氧胆酸,故该药除了可用于治疗慢性萎缩性胃炎胃酸低或缺乏造成的消化不良之外,还能促进胆汁分泌,增强胰酶活性,促进脂肪和脂肪酸的分解,带动脂溶性维生素的吸收。恶性贫血患者注意补充营养,给予高蛋白质饮食,补充维生素 C,必要时予以铁剂。

(2)胃酸不低而疼痛较明显:可服制酸解痉剂。应用制酸药可以提高胃内 pH 值,降低 H^+ 浓度,减轻 H^+ 对胃黏膜的损害及 H^+ 的反弥散程度,从而为胃黏膜的炎症修复创造有利的局部环境。同时,低酸又可以促进促胃液素释放,促胃液素具有胃黏膜营养作用,促进胃黏膜细胞的增殖和修复。依患者的病情选择质子泵抑制药(包括奥美拉唑、兰索拉唑、雷贝拉唑、埃索美拉唑等)。

(3)胃黏膜保护药:主要作用就是增强胃黏膜屏障功能,增强胃黏膜抵御损害因素的能力。按其作用机制及药物成分,有以下几类:①硫糖铝:1g,3 次/d。②三钾二枸橼酸络合铋:是铋剂和枸橼酸的络合盐,该药主要是在局部起到黏膜保护作用,并有杀灭幽门螺杆菌的作用,240mg,2 次/d。③前列腺素类药物:前列腺素(PG)是体内广泛存在的自体活性物质。PG 对胃的作用主要表现为 PGE 和 PGI 均抑制胃酸的基础分泌和受刺激后的分泌;PGE 对胃黏膜具有保护作用,包括促进黏液及重碳酸盐的合成和分泌,增进黏膜血流量及细胞修复等。此外,PG 对人体其他系统如循环系统、血液系统等均有作用。用于胃炎治疗的前列腺素包括恩前列腺素、罗沙前列腺素、米索前列醇等。目前,只有米索前列醇用于临床。④替普瑞酮:亦称施维舒,其功能为促进胃黏膜微粒体中糖脂质中间体的生物合成,促使胃黏膜及胃黏液的主要防御因子高分子糖蛋白和磷脂增加,提高胃黏膜的防御功能,并能促使胃黏膜损伤愈合。该药对胃黏膜的保护作用可能有如下机制:增加局部内源性 PG 的生成,尤其可以促进 PGE 的合成,防止非甾体类消炎药所引的胃黏膜损害;增加黏液表面层大分子糖蛋白,维持黏液层和黏液屏障的结构和功能;能有效地增加胃黏膜血流,促使胃黏膜损害的修复。该药用药量为50mg,3 次/d,饭后30min 内服。该药可出现头痛、恶心、便秘、腹胀等不良反应,有的出现皮肤瘙痒、皮疹,丙氨酸转氨酶和天冬氨酸转氨酶可轻度上升等,停药后即能恢复正常。⑤依安欣:新型胃黏膜保护药,是一种有机锌化合物,化学名称醋氨己酸锌。它通过增加胃黏膜血流量,促进胃黏膜分泌,促进细胞再生,稳定细胞膜,对胃黏膜具有保护作用;⑥谷氨酰胺:其主要成分为 L-谷氨酰胺。谷氨酰胺是人体内最丰富的游离氨基酸,其对维护体内多种器官的功能起重要作用。研究表明,L-谷氨酰胺对胃黏膜有明显的保护作用,其机制尚不完全清楚。有报道认为,它可以促进黏蛋白的生物合成,使胃黏液量增多。此外,谷氨酰胺还有促进胃黏膜细胞增殖的作用。其代表药物为麦滋林和国产的自维。药物的不良反应有恶心、呕吐、便秘、腹泻及腹痛。

(4)胃肠激素类:目前已发现的数十种胃肠激素中,有一些对胃黏膜具有明显增强作用及防御功能。①表皮生长因子:分布于涎腺、十二指肠 Brnnner 腺、胰腺等组织。在胃肠道的主要作用为抑制胃酸分泌和促进胃肠黏膜细胞增生、修复。此外,在胃肠激素族中,转化生长因子α、成纤维细胞生长因子、神经降压素、降钙素基因相关肽、铃蟾肽等有胃黏膜保护效应,在增强胃黏膜防御功能方面具有重要作用。②生长抑素:主要由胃黏膜 D 细胞分泌,也分布于中枢神经系统及胃肠道和胰腺等多种组织中。

(5)中医中药治疗:对胃炎的治疗历史悠久,采用辨证施治的治疗取得了良好的治疗效果,在临床应用中较为广泛。某些中成药如增生平等对防止肠化生和不典型增生的加重有一定意义。

(6)外科手术。只限于下列指征者:①活检有中度以上不典型上皮增生。②胃镜下有局限性灰白、糜烂、隆起或凹陷,而不能排除不典型增生和早期胃癌者。③合并顽固性或多次复发的胃溃疡者,可能为癌前病变。④多次合并上消化道出血,出血多因黏膜糜烂引起,糜烂性病变易致癌变。⑤胃大部切除术后残端胃炎并有明显胆汁反流者。可做胃空肠 Roux-en-Y 吻合术,吻合口距胃空肠吻合口至少长达 50cm,以避免胆汁反流。

因有癌变可能,故对有大肠不完全肠化、不典型增生的幽门螺杆菌阳性的患者,应积极根除幽门螺杆菌,应每6～12个月定期进行胃镜复查,及时了解病变发展情况。

第四节 消化性溃疡

消化性溃疡(PU)指胃肠道黏膜被胃酸和胃蛋白酶消化而发生的溃疡,好发于胃和十二指肠,也可发生在食管下段、小肠、胃肠吻合口,以及异位的胃黏膜,如位于肠道的 Meckel 憩室。胃溃疡(GU)和十二指肠溃疡(DU)是最常见的 PU。溃疡的黏膜缺损超过黏膜肌层,不同于糜烂。溃疡一般为单个,胃或十二指肠同时有两个或两个以上溃疡称多发性溃疡;胃和十二指肠均有溃疡称复合性溃疡;溃疡直径>2.0cm 者称巨大溃疡;溃疡深达浆膜层与周围组织粘连或穿入邻近组织形成包裹性穿孔者称穿透性溃疡。本病多见于男性,发病年龄 DU 平均为 30 岁,GU 平均为 40 岁。临床主要表现为慢性、周期性发作的节律性上腹疼痛,可并发出血、穿孔或幽门梗阻,约 1%的 GU 发生癌变。

一、诊断要点

(一)病因与诱因

①幽门螺杆菌(Hp)感染是 PU 的主要病因;②药物:非甾体抗炎药(NSAID)是导致胃黏

膜损伤最常用的药物,有 10%～25% 的患者可发生溃疡;③遗传易感性;④胃排空障碍;⑤应激、吸烟、长期精神紧张、进食无规律等是 PU 发生的常见诱因。在发病机制上 GU 以黏膜屏障功能降低为主要机制,DU 则以高胃酸分泌起主导作用。

(二)临床表现特点

上腹痛是 PU 的主要症状,性质多为灼痛,亦可为钝痛、胀痛、剧痛或饥饿样不适感。多位于中上腹,可偏左或偏右。一般为轻至中度持续性痛。部分患者可无症状或症状较轻以致不为患者所注意,而以出血、穿孔等并发症为首发症状。典型的 PU 有如下临床特点:①慢性过程,病史可达数年至数十年。②周期性发作,发作与自发缓解相交替,发作期可为数周或数月,缓解期亦长短不一,短者数周、长者数年;发作常有季节性,多在秋冬或冬春之交发病。③发作时上腹痛呈节律性,表现为空腹痛即餐后 2～4h 和(或)午夜痛,腹痛多为进食或服用抗酸药所缓解,典型节律性表现在 DU 多见。部分患者无上述典型表现的疼痛,而仅表现为无规律性的上腹隐痛或不适。具或不具典型疼痛者均可伴有反酸、嗳气、上腹胀等症状。溃疡活动时上腹部可有局限性轻压痛,缓解期无明显体征。

难治性溃疡是指经正规抗溃疡治疗而溃疡仍未愈合者。因素可能有:①病因尚未去除,如仍有 Hp 感染,继续服用 NSAIDs 等致溃疡药物等;②穿透性溃疡、有幽门梗阻等并发症;③特殊病因,如克罗恩病、促胃泌素瘤;④某些疾病或药物影响抗溃疡药物吸收或效价降低;⑤误诊,如胃或十二指肠恶性肿瘤;⑥不良诱因存在,包括吸烟、酗酒及精神应激等。

(三)辅助检查

①胃镜检查:是确诊 PU 首选的检查方法。②X 线钡餐检查:适用于对胃镜检查有禁忌或不愿接受胃镜检查者。溃疡的 X 线征象有直接和间接两种:龛影是直接征象,对溃疡有确诊价值;局部压痛、十二指肠球部激惹和球部畸形、胃大弯侧痉挛性切迹均为间接征象,仅提示可能有溃疡。③Hp 检测:是 PU 的常规检查项目。

二、治疗要点

PU 治疗目标为:去除病因,控制症状,促进溃疡愈合、防止复发和避免并发症。

(一)一般治疗

生活要有规律,避免过度劳累和精神紧张。停服不必要的 NSAIDs,如确有必要服用 NSAIDs,可同时加用抑制胃酸和保护胃黏膜药物。注意饮食规律,避免刺激性食物,但无须少量多餐,每日正餐即可。戒烟、酒。

(二)药物治疗

自 20 世纪 70 年代以来,PU 药物治疗经历了 H_2 受体拮抗剂(H_2RA)、质子泵抑制剂(PPD 和根除 Hp 三次里程碑式的进展,使 PU 愈合率达到 95% 左右。

1.抑制胃酸分泌药物

①H_2 受体拮抗剂(H_2RA):是治疗 PU 的主要药物之一,疗效好、用药方便、价格适中,长期使用不良反应少。治疗 GU 和 DU 的 6 周愈合率分别为 80%～95% 和 90%～95%。常用药物及其治疗剂量为法莫替丁 20mg,每日 2 次;尼扎替丁 150mg,每日 2 次;雷尼替丁 150mg,

每日 2 次。②质子泵抑制剂(PPI):作用于壁细胞胃酸分泌终末步骤中的关键酶 H^+-K^+ ATP 酶,使其不可逆失活,因此抑酸作用比 H_2RA 更强且作用持久。PPI 多在 2~3d 内控制症状,对难治性 PU 的疗效优于 H_2RA。治疗 GU 和 DU 的 4 周愈合率分别为 80%~96% 和 90%~100%。PPI 还可增强抗 Hp 抗生素的杀菌作用。常用药物及其治疗剂量为埃索美拉唑 40mg,每日 1 次;兰索拉唑 30mg,每日 1 次;奥美拉唑 20mg,每日 2 次;泮托拉唑 40mg,每日 1 次;雷贝拉唑 20mg,每日 1 次。

2.根除幽门螺杆菌治疗

凡有 Hp 感染的 PU,无论初发或复发、活动或静止、有无合并症,均应予以根除 Hp 治疗。已证明在体内具有杀灭 Hp 作用的抗生素有克拉霉素、阿莫西林、甲硝唑(或替硝唑)、四环素、呋喃唑酮(痢特灵)、某些喹诺酮类如左氧氟沙星等。PPI 及胶体铋体内能抑制 Hp,与上述抗生素有协同杀菌作用。目前尚无单一药物可有效根除 Hp,必须联合用药。研究证明以 PPI(每日常规剂量加倍,如奥美拉唑 40mg/d)或胶体铋(枸橼酸铋钾 480mg/d)为基础加上两种抗生素(克拉霉素 1000mg/d、阿莫西林 2000mg/d 或甲硝唑 800mg/d,均分 2 次口服)的三联治疗(疗程 7~14d,国内主张采用 10d 疗程)方案有较高根除率。以 PPI 为基础的方案所含 PPI 能通过抑制胃酸分泌提高口服抗生素的抗菌活性从而提高根除率,再者 PPI 本身具有快速缓解症状和促进溃疡愈合作用,是临床中最常用的方案。其中又以 PPI 加克拉霉素再加阿莫西林或甲硝唑的方案根除率最高。Hp 根除失败的主要原因是患者的服药依从性问题和 Hp 对治疗方案中抗生素的耐药性。呋喃唑酮(200mg/d,分 2 次)耐药性少见、价廉,国内用其代替克拉霉素或甲硝唑的三联疗法亦可取得较高的根除率,但要注意呋喃唑酮引起的周围神经炎和溶血性贫血等不良反应。治疗失败后的再治疗比较困难,可换用另外两种抗生素(阿莫西林原发和继发耐药均极少见,可以不换),如 PPI 加左氧氟沙星(500mg/d,1 次/d)和阿莫西林或采用 PPI 和胶体铋合用再加四环素(1500mg/d,2 次/d)和甲硝唑的四联疗法。

推荐的序贯疗法为 10d:前 5d,PPI+阿莫西林,后 5d,PPI+克拉霉素+替硝唑;或前 5d,PPI+克拉霉素,后 5d,PPI+阿莫西林+呋喃唑酮。

根除 Hp 治疗结束后的抗溃疡治疗:在根除 Hp 疗程结束后,继续给予一个常规疗程的抗溃疡治疗(如 DU 患者予 PPI 常规剂量,总疗程 2~4 周;或 H_2RA 常规剂量,疗程 4~6 周。GU 患者 PPI 常规剂量,总疗程 4~6 周;或 H_2RA 常规剂量,疗程 6~8 周)是最理想的。但对无并发症且根除治疗结束时症状已得到完全缓解者,也可停药以节省药物费用。

根除 Hp 治疗结束后复查:治疗后应常规复查 Hp 是否已经被根除。复查应在根除 Hp 治疗结束至少 4 周后进行,且在检查前停用 PPI 或铋剂 2 周,否则会出现假阴性。对未排除胃恶性溃疡或有并发症的消化性溃疡应常规进行胃镜复查。

3.保护胃黏膜药物

①铋剂:本类药物分子量较大,在酸性溶液中呈胶体状,与溃疡基底面的蛋白形成蛋白铋复合物,覆于溃疡表面,阻断胃酸、胃蛋白酶对黏膜的自身消化。铋剂还可通过包裹 Hp 菌体,干扰 Hp 代谢,发挥杀菌作用。因肾为铋的主要排泄器官,肾衰竭时禁用。常用枸橼酸铋钾(胶体次枸橼酸铋,120mg,4 次/d)。②弱碱性抗酸剂:常用铝碳酸镁、磷酸铝、硫糖铝(1.0g,4 次/d)氢氧化铝凝胶等。这些药物中和胃酸,短暂缓解疼痛症状。由于其能促进前列腺素合

成,增加黏膜血流量,刺激胃十二指肠黏膜分泌黏液及碳酸氢盐,目前更多把其视为黏膜保护剂。

(三)治疗 PU 的疗程

抑酸药物的疗程通常为 4～6 周,部分患者需要 8 周。根除 Hp 所需要的 1～2 周疗程可重叠在 4～8 周的抑酸药物疗程内,也可在抑酸疗程结束后进行。

(四)维持治疗

PU 愈合后,大多数患者可以停药。但对反复溃疡复发、Hp 阴性及已去除其他危险因素的患者可给予较长时间服用维持剂量的 H_2RA(法莫替丁 20mg 或尼扎替丁 150mg 或雷尼替丁 150mg,均为每晚 1 次)或 PPI(埃索美拉唑 20mg 或兰索拉唑 30mg 或奥美拉唑 20mg 或泮托拉唑 20mg 或雷贝拉唑 10mg,均为每日 1 次),疗程因人而异,短者 3～6 个月,长者 1～2 年或更长。

(五)外科手术治疗

主要限于少数有并发症者,包括:①大出血经内科治疗无效;②急性穿孔;③瘢痕性幽门梗阻;④胃溃疡癌变;⑤严格内科治疗无效的顽固性溃疡。

第五节　胃淋巴瘤

1961 年 Dawson 首次提出原发性胃淋巴瘤(PGL)的定义,即指原发于胃部、起源于胃黏膜下层淋巴组织的恶性肿瘤,有别于全身其他部位起源转移或扩展到胃部的继发性胃淋巴瘤。

一、病因

PGL 起源于黏膜下或黏膜固有层的淋巴组织,该处组织不暴露于胃腔,不直接与食物中的致癌物质接触,故其发病原因与胃癌不同,更可能与全身性因素引起的胃部局部淋巴组织的异型增生有关。到目前为止,PGL 的病因学尚未阐明,可能与以下因素有关。

二、临床表现

PGL 早期多无临床症状,随着疾病进展,患者可出现多种消化道症状,但通常并无特异性,与慢性胃炎、消化性溃疡、胰腺疾病、功能性胃肠病等疾病临床表现相似。

腹痛和上腹部不适是最常见的消化系统症状,78%～90% 的患者因此就诊。此外,食欲减退、恶心、呕吐、消化道出血也是常见症状。同时,约 10% 的患者可出现发热、体重减轻、盗汗等全身表现。

55%～60% 的患者体格检查无阳性体征,部分患者可发现上腹部压痛、上腹部肿块等。肝脾转移者可触及肝脾肿大。

PGL 常见的并发症包括消化道出血和恶性淋巴瘤转化。消化道大出血多见于淋巴瘤进展期患者,保守治疗效果差。胃低度 MALT 淋巴瘤可向高度恶性胃弥漫大 B 细胞淋巴瘤

(DLBCL)转化。胃穿孔、幽门梗阻等并发症的发生率低。

三、辅助检查

(一)胃镜

胃镜联合胃黏膜活组织病理学检查是确诊 PGL 并进行病理分型的主要手段。PGL 在内镜下的表现多样,无特异性,与胃癌不易鉴别。PGL 在胃镜下的形态可表现为:①溃疡型:可为单发或多发,常较表浅,直径可数厘米至十余厘米,溃疡底部不平整,表面被覆灰黄色坏死物,边缘凸起且较硬,周围皱襞增厚变粗,呈放射状;②浸润型:表现为胃壁局限性或弥散性增厚,皱襞粗大隆起,黏膜颗粒感;③结节型:胃黏膜多数散在小结节,黏膜表面可伴浅表或较深的溃疡,结节间胃黏膜皱襞粗大;④息肉型:较少见,病变呈息肉样向胃腔突起或呈扁平盘,病变质地较软,黏膜表面常有溃疡形成;⑤混合型:同时有以上 2~3 种类型的病变表现。胃窦受累多见,其次为胃体和胃底受累,也可呈散在分布或全胃累及。由于 PGL 病变起源于胃黏膜固有层和黏膜下层的淋巴组织,病变可不侵犯胃黏膜层,而胃镜下常规活检的取材部位较表浅,很难取到病变组织而造成漏诊,因此,建议在病变部位深挖多取,欧洲胃肠道淋巴瘤学组(EGILS)共识建议在病患处至少取 10 处活检;同时,对可疑病例,在胃镜下显示正常的胃黏膜也需要取活组织行病理检查。

(二)组织病理学检查及免疫表型

胃黏膜相关淋巴组织淋巴瘤的典型组织学特征是小的、比较成熟的淋巴细胞,CD5 和 CD10 阴性,CD20、CD21 和 CD35 阳性。观察到细胞异型性及 Dutcher 小体,有助于区分 MALT 淋巴瘤与反应性淋巴细胞浸润。

(三)影像学检查

1.超声内镜(EUS)

EUS 是目前用于评估胃浸润性病变最准确的影像学方法,它能够准确评价 PGL 的肿块大小、胃壁浸润深度和胃周器官及淋巴结受累情况,有助于疾病分期。同时,EUS 引导下的深层、人块活组织检查可提高 PGL 诊断率。EUS 的缺点是对经化疗或放疗后随访的患者,不易区分肿瘤浸润和治疗后的炎症反应,可能过度评估病情。

2.电子计算机断层扫描(CT)

PGL 的 CT 表现最突出的是胃壁局限或弥散性增厚,密度多均匀,胃壁的外边界一般光滑,而胃壁内侧轮廓随着增厚的褶皱扭曲变形不规则。检查前饮水 600~800mL 作对比剂有助于准确评估胃壁厚度。螺旋 CT 对胃癌与 PGL 的诊断及鉴别诊断有一定价值。PGL 常侵犯更广泛,更易侵犯全胃,胃窦及胃体胃壁广泛增厚,均匀强化,黏膜连续,可突破浆膜层向胃腔外侵犯,可见肝脏浸润;胃癌侵犯范围相对局限,更易出现胃壁坏死呈不均匀强化,胃腔梗阻性扩张,黏膜破坏不连续等表现。确诊 PGL 的患者,应行胸部、腹部及盆腔 CT 检查,以明确胃周及远处淋巴结浸润受累情况,为 PGL 的分期提供依据,同时排除全身性疾病。

3.磁共振检查(MRI)

与 CT 类似,MRI 扫描可清楚地显示胃壁厚度,增厚的胃壁 T_1WI 呈较均匀的稍低信号,T_2WI 呈不均匀稍高信号,增强后有轻至中度强化。同时,MRI 可以显示原发病灶对胃周脂肪间隙、肝脾及淋巴结累及情况,为 PGL 分期提供依据。

4.上消化道 X 线钡剂造影

PGL 的上消化道 X 线钡剂造影表现多种多样,可显示充盈缺损、不典型溃疡龛影等非特异性征象,还可以表现胃腔缩窄或皮革胃等浸润性病变改变,需与胃癌鉴别。

5.氟-18-脱氧葡萄糖(^{18}F-FDG)PET-CT

PET 检查可对胃 ^{18}F-FDG 摄取进行半定量,评价肿瘤细胞的代谢水平。该项检查用于 PGL 临床分期的价值受到关注,其敏感性和特异性均优于 CT。但 ^{18}F-FDG 在 PGL 不同组织学亚型中的摄取程度不同,仅在 DLBCL 中显示出优势;而 MALT 淋巴瘤属惰性肿瘤,肿瘤细胞代谢活性较低,^{18}F-FDG 摄取水平较低,^{18}F-FDGPET-CT 检查的价值有待研究。

(四)实验室检查

1.幽门螺杆菌检测

所有确诊 PGL 的患者均应首先检测幽门螺杆菌感染。检测幽门螺杆菌现症感染的方法包括 ^{13}C-或 ^{14}C-尿素呼气试验、粪便抗原检测、快速尿素酶试验和组织学染色方法。由于 PGL 病变导致胃内幽门螺杆菌负荷量降低,影响呼气试验及尿素酶试验的阳性率,因此,对上述检查方法幽门螺杆菌检测呈阴性的患者,应行血清学幽门螺杆菌抗体的检测。

2.染色体易位检测

发生 t(11;18)染色体易位的幽门螺杆菌阳性 PGL 患者常对幽门螺杆菌根除治疗不反应,因此,对幽门螺杆菌根除治疗无反应的患者,可通过聚合酶链反应(PCR)或荧光原位杂交技术(FISH)检测是否存在 t(11;18)染色体易位。

3.乳酸脱氢酶(LDH)

LDH 检测有助于评估 PGL 预后,LDH 升高的 PGL 患者总体生存率及无病生存率较 LDH 正常的 PGL 的患者降低。

4.骨髓活检/穿刺

对幽门螺杆菌根除治疗无反应的 PGL 患者,骨髓活检有助于确定 PGL 患者的后续治疗方案。对骨髓等远处器官受累的患者,需进行全身化疗或者可采取针对肿瘤的局部治疗(如局部放疗)。

5.肝炎病毒检测

PGL 合并乙型肝炎病毒(HBV)和丙型肝炎病毒(HGV)感染的患者在接受化疗联合免疫抑制治疗(利妥昔单抗)时,可能会诱发肝炎病毒再激活。因此,应在化疗前筛查 HBV 和 HGV 感染。

四、诊断与鉴别诊断

(一)诊断

PGL 患者缺乏特异的临床症状和体征,常导致误诊和漏诊。因此,对于消化不良症状患者,特别是 50 岁以上、经验性治疗症状不缓解的患者,应及时做胃镜及活检组织病理学检查。

PGL 胃镜下表现缺乏特异性,对于胃镜下溃疡、结节、息肉样等多形性或多灶性损害、病变高度不规则或浸润型病灶应高度警惕 PGL。由于 PGL 诊断主要依靠病理学诊断,因此,胃镜黏膜活检取到病变组织至关重要。对可疑病灶,应多部位、深层、多点、甚至重复、大块取材,以提高诊断的阳性率。免疫组织化学染色检测 CD20、CD3、CD5、CD10、Bcl-2、CD21、CD23 等表达有助于 PGL 的病理分型。

(二)鉴别诊断

PGL 发病率较低,临床表现和胃镜下表现缺乏特异性,诊断主要依靠胃镜下活检组织病理学检查。临床上应与胃癌、胃溃疡、慢性胃炎等相鉴别。

1.胃癌

较 PGL 发病年龄大,后者病程较长。两者症状上无明显区别,PGL 少见梗阻症状,患者一般状况较好。胃癌的确诊也需胃镜及病理组织学检查,有时还需免疫组织化学染色检测淋巴细胞表面标志物和上皮来源的肿瘤标志物以明确诊断。

2.胃溃疡

常见于年轻人,上腹痛具有慢性、周期性、节律性、季节性的特点。上腹痛通常有季节、精神紧张、药物、饮食不当等诱因,常于进食后出现,持续至下一餐前缓解。胃溃疡和 PGL 鉴别诊断仍需依赖胃镜及活检组织病理学检查。

3.慢性胃炎

与早期 PGL 症状相似,PGL 起源于胃黏膜下层,病变未累及黏膜层时,胃镜下表现常与慢性胃炎难以区分,对于可疑患者,多部位、深层、重复活检取材可提高诊断的阳性率。必要时可做内镜下黏膜切除(EMR)活检以提高诊断率。

五、治疗

PGL 的传统治疗方案首选手术治疗,术后联合放化疗。近年的研究显示,幽门螺杆菌根除治疗可作为低度 MALT 淋巴瘤的一线治疗。对于幽门螺杆菌根除治疗不反应的 PGL 患者,以放疗、化疗、免疫学治疗、手术治疗等综合治疗为主。

(一)幽门螺杆菌根除治疗

胃黏膜相关淋巴组织淋巴瘤与幽门螺杆菌感染密切相关,是幽门螺杆菌感染根除治疗的绝对适应证,幽门螺杆菌根除治疗可作为低度胃黏膜相关淋巴组织淋巴瘤的一线治疗方案。幽门螺杆菌根除后,78%的低度胃黏膜相关淋巴组织淋巴瘤患者达到完全缓解。

(二)放疗

胃黏膜相关淋巴组织淋巴瘤对放射治疗敏感。经低剂量局部放疗后 5 年,胃黏膜相关淋巴组织淋巴瘤的无病生存率达 80%,5 年总生存率达 90%。放射治疗常用于幽门螺杆菌阴性的早期(Lugano Ⅰ E 期和Ⅱ E 期)和有治疗适应证的 Lugano Ⅲ E 期和Ⅳ期胃黏膜相关淋巴组织淋巴瘤患者。胃 DLBCL 患者的治疗主要参考结内 DLBCL 的治疗原则,放疗通常用于化疗后的辅助治疗。低剂量放疗(30～35Gy)的不良反应包括畏食、恶心、呕吐等。低剂量放射治疗对胃黏膜屏障结构和功能的影响目前尚不明确,暂未发现胃溃疡、消化道出血等延迟毒性报道。

(三)化疗和免疫治疗

化疗或化疗联合放疗能达到与手术治疗相同的效果,而就患者治疗中的并发症来说,化疗似乎优于手术治疗。PGL 患者经化疗后,约 5% 的患者出现胃穿孔或消化道出血;而接受手术治疗的 PGL 患者,38% 体重下降,17% 出现吸收不良综合征,13% 出现倾倒综合征。化疗目前常用于对幽门螺杆菌根除治疗和放射治疗不反应的 Lugano Ⅰ E 期和 Ⅱ E 期和有治疗适应证的 Lugano Ⅲ E 期和 Ⅳ 期胃黏膜相关淋巴组织淋巴瘤患者和各期胃 DLBCL 患者。

目前胃黏膜相关淋巴组织淋巴瘤的化疗方案尚未达成共识。2017 年 NCCN 发布的 B 细胞淋巴瘤指南推荐参考边缘带淋巴瘤的化疗方案,主要包括苯达莫司汀＋利妥昔单抗、R-CHOP(利妥昔单抗＋环磷酰胺＋多柔比星＋长春新碱＋泼尼松)、RCVP(利妥昔单抗＋环磷酰胺＋长春新碱＋泼尼松)、单用利妥昔单抗。

原发性胃 DLBCL 的形态学表现与结内 DLBCL 相近,化疗方案仍参考结内 DLBCL 化疗方案。对于 Lugano Ⅰ E 期和 Ⅱ E 期的局限性 DLBCL 患者,选择 R-CHOP 方案化疗 3～4 个周期和受累区域放疗;对于 Lugano Ⅲ E 期和 Ⅳ 期的 DLBCL 患者,选择 R-CHOP 方案化疗 6～8 个周期。

化疗的常见并发症为胃穿孔、消化道出血等。并发症的原因主要是由于胃淋巴瘤对化疗敏感,瘤体消退较快而组织尚未修复所致。

(四)手术治疗

早期 PGL 起源于手术治疗的 5 年生存率可达 90%。但由于 PGL 起源于胃黏膜下层淋巴组织,浸润范围常较为广泛,胃部手术很难将肿瘤组织切除干净,常需辅助化疗或放疗。此外,胃部手术通常切除范围广泛,并发症常见,严重影像患者的生活质量,而内科治疗常可达到与手术相近的生存率。因此,目前手术治疗仅由于合并胃穿孔、消化道出血、幽门梗阻等严重并发症的 PGL 患者。

第六节 胃癌

胃癌是源于胃黏膜上皮的恶性肿瘤。由于卫生条件的改善及预防和治疗措施的改进,胃癌的发病率有所下降。总体上,男性胃癌的发病率约为女性的 2 倍。胃癌的发生与 Hp 感染、饮食、吸烟、血型、遗传、种族和化学物质如亚硝胺等因素有关。

一、病因

(一)环境因素

不同国家和地区发病率的明显差别说明与环境因素有关,其中最主要的是饮食因素。流行病学家指出,多吃新鲜蔬菜、水果、乳制品可降低胃癌发生的危险性,而多吃霉粮、霉制食品、咸菜、烟熏及腌制鱼肉,以及过多摄入食盐,则可增加危险性。如长期吃高浓度硝酸的食物(如烟熏和腌制烟熏鱼肉、咸菜等)后,硝酸盐可在胃内被细菌的还原酶转变成亚硝酸盐,再与胺结合成致癌的 N-亚硝胺。细菌可伴随腐败的不新鲜食物进入胃内,慢性胃炎或胃部分切除术后胃酸分泌低也有利于细菌大量繁殖。老年人因胃酸分泌腺的萎缩也常引起胃酸分泌低,同样也利于细菌的生长。正常人胃内细菌少于 $10^3/mL$，在上述情况下细菌可增殖至 $10^6/mL$ 以上，这样就会产生大量的亚硝酸盐类致癌物质，致癌物质长期作用于胃黏膜可致癌变。

（二）遗传因素

遗传因素对胃癌的发病亦很重要。胃癌的家族聚集现象，以及可同时发生于单卵双胞胎，支持了这种看法。而更多学者认为是遗传因素使个体对致癌物质更易感。

（三）免疫因素

免疫功能低下的人胃癌的发病率较高，可能机体免疫功能障碍，对癌症的免疫监督作用下降，在胃癌的发生中有一定意义。

（四）癌前疾病和癌前病变

胃癌的癌前状态分为癌前疾病和癌前病变，前者指与胃癌相关的胃良性病变，有发生胃癌的危险性，后者指较易转变为癌组织的病理学变化。据长期临床观察，胃癌的癌前疾病有：①慢性萎缩性胃炎；②胃息肉，增生型者多不发生癌，但腺瘤型者则可能发生癌变，广基腺瘤型息肉＞2cm 者易癌变；③残胃炎，特别是行毕Ⅱ式胃切除术后者，癌变常在术后 15 年以上才发生；④恶性贫血、胃体有显著萎缩者；⑤少数胃溃疡患者。肠化和不典型增生被视为胃癌的癌前病变（有学者认为，仅有不典型增生是癌前病变），胃黏膜可被肠型黏膜所代替，即所谓胃黏膜的肠化。肠化有小肠型和大肠型。大肠型又称不完全肠化，推测其酶系统不健全而使被吸收的致癌物质在局部累积，导致细胞的不典型增生，可发生突变成癌。

（五）幽门螺杆菌感染

幽门螺杆菌（Hp）感染被认为和胃癌的发生有一定的关系。大量流行病学资料提示 Hp 是胃癌发病的危险因素，在实验研究中，已成功地以 Hp 直接诱发蒙古沙鼠发生胃癌。Hp 具有黏附性，其分泌的毒素有致病性，导致胃黏膜病变，自活动性浅表性炎症发展为萎缩、肠化和不典型增生，在此基础上易发生癌变。

二、发病机制

正常胃黏膜上皮细胞是由原始新生细胞（干细胞）不断分裂生长分化而来的，何时生长、何时死亡都是受机体控制的，不会疯狂失控生长。干细胞都有各种原癌基因和抑癌基因，绝大多数情况下原癌基因的特性不表达出来，不会形成致癌物质，因此也就不能发育成胃癌细胞。

有胃癌家族史者原癌基因可能更容易表达出来，这就是遗传因素。除了遗传等内在因素外，还有很多外在的致癌因素，如上述高危人群面临的各种非遗传因素也可直接诱发或长期破坏胃黏膜屏障，使促癌物质更易诱发干细胞癌基因表达或基因突变而产生致癌物，使新生不成熟的原始细胞不能分化成具有正常功能的胃黏膜上皮细胞，而是变成各种分化程度不良且生长失控的非正常细胞。

若机体的免疫监测功能正常，往往可以清除少量的异常细胞；但当长期心理状态不佳引起内分泌系统异常及免疫功能长期低下或异常细胞由于某种未知原因逃逸了机体的免疫监测时，则异常细胞最终发展成机体无法控制其生长的胃癌细胞，完成癌变过程。

癌变过程很漫长，可达数十年，常为慢性浅表性胃炎→萎缩性胃炎→肠上皮化生→异型增生(不典型增生)→胃癌,这样一个缓慢过程。一旦癌细胞形成且能对抗机体免疫监测后则会暴发性生长成肉眼可见的胃癌病灶,根据患者不同的年龄及生长代谢速度,这个过程可能需要半年到数年。

局部癌灶不断生长,就占据正常胃细胞的空间导致胃正常功能减弱,甚至直接浸润性生长到邻近组织和器官上继续生长。不断流经癌灶内部的淋巴液和血液会将癌细胞带到机体各个部位的淋巴结(最终再汇入血液)或全身各组织器官导致癌细胞广泛转移。局部癌灶疯狂生长突破胃浆膜后散落到腹腔内,种植在腹腔各部位。随着体内各处癌细胞疯狂无控制地生长,不断抢夺了正常细胞的营养物质,最终使正常组织器官因营养极度不良而功能衰竭,导致胃癌患者死亡。

三、分　型

(一)大体分型

1.胃癌早期

组织局限于黏膜和黏膜下层,而不论有无淋巴结转移(侵及黏膜下层者 11%～40% 有局部淋巴结转移)。按日本内镜学会分为隆起型(Ⅰ型)、平坦型(Ⅱ型,再分为Ⅱa、Ⅱb、Ⅱc,分别为浅表隆起型、浅表平坦型、浅表凹陷型三种亚型)和凹陷型(Ⅲ型)。

2.进展期胃癌

癌组织浸润达肌层或浆膜层称为进展期胃癌,国内学者将其大体分型为 9 型:结节蕈伞型、盘状蕈伞型、局部溃疡型、浸润溃疡型、局部浸润型、弥漫浸润型、表面扩散型、混合型、多发癌;国外学者按照 Borrmann 分型将其分为 4 型:隆起型(Ⅰ型)、局限溃疡型(Ⅱ型)、浸润溃疡型(Ⅲ型)、弥漫浸润型(Ⅳ型),其中弥漫溃疡型累及胃大部或全胃时称为皮革胃。以局限浸润型和浸润溃疡型较多见。

(二)组织学分型

本分型是以癌的组织结构、细胞形状和分化程度为依据分普通类型、特殊类型和 Lauren 分型。

1.普通类型

乳头状腺癌、管状腺癌、低分化腺癌、黏液腺癌、印戒细胞癌。

2.特殊类型

腺鳞癌、鳞癌、类癌、未分化癌。

3.Lauren 分型

根据细胞形态与组织化学,把组织学类型分为肠型、弥漫型两型。肠型分化程度较高,多见于老年人,恶性程度低,预后较好;而弥漫型恰恰相反。

(三)转移途径

胃癌有 4 种扩散形式,如下。

1.直接蔓延扩散至相邻器官

如胰腺、脾、横结肠、网膜。

2.淋巴结转移

是最常见的转移形式,分局部转移和远处转移,如转移至左锁骨上时的 Virchow 淋巴结。

3.血行播散

常见于肝、肺、骨、中枢神经系统。

4.腹腔内种植

癌细胞从浆膜腔脱落入腹腔,种植于腹膜、肠壁、盆腔。种植于直肠前窝出现肿块时,称为 Blumer shelf,直肠指诊可扪及;种植于卵巢,称为 Krukenberg 瘤。

四、临床表现

(一)症状

早期胃癌患者多无明显不适,部分患者可有消化不良的表现。进展期胃癌患者可有上腹痛、厌食、纳差、乏力及体重减轻。

胃癌发生并发症或转移时可出现一些特殊症状。贲门癌累及食管下段时可出现吞咽困难。胃癌并发幽门梗阻时可有恶心、呕吐;并发出血时可有呕血、黑粪或贫血。胃癌转移至肝可引起右上腹痛、黄疸或发热;转移至肺可引起咳嗽、呃逆或咯血;累及胸膜可出现胸痛或呼吸困难。胃癌侵及胰腺时,可出现背部放射性疼痛。

(二)终末期胃癌死亡前的症状

1.常明显消瘦、贫血、乏力、食欲缺乏、精神萎靡等恶液病症状。

2.多有明显的上腹持续疼痛:癌灶溃疡、侵犯神经或骨膜引起疼痛。

3.可能大量呕血、黑粪等,胃穿孔、幽门梗阻致恶心、呕吐或吞咽困难或上腹饱胀加剧。

4.腹部包块或左锁骨上可触及较多较大的质硬不活动的融合成团的转移淋巴结。

5.有癌细胞转移的淋巴结增大融合压迫大血管致肢体水肿、心包积液;胸腹腔转移致胸腔积液、腹水,难以消除的过多腹水致腹部膨隆胀满。

6.肝内转移或肝入口处转移淋巴结肿大融合成团或该处脉管内有癌栓堵塞引起黄疸、肝大。

7.常因免疫力差及肠道通透性增高引起肠道微生物移位入血致频繁发热或胸腔积液压迫肺部引起引流不畅导致肺部感染或严重时致感染性休克。

8.因广泛转移累及多脏器,正常组织受压丧失功能,大量癌细胞生长抢夺营养资源使正常组织器官面临难以逆转的恶性营养不良最终致多脏器功能衰竭而死亡。

(三)体征

早期胃癌可无明显体征。进展期胃癌时可扪及上腹部肿块,伴压痛。肿块多位于上腹部偏右侧。如肿瘤转移至肝可有肝大或腹水;如腹膜有转移可出现腹水,移动性浊音阳性。侵犯门静脉或脾静脉时有脾大。有淋巴结转移时,可扪及淋巴结肿大、变硬,左锁骨上淋巴结转移时称 Virchow 淋巴结。

(四)并发症

消化道出血,幽门梗阻,癌肿穿孔致弥散性腹膜炎。

五、辅助检查

（一）实验室检查

缺铁性贫血较常见，可呈粪隐血阳性。

（二）胃镜检查

胃镜结合胃黏膜活检，是目前诊断胃癌最可靠的方法。胃的任何部位都可发生癌变，好发部位依次为胃窦（包括幽门前区）、小弯、贲门、胃底和胃体。

1.早期胃癌

胃镜下，早期胃癌可表现为息肉样隆起，平坦或凹陷性改变；黏膜粗糙，斑片状充血或糜烂，触之易出血。

2.进展期胃癌

病变处黏膜质脆，触之较硬易出血。该型胃癌胃镜下多可做出拟诊。有些病变胃镜下可无明显病灶，甚至普通活检也可呈阴性。临床疑诊时，可行大块黏膜切除，提高诊断阳性率。

超声内镜检查可较准确判断肿瘤的浸润深度和累及范围，了解有无局部淋巴结转移，有助于区分早期和进展期胃癌，可作为 CT 检查的重要补充。

（三）X 线钡剂检查

当患者有胃镜检查禁忌证时，X 线钡剂检查有助于发现胃内的溃疡及隆起性病灶，分别呈龛影或充盈缺损，但难以准确判断其良、恶性；如黏膜皱襞破坏，消失或中断，邻近胃黏膜僵硬，蠕动消失，则恶性可能性大。X 线钡剂检查对进展期胃癌的诊断率可达 90%。

（四）CT 检查

平扫及增强扫描在评价胃癌病变范围、局部淋巴结转移和远处转移状况等方面具有重要价值，应当作为胃癌术前分期的常规方法。

（五）磁共振（MRI）检查

推荐对 CT 造影剂过敏者或其他影像学检查怀疑转移者使用 MRI 检查。MRI 有助于判断腹膜转移状态，可酌情使用。

（六）上消化道造影

上消化道造影有助于判断胃癌患者胃原发病灶的范围及功能状态，特别是气钡双重对比造影检查是诊断胃癌的常用影像学方法之一。对疑有幽门梗阻的患者建议使用水溶性造影剂。

六、诊断

主要依据胃镜检查和病理活检。早期诊断是根治胃癌的前提。对下列胃癌高危患者应及早和定期进行胃镜检查：①40 岁以上，尤其是男性，近期出现消化不良、呕血、黑粪、缺铁性贫血；②慢性萎缩性胃炎伴肠化或异型增生者；③良性溃疡经正规治疗 2 个月无好转或增大；④胃切除术后 10 年以上者；⑤X 线发现胃息肉直径＞2cm 者。

七、鉴别诊断

(一)慢性胃炎

常有上腹不适、食欲缺乏或饱胀、恶心呕吐;发病多与饮食不节、劳累及受寒、不良情绪等因素有关;常反复发作,不伴极度消瘦、贫血等;胃镜和 X 线钡剂检查较易与胃癌相区分。

(二)功能性消化不良

上腹胀满、嗳气、反酸、恶心、食欲缺乏等。胃镜和 X 线钡剂检查等可明确诊断。

(三)胃溃疡

与胃癌有相似的临床症状。胃癌亦可表现为溃疡性改变,应仔细区分两者。

(四)胃息肉

较小的息肉可无任何症状,较大者可有上腹部饱胀不适、隐痛、恶心呕吐,有时可见黑粪。胃息肉需与隆起型胃癌相鉴别。胃镜和病理检查可明确诊断。

(五)胃间质瘤

多发于中年以上人群,临床无特异性症状,常见上腹饱胀、隐痛等。肿瘤多位于黏膜下层,界限较清楚。超声内镜可明确肿瘤来源,结合病理检查可与胃癌鉴别。

(六)原发性恶性淋巴瘤

多见于青壮年。临床表现除上腹部饱胀、疼痛、恶心等非特异消化道症状外,还可见贫血、乏力、消瘦等,部分患者可见持续高热或间歇热。胃镜下组织活检将有助于诊断。

八、治疗

早期胃癌没有淋巴结转移时,可采取内镜治疗,进展期胃癌在没有全身转移时,可手术治疗;肿瘤切除后,应尽可能清除残胃的 Hp 感染。

(一)内镜治疗

早期胃癌特别是黏膜内癌,可行内镜下黏膜切除术(EMR)或内镜下黏膜下剥离术(ESD)。内镜下治疗主要适用于中、高分化,无溃疡,直径<2cm 且无淋巴结转移者。对切除组织应行病理检查,根据切缘、基底是否残留癌组织等情况判断是否追加手术。

(二)手术治疗

对于早期胃癌,可采取胃部分切除术。进展期胃癌,如无远处转移,尽可能根治性切除;伴有远处转移或者梗阻者,可行姑息性手术。手术切除加区域淋巴结清扫,是目前治疗进展期胃癌的主要手段。胃切除范围可分为近端胃切除、远端胃切除及全胃切除,切除后分别用 Billroth-Ⅰ、BillrothⅡ及 Roux-en-Y 式重建消化道连续性。

(三)化疗

早期胃癌且不伴有任何转移灶者,术后一般不需化疗。单一药物化疗只适应于早期需要化疗者或不能承受联合化疗者。未做根治性切除的患者或不能手术者可联合化疗。术前化疗即新辅助化疗可使肿瘤缩小,增加手术根治及治愈概率;术后辅助化疗方式主要包括静脉化疗、腹腔内化疗、持续性腹腔温热灌注和淋巴靶向化疗等。常用药物有氟尿嘧啶、替加氟、丝裂霉素、多柔比星、顺铂或卡铂等。联合化疗多采用2～3种药物联合,以免增加药物毒性及不良反应。化疗失败与癌细胞对化疗药物产生耐药性有关。

第四章　泌尿系统疾病

第一节　原发性肾小球疾病

一、肾病综合征

肾病综合征(NS)是肾小球疾病的一种常见临床类型,以大量蛋白尿(≥3.5g/d)、低白蛋白血症(<30g/L)、水肿、高脂血症以及蛋白尿引起的其他代谢异常为特征。按病因可分为原发性、继发性和遗传性,诊断原发性肾病综合征必须先排除继发性肾病综合征。原发性肾病综合征可有不同病理类型,其治疗效果和临床预后均显著不同。因此,成年人肾病综合征建议先行肾组织活体检查,明确病因和病理类型,以便指导临床治疗。

(一)诊断

1.临床表现

(1)微小病变

①好发于儿童,尤以 2~6 岁幼儿多见,成人发病率较低,但老年人有增高趋势。

②男性多于女性。

③除蛋白尿外,镜下血尿为 15%~20%,无肉眼血尿。

④一般无持续性高血压及肾功能减退。

⑤成人患者镜下血尿、一过性高血压及肾功能下降的发生率比儿童病例高。

(2)系膜增生性肾炎

①好发生于青少年,男多于女。

②约 50%有前驱感染。

③发病较急,甚至呈急性肾炎综合征,否则常隐匿起病。

④非 IgA 肾病综合征的发生率高于 IgA 肾病。

⑤IgA 肾病血尿发生率及肉眼血尿发生率高于非 IgA 肾病。

⑥肾功能不全及高血压的发生率随肾脏病变轻重而异。

(3)系膜毛细血管性肾炎(又称膜增生性肾炎)

①好发生于青壮年,男多于女。

②60%~70%有前驱感染。

③发病较急,可呈急性肾炎综合征(占 20%~30%),否则常隐匿起病。

④本病常呈肾病综合征(约占 60%)。

⑤常伴明显的血尿(几乎 100% 有血尿,肉眼血尿常见)。

⑥病情常持续进展,肾功能损害、高血压及贫血出现早。

⑦50%～70% 病例血清 C3 持续降低。

(4)膜性肾病

①好发于中老年,男多于女。

②隐匿起病。

③约 40% 的病例有镜下血尿,但无肉眼血尿。

④易发生血栓栓塞并发症(肾静脉血栓发生率约占 50%)。

(5)局灶性节段性肾小球硬化(FSGS)

①好发于青少年,男多于女。

②隐匿起病。

③75% 发生血尿,20% 呈现肉眼血尿。

④常有肾功能减退和高血压,还常出现近曲小管功能障碍,表现为肾性糖尿、氨基酸尿及磷酸盐尿。

⑤在病因上尽可能寻找继发性因素。

⑥在临床上应尽可能明确家族史,排除遗传性 FSGS。

2.实验室检查

(1)血常规:可见小细胞性(缺铁性)贫血,血小板计数可增多。

(2)尿液检查:24h 尿蛋白定量≥3.5g,尿沉渣常含各种管型,也可出现红细胞和红细胞管型,有时可见脂尿。

(3)血生化检查

①血脂:总胆固醇、三酰甘油、游离胆固醇、酯化胆固醇及磷脂均增高。

②人血白蛋白:常≤30g/L。

③血清蛋白电泳:可见 α_2 和 β 球蛋白增高。

④其他:血浆铜蓝蛋白、转铁蛋白、补体均减少;甲状腺激素水平降低;纤维蛋白原增加等。

3.诊断标准

(1)大量蛋白尿,24h 尿蛋白定量≥3.5g/d。

(2)低白蛋白血症(≤30g/L)。

(3)水肿。

(4)高脂血症。

其中第 1、2 条为诊断的必备条件。

4.诊断思维程序

肾病综合征的诊断并不困难,但要确定其病因和病理类型有时有一定难度。因此,首先需根据临床特征确定是否是肾病综合征,然后要区分是原发性或继发性肾病综合征,最后还要判断有无并发症。

在继发性肾病综合征的病因中,一般而言:

(1)少年患者:过敏性紫癜肾炎。

①有典型的皮肤紫癜。

②可有关节痛。

③腹痛和便血。

(2)中青年女性:系统性红斑狼疮肾炎。

①常有发热、皮疹(蝶形红斑、盘状红斑、光过敏)、关节痛、口腔黏膜溃疡、多发性浆膜炎。

②心、肾、血液和神经等器官和系统的损害。

③血常规检查常有红细胞、白细胞及血小板计数减少。

④活动期血清 C3 降低,免疫学检查异常。

(3)中老年患者

①糖尿病肾小球硬化症:a.多在糖尿病 5 年后出现肾损害;b.开始为微量白蛋白尿;c.以后为持续性蛋白尿并可发展为大量蛋白尿;d.大约在糖尿病 10 年后出现肾病综合征,并很快进展至慢性肾衰竭。

②骨髓瘤性肾病:a.男性多于女性;b.多有骨痛;c.尿凝溶蛋白阳性;d.血清单株球蛋白增高,蛋白电泳出现 M 带;e.扁骨 X 线检查可见穿凿空洞;f.骨髓穿刺可见大量骨髓瘤细胞。

③肾淀粉样变性:a.原发性和(或)继发性;b.主要侵犯心、肾、消化道、皮肤、神经及肝脾;c.本病确诊常需组织活检,部位多为牙龈、舌、直肠、肾和肝脏。

此外,必须强调的是对未治和治疗效果欠佳的患者应积极提倡肾活检,对明确病理类型、调整治疗方案和判断预后至关重要。

(二)肾病综合征治疗

1.治疗原则

肾病综合征的临床诊断并不困难,如需进行肾活检、获得病理学资料也相当方便,那么最考验肾脏科医师的就是治疗。在推崇循证医学的现代,出现了越来越多的临床指南,似乎明确诊断之后按图索骥即可,降低了当医师的难度。实际上并非如此,基于证据的临床指南可以提供参考,避免原则上的错误,但不能机械地遵守,在治疗过程中患者的情况千变万化,如何做出合理的调整更能体现一个医师的水平。肾病综合征病因繁多,并发症复杂,其治疗可谓是一个系统工程,方方面面都要考虑周全。继发性肾病综合征首要的是治疗原发疾病,原发性肾病综合征则应根据其病理类型制定相应的治疗方案。

(1)一般治疗

①休息:一般推荐肾病综合征患者以卧床休息为主,有利于增加肾脏血流量、利尿及减少尿蛋白。严重水肿的患者本身也行动不便,不宜过多活动以防止意外。但仍应保持适当的床上及床旁活动,以减少发生感染及血栓的机会。蛋白尿缓解后再逐渐增加活动量,应监测尿蛋白变化作相应的调整,无论什么情况都不应剧烈运动。

②饮食:肾病综合征患者常常因为胃肠道黏膜水肿和腹水而导致胃肠道症状,包括食欲下降、恶心、呕吐乃至厌食。因此饮食应以清淡、易消化为主要原则,同时保证足够的营养。

a.水、钠摄入:肾病综合征是继发性高醛固酮血症的重要原因,尿钠排泄会下降到极低的水平,这导致严重的水钠潴留。限水和限钠是一个最基本的饮食要求。但过于清淡的饮食会影响食欲,不利于患者摄入足够营养。而且临床上对患者水、钠平衡的评价也存在一定的不确定性,因此具体的限制有赖于个体状况。一般成人患者推荐每日摄入 2～3g 的食盐(50～70mmol 的钠),味精、酱油等含钠较多的调料也应尽量少用。限盐是治疗的基本措施:重度水肿的患者每日盐入量 1.7～2.3g(75～100mmol),轻、中度水肿患者每日 2.3～2.8g(100～120mmol)每日摄入液体一般不超过 1.5L,少尿的患者可以根据前一日的尿量加上约 500mL不显性失水来粗略估计液体摄入量。需要注意这个液体摄入量不仅是指饮水,还包括其他食物中所含的水分。

b.蛋白摄入:在肾功能受损的患者,低蛋白饮食的治疗作用已经得到公认,被认为有助于保护肾功能。但肾病综合征患者应该摄入多少量的蛋白还存在争议。在肾病综合征患者存在蛋白丢失、高分解代谢等病理生理改变,尽管肝脏合成蛋白量是增加的,仍不能保证机体需要。患者整体上处于负氮平衡状态,理论上应该增加饮食蛋白的摄入才能弥补。但研究表明,摄入太多蛋白并不能改善低蛋白血症,甚至可能导致肾小球高滤过和蛋白尿进一步增加,加重肾脏损伤。相反,低蛋白饮食[<0.8g/(kg•d)]可以减轻蛋白尿。但这可能加重肾病综合征患者的肌肉消耗和营养不良。看来蛋白摄入过多、过少都有不足之处。大多数情况下医师选择维持接近正常水平的蛋白摄入,以求在治疗需要、营养及患者口味间达成相对平衡。因此尽管目前没有足够的循证医学证据支持,还是推荐正常水平的蛋白摄入[0.8～1g/(kg•d)]。摄入的蛋白应以优质蛋白为主。此外国内报道黄芪、当归等中药可以有效增加肝脏蛋白合成,改善肾病综合征患者蛋白代谢紊乱。

一般情况下不主张静脉输注白蛋白,在严重低白蛋白血症导致低血容量甚至肾功能不全的情况下,从静脉输入适量白蛋白是有益的。但这种疗法的效果非常短暂,输入的白蛋白大多数在 48h 内经尿排泄,补充白蛋白不能有效改善低蛋白血症。而且静脉输入过多白蛋白还可能加重肾小球滤过负担及损伤肾小管,引起所谓的"蛋白超负荷肾病"。甚至导致急性肺水肿等并发症。所以除非存在严重的血流动力学问题(低血容量甚至肾功能不全)和(或)难治性水肿,否则不推荐静脉使用白蛋白,这从医疗和经济上考虑都是明智的。

c.脂肪摄入:肾病综合征患者往往合并高脂血症,因此需要控制脂肪摄入,尤其是饱和脂肪酸。适当摄入不饱和脂肪酸是有益的,一项动物试验研究表明,鱼油可以降低血脂、减少尿蛋白及减轻肾小球硬化。

d.其他营养成分:尿中丢失的铁、锌等微量元素可以通过正常的饮食得到补充。由于肾病综合征患者常应用糖皮质激素治疗,故建议常规补充钙和活性维生素 D_3,以减少骨质疏松发生的可能。

(2)蛋白尿的治疗:肾小球滤过屏障受损导致蛋白尿是肾病综合征的基本病理生理改变,如何减少尿蛋白是治疗肾病综合征的关键。

①免疫抑制治疗:这是目前肾病综合征最主要的治疗手段,常用药物有三类,包括糖皮质激素(泼尼松、泼尼松龙)、细胞毒类药物(环磷酰胺、苯丁酸氮芥)及免疫抑制药(霉酚酸酯、环孢素 A、他克莫司及来氟米特等)。目前并没有一个统一的治疗方案,所用药物的组合、剂量及疗程等依具体病因及病理类型而异,儿童和成人也有很大差别,这将在各章节深入讨论。

②血管紧张素转换酶抑制药(ACEI)和血管紧张素 I 型受体拮抗药(ARB):肾素-血管紧

张素系统(RAS)的激活是蛋白尿的核心发病机制之一。在动物和人类试验都已经证实抑制RAS可以有效减少蛋白尿。因此在蛋白尿疾病中 ACEI 和 ARB 被推荐作为降尿蛋白的一线药物使用,而不管患者是否存在高血压,肾病综合征也不例外。一般认为这两类药物通过扩张出球小动脉降低肾小球内压力,减少蛋白尿。也有研究证实它们有直接保护肾小球滤过屏障的作用。此外,大量临床研究证实了 ACEI 和 ARB 的肾保护作用,不管是在糖尿病还是非糖尿病肾病,这种保护和其降蛋白尿作用是相关的。但是在肾病综合征患者应用 ACEI 和 ARB 也需要谨慎。它们可能导致暂时的血肌酐上升,30% 以内的升高是可以接受的,超过这个程度要考虑暂时停药并且寻找可能的原因,例如肾动脉狭窄或低血容量。此外要警惕高钾血症,当血钾超过 5.5mmol/L 时要考虑减量或停药。同时应用 β 受体阻滞药、保钾利尿药和环孢素 A 可能增加高血钾的风险。ACEI 和 ARB 的降蛋白尿效果和剂量关系密切,国外研究证实大剂量应用有更好的降蛋白尿作用,例如厄贝沙坦可以用到 900mg/d,但国人很难耐受。在使用ACEI 和 ARB 时应定期监测血压、血肌酐及血钾水平,在可以耐受的情况下逐步增加剂量以达到最佳疗效。合用 ACEI 和 ARB 理论上会有更好的效果,最近的一个荟萃分析也显示两者联用确实有额外的降蛋白尿效果,尽管有高钾血症的趋势。但是从研究来看,两者合用并没有体现出期望的优势,合用后尽管蛋白尿进一步减少,但是在生存和肾脏终点(肾衰竭或开始透析时间)上并没有显示益处,在有些患者甚至是有害的,低血压、高血钾及血肌酐上升的风险增加。

③其他药物:还有一些药物也用来治疗蛋白尿,但其效果和安全性有限或还没有足够的证据,这些药物一般不作为常规,但可试用于常规治疗无效的难治性肾病综合征。a.非类固醇抗炎药(NSAIDs):据报道吲哚美辛有减少蛋白尿的作用,可能与抑制前列腺素生成,降低肾小球滤过率有关。但这类药物疗效难以持久,停药后易复发,且可能会影响肾脏血流及引起肾外不良反应,因此应用受限。b.免疫球蛋白:有报道静脉使用免疫球蛋白可以治疗膜性肾病的大量蛋白尿,但未得到更多研究的证实。c.免疫刺激药:有报道使用左旋咪唑治疗儿童肾病综合征及激素抵抗的肾病综合征有一定的疗效,与其刺激 T 细胞功能,调节免疫作用有关。d.醛固酮受体拮抗药:螺内酯作为一种醛固酮受体拮抗药,除了利尿作用,也有潜在的抗蛋白尿作用。研究证实,螺内酯加上 ACEI 和(或)ARB 在减少糖尿病肾病蛋白尿上有叠加效果。但此项观察为时较短,没有监测肾功能,还需要进一步研究。应用时需严密监测血钾变化。e.肾素抑制药:直接抑制肾素活性的药物 Aliskiren 已经上市,近来的研究显示在 2 型糖尿病肾病Aliskiren 和氯沙坦合用可以更好地减少蛋白尿。它与 ACEI 及 ARB 两者合用是否有更好的疗效目前还没有相应数据,作为一个新药,其疗效还需要更多研究证实。f.雷公藤:作为传统中药使用多年,其治疗蛋白尿的效果已经得到肯定,但在肾病综合征一般不作为首选,因其治疗剂量和中毒剂量较为接近,使用时应谨慎。g.利妥昔单抗:是一种针对 CD20 的人/鼠嵌合单抗,多用于治疗 CD20 阳性的 B 细胞非霍奇金淋巴瘤、急慢性淋巴细胞白血病、多发性骨髓瘤等。目前已试用于一些难治性肾病综合征,取得了一些效果,但鉴于患者数量和随访时间不足,还有待进一步研究。

④肾脏切除:在少数顽固性大量蛋白尿、常规治疗无效而可能引起不良后果的肾病综合征患者,有时候不得不接受肾脏切除手术以减轻蛋白尿对人体的危害。较常用于先天性肾病综

合征,因为患儿大量蛋白从尿中丢失引起严重营养不良及发育障碍。也用于局灶节段性肾小球硬化的年轻患者及肾淀粉样变的老年患者,罕见用于 IgA 肾病、膜性肾病及膜增殖性肾炎。单侧肾切除对部分患者有效,但有些患者因为未切除的肾出现代偿性高滤过而失败。现在也有"内科切除"的方法,包括使用高剂量的非甾体类抗炎药等肾毒性药物及介入栓塞的方法。可以根据患者的具体情况选用。

2.症状及并发症的治疗

(1)水肿:肾病综合征的水肿在有些患者只是轻微的不适,对另一些患者来说可能是极大的痛苦,因此水肿的正确治疗非常重要。肾病综合征患者发生水、钠潴留的机制仍然存在争议,患者的血容量状态也没有定论,因此临床上要根据患者的具体情况决定治疗方案。限制水、钠摄入和卧床休息是最基本的要求,轻度水肿患者采取这两项措施就可能明显缓解,中重度水肿的患者往往要服用利尿药,更严重者需要住院治疗,直至水肿缓解。

使用利尿药前首先要评估患者的血容量状态和电解质平衡,低血容量不宜快速利尿。在单纯肾病综合征而没有高血压和肾功能异常的儿童患者,使用钠通道阻滞药阿米洛利有较好的疗效。如果肾功能正常,可选用阿米洛利、噻嗪类利尿药、螺内酯及袢利尿药。噻嗪类利尿药和醛固酮拮抗药常联合使用,在难治性水肿可以考虑加用袢利尿药等其他药物。使用利尿药应从小剂量开始,逐步增加,以避免造成血容量不足和电解质紊乱。水肿的消除速度不能太快,每日体重减少以 0.5～1.0kg 为宜。过度利尿的患者可能出现严重的血容量不足,出现四肢血管收缩、心动过速、直立性低血压、少尿甚至肾功能不全等症状,需要引起足够的重视。通过停止利尿、补液等手段一般可以解决。在人血白蛋白水平较低的患者单纯使用利尿药效果不佳,可以考虑在静脉输注白蛋白的同时使用利尿药。有一些因素可降低利尿药的作用。例如,肠黏膜水肿会减少药物吸收,肾小球滤过受损会减少水分的滤过,尿蛋白量过大也会降低利尿药效果。在利尿药效果不佳时要仔细分析原因,不能盲目加大剂量。在药物难以控制的水肿或出现急性肺水肿等紧急情况时,即使肾功能正常,也可以考虑进行临时透析治疗,清除水分。

(2)预防和控制感染:严重感染一直被认为是肾病综合征最主要的、危及生命的并发症之一。因为肾病综合征患者存在免疫球蛋白丢失、补体丢失、淋巴细胞功能异常等因素,其免疫力远不如正常人,使用激素等免疫抑制药物,尤其不合理滥用更可能进一步降低免疫力。在抗生素和激素广泛应用之前,败血症占肾病综合征患者死亡病因的 1/3,肺炎链球菌引起的败血症在儿童患者中占很大比例,腹膜炎、蜂窝织炎及尿路感染也是常见感染并发症;成人患者败血症相对少见,但细菌谱更广。在抗生素广泛使用的今天,感染仍然是肾病综合征患者的严重并发症,而且不限于普通细菌感染,各种罕见的耐药细菌、真菌及病毒感染都有可能引起感染。保持对肾病综合征患者感染的足够警惕是预防感染的重要前提。一般建议患者卧床休息,减少外出被感染的机会,必要时可采取戴口罩等防护措施。在正常人,接种疫苗是预防某种疾病的常规手段,但在肾病综合征患者这一存在免疫异常的特殊人群如何合理接种疫苗仍然不清楚,相关的研究非常缺乏。这对儿童患者尤其重要,因为儿童在成长过程中需要接种多种疫苗。一般认为肾病综合征儿童仍应根据年龄接种相应的疫苗,但应避免接种减毒活疫苗。在接受大剂量激素或其他免疫抑制药治疗的患者使用疫苗接种应格外谨慎。肺炎链球菌感染的发病率在降低,但在严重蛋白尿和低蛋白血症患者仍推荐注射肺炎链球菌疫苗进行预防。研究表明在儿童微小病变肾病患者使用肺炎链球菌疫苗后反应基本正常,尽管其抗体滴度低于正常水平并且快速下降,不到50%患者维持1年的有效免疫状态。英国指南推荐儿童肾病综合征患者每年注射流感疫苗,研究证实是有效的。此外,在儿童肾病综合征患者使用水痘疫苗也有一定的效果。许多肾脏科医师对肾病综合征患者预防性使用青霉素等抗生素,但迄今为止,没有任何循证医学证据支持这一做法。免疫球蛋白、胸腺肽及中药在预防感染上的作用也有报道,但缺乏更多的研究证实。

(3)降脂治疗:肾病综合征时常伴有高脂血症,表面上它不如感染和血栓等并发症紧急,但不能因此而忽视。高脂血症是心血管疾病的高危因素,蛋白尿不能有效缓解的患者将长期面临这种风险。肾病综合征高脂血症的治疗非常困难,实际上,蛋白尿的缓解是最好的治疗方法。限制饮食作用有限,Gentile 等研究发现富含不饱和脂肪酸的大豆素可降低血脂25%～30%,加上鱼油并不能进一步提高疗效。所有降脂药物都可用于肾病综合征患者,但最常用的仍然是他汀类药物及抑制胆汁酸的药物(降脂树脂)。降脂树脂单独使用最多可降低总胆固醇30%,他汀类药物可使低密度脂蛋白胆固醇降低10%～45%,同时降低三肽甘油。两者合用效果更好。纤维酸类降脂药主要降低三肽甘油,同时升高高密度脂蛋白水平,但发生肌病的风险增加。烟酸类药物也有降脂作用,但可能导致头痛及脸红,使用也受到限制。在普通人群长期使用小剂量阿司匹林有预防心血管疾病的作用,但在肾病患者的作用还不确定。

(4)抗凝治疗:肾病综合征血栓栓塞性疾病发生率报道很不一致,推测至少35%患者受到影响。静脉血栓栓塞性疾病比冠状动脉病更常见,外周动脉也可能发生。常见的有深静脉血栓、肾静脉血栓和肺血栓栓塞性疾病。膜性肾病患者特别容易出现血栓栓塞性疾病的并发症,原因还不清楚,但这类患者大多年龄较大,可能血管本身存在一定的问题。通常认为肾病综合征患者的高凝状态是因为抗血栓因子从尿中丢失,而促凝血因子和纤维蛋白原水平常增加。在人血白蛋白浓度降到25g/L以下时高凝倾向尤其严重。但是需要指出凝血异常与血栓栓塞性疾病之间的联系是不确定的,临床上没有合适的指标来指导医师何时需要预防性抗凝治疗。一些时候患者出现了深静脉血栓甚至肺栓塞都没有任何临床症状。目前也没有可靠的循证医学证据支持预防性抗凝治疗。一般认为高危患者应进行预防性抗凝治疗,常见的高危因素包括人血白蛋白浓度<20g/L、低血容量、长期卧床及膜性肾病等。抗凝治疗时间也没有明确规定,但蛋白尿缓解后即可考虑停止抗凝治疗。肾病综合征时易发生血栓栓塞性并发症的情况:①肾病综合征的严重程度(一般认为血浆白蛋白<20～25g/L);②基础的肾脏病(如狼疮肾炎伴抗磷脂抗体综合征);③既往出现过血栓栓塞事件(如深静脉血栓);④家族中存在血栓栓塞患者(血栓形成倾向),可能与遗传因素有关;⑤同时存在其他血栓形成的因素(如充血性心力衰竭、长期不能活动、病态的肥胖、骨科、腹部或妇科术后)。研究指出,膜性肾病患者使用抗凝治疗的益处要大过出血风险。住院期间皮下使用肝素或低分子肝素是常用的方法,口服华法林也可以选择,但应监测凝血酶原时间,国际标准化比值(INR)应控制在1.8～2.0。也可使用抗血小板药物,其使用方便且出血风险小,但预防血栓栓塞性并发症的作用不确定。对于已经出现的深静脉血栓,可以应用标准的治疗方案进行溶栓及抗凝治疗,应密切监测患者是否有出血情况。

（5）降压治疗：血压的控制对于减少蛋白尿和保护肾功能都是至关重要的，肾病综合征患者的血压应尽可能控制在130/80mmHg以下。也要注意避免过度降压，尤其是在低血容量的患者，有时候需要24h动态血压监测来调整药物剂量。在没有特别禁忌证时，所有类型降压药都可以用于肾病综合征，有时需要2种及2种以上的降压药才能控制血压。因为ACEI和ARB有独立于降压之外的肾保护作用，在没有高血钾、肾功能不全等禁忌的情况下无疑是首选。钙离子拮抗药因其降压效果好、有心血管保护作用，故常用。

（6）保护肾功能：肾病综合征患者有相当一部分会出现肾功能受损，乃至进展到终末期肾病，这和患者本身的病因有很大关系，但是通过积极的预防和治疗可以减少这种进展的机会，因此在治疗蛋白尿的同时，不应忽视对肾功能的监测。一方面降蛋白尿、降脂及降压等治疗都有助于保护肾功能，应用其他治疗时也应考虑到对肾功能的影响；另一方面应根据患者肾功能水平调整治疗方案，如果患者出现肾功能受损则应仔细查找原因，有可逆因素的尽可能通过去除诱因及对症治疗等手段使其逆转，不可逆转的则按慢性肾脏病治疗指南的要求做相应调整。

二、IgA 肾病

IgA肾病是指肾小球系膜区以IgA或IgA沉积为主的一组原发性肾小球疾病。临床表现多种多样，轻者可仅表现为单纯镜下血尿，重者可表现为肾病综合征、急性肾衰竭或终末期肾衰竭。IgA肾病是我国乃至全球最常见的原发性肾小球肾炎之一，也是导致终末期肾衰竭的主要原因之一。

（一）诊断

1.诊断标准

（1）前驱感染发生后数小时至3d出现血尿（或肉眼血尿或镜下血尿，多为肉眼血尿）。

（2）伴或不伴蛋白尿者，应考虑IgA肾病的可能。

（3）肾活检呈系膜增生性肾炎。

（4）免疫病理检查，在系膜区见以IgA为主的免疫球蛋白呈颗粒状沉积。

（5）能除外其他继发性IgA疾病。

2.鉴别诊断

（1）链球菌感染后急性肾炎：多在感染后2～3周出现急性肾炎综合征，血补体C_3降低而IgA正常。鉴别困难者可依靠肾活检。

（2）薄基底膜肾病：以血尿为主，有家族史，呈良性过程，需靠肾活检鉴别。

（3）继发性肾炎

①过敏性紫癜肾炎：除有与IgA肾病类似的临床和病理改变外，尚有皮肤紫癜、关节肿痛、腹痛及黑便。

②慢性酒精性肝病：50%～100%的酒精性肝硬化患者的肾活检病理表现与IgA肾病相同。但该病有长期饮酒的病史，有肝硬化的相应临床表现；尿常规仅轻度异常或无异常改变可作鉴别。

③狼疮性肾炎：其病理改变大多与IgA肾病有明显区别。其免疫病理特点为"满堂亮"

(IgG、IgA、IgM、Clq、C_3 及纤维蛋 IgA 关抗原全阳性),且 Clq、C_4 呈强阳性。少数免疫病理相似者可由其具备全身多系统损害表现而区别。

(二)IgA 肾病治疗

1.IgA 肾病的治疗原则

(1)轻微尿检异常、GFR 正常、血压正常的患者预后良好,但需要长期(>10 年)定期随诊。

(2)明显蛋白尿(尿蛋白>0.5~1g/d),高血压,GFR 下降的预后中等的患者需给予全面综合支持治疗(3~6 个月)。

①GFR>50mL/min 时,若尿蛋白<1g/d,GFR 正常,则只需行支持治疗;若尿蛋白>1g/d,则需在支持治疗的基础上进行糖皮质激素治疗 6 个月。

②当 30mL/min<GFR<50mL/min 时,支持治疗,并可酌情使用免疫抑制剂。

③当 GFR<30mL/min 时,支持治疗,但不推荐使用免疫抑制剂(急进性肾小球肾炎除外)。

(3)GFR 急剧下降的患者,临床表现为 AKI,首先要除外大量血尿红细胞管型所致急性肾小管损伤导致的或其他病因,需行支持治疗对症治疗。若临床表现为肾病综合征或急进性肾小球肾炎时,需行支持治疗以及激素和免疫抑制剂治疗。

2.进展缓慢的 IgA 肾病

很少有数据证明 IgA 疾病进展与进行性肾小球损伤平行。综合支持治疗是进行性加重危险的 IgA 患者的主要治疗措施。

(1)控制高血压和降尿蛋白药物:控制血压在慢性进展性肾小球疾病治疗中的有效作用是毋庸置疑的。降低蛋白尿和控制血压是 IgA 肾病的治疗基础。近几年的 RCT 研究表明,RAS 阻断剂对于非糖尿病肾病患者也具有降低尿蛋白和保护肾功能的作用,而其中关于 RAS 阻断剂在肾小球肾炎的研究中 IgA 肾病的研究证据最多。目前 KDIGO 肾小球肾炎临床实践指南建议:当蛋白尿>1g/d 时推荐使用长效 ACEI 或者 ARB 治疗 IgA 肾病(1B);如果患者能够耐受,建议 ACEI 或 ARB 逐渐加量以控制蛋白尿<1g/d(2C);对于蛋白尿在 0.5~1.0g/d 之间的患者,建议可以使用 ACEI 或者 ARB 治疗(2D),但成年患者蛋白尿 0.5~1.0g/d 与蛋白尿<0.5 次/d 在长期预后上是否存在差异目前并不清楚;在蛋白尿<1g/d 患者,血压的控制目标应当是<130/80mmHg;当蛋白尿>1g/d 血压控制目标<125/75mmHg。然而目前没有明确的证据表明 ACEI 或者 ARB 能够减少 ESRD 的风险,也没有数据提示 ACEI 和 ARB 在上述减少蛋白尿和改善肾功能方面的差异。另外 ACEI 和 ARB 联合治疗是否更有效也没有明确证据。

(2)鱼油:饮食补充鱼油中的 ω-3 脂肪酸有许多有利作用,包括减少具有改变膜流动性的类花生酸和细胞因子的产生,降低血小板聚集功能。这些作用可能在改善慢性肾小球疾病中影响疾病进展的不利机制有一定的意义。IgA 肾病患者中应用鱼油添加剂的研究结论并不一致。目前少有数据表明鱼油治疗 IgA 具有有效作用。2012 年 KDIGO 指南对鱼油的应用只是低度推荐。考虑到鱼油添加剂危险性很小和可能对心血管有益,因此可以认为鱼油是一种安全的治疗方案。鱼油治疗没有免疫抑制治疗的缺点。KDICO 建议对于经过 3~6 个月支持治疗(包括 ACEI 或者 ARB 和血压控制)蛋白尿≥1g/d 的患者使用鱼油治疗。对于鱼油治疗的有效性仍然需要进一步大样本研究证实。

（3）免疫抑制治疗或抗感染治疗

①糖皮质激素：目前对于 IgA 肾病仍然缺乏特异性治疗，糖皮质激素治疗 IgA 肾病一直为关注和争论的焦点。在中国糖皮质激素是治疗 IgA 肾病的常用药，使用非常广泛。然而，基于目前关于激素治疗 IgA 肾病的临床随机对照临床试验的荟萃分析显示，糖皮质激素与对照组相比可以降低 68％的血肌酐倍增或 ESKD 的风险，但同时也发现增加了 63％的由激素治疗带来的不良事件的风险。而能够纳入荟萃分析的 9 个研究中，都是基于单中心试验并且样本量小（样本最多的一个研究为 96 例），每个研究的终点事件数少，激素治疗的潜在不良反应没有被统一系统地收集，因此糖皮质激素在 IgA 肾病者中的疗效和安全性仍然缺乏确定性。

目前 KDIGO 指南中关于糖皮质激素在 IgA 肾病的应用，建议糖皮质激素仅应用于高危患者，即经最佳支持治疗 3～6 个月后尿蛋白仍大于 1g/d，且 CFR 保持 50mL/min 的患者，接受 6 个月的糖皮质激素治疗，且密切监测接受长期治疗患者可能发生有害事件的风险。目前无明显证据应用更强或更复杂的静脉内激素治疗比单纯口服治疗作用更好，单纯口服泼尼松治疗一般起始剂量为 0.8～1mg/（kg·d），持续 2 个月，然后以每个月 0.2mg/（kg·d）减量，总疗程 6～8 个月。然而，没有证据建议 GFR＜50mL/min 的患者使用糖皮质激素。此外，还有两种情况通常被认为是糖皮质激素治疗的适应证，一种是临床表现为肾病综合征和肾活检提示微小病变合并 IgA 肾病（这一类型目前认为是肾小球微小病变合并肾小球系膜区 IgA 沉积），治疗原则按照肾小球微小病变处理；另一种是新月体型 IgA 肾病（血管炎性 IgA 新月体）治疗原则参照 ANCA 相关血管炎新月体治疗。

目前两项大规模的对于进展性 IgA 肾病在支持治疗的基础上糖皮质激素和免疫抑制剂治疗 IgA 肾病的 RCT 正在开展，一项已经完成的是德国的多中心随机对照研究—STOP-IgA，研究结果显示与常规支持治疗相比，免疫抑制治疗（糖皮质激素或糖皮质激素与环磷酰胺/硫唑嘌呤联合）无论蛋白尿的减少还是肾功能的稳定均没有发现有益的疗效，而在明显增加了不良事件风险；另一项是北京大学肾脏疾病研究所和澳大利亚乔治国际健康研究所合作进行的 TESTINC 研究，该研究为国际多中心、随机、双盲、安慰剂对照临床试验，评估在足量RAS 阻断剂及常规治疗上，口服糖皮质激素与安慰剂相比对于 IgA 肾病患者的长期疗效和安全性。已经发表的中期研究结果发现糖皮质激素治疗组有高达 14.7％的患者发生严重不良反应，较对照组高 4.63 倍（RR4.63,95％ CI:1.63～13.2），但研究也同时发现使用糖皮质激素治疗可减少三分之二的肾脏终点事件的风险（HR0.37,95％ CI:0.17～0.85），肾脏长期获益还在继续随访。此两项研究的完成，对于具有高危进展因素的 IgA 肾病患者糖皮质激素免疫抑制治疗的收益及风险提供了有力证据，因此也提出目前 KDIGO 指南关于糖皮质激素治疗 IgA 肾病的建议，需要一个更为安全有效的方案，这也是目前正在进行的低剂量研究的真正意义和价值。

②环磷酰胺和硫唑嘌呤：关于环磷酰胺与华法林和双嘧达莫联用的两个 RCT 研究的结果不一致，两者均适度减少蛋白尿，但只有一个结果为肾功能保持稳定。有研究显示环磷酰胺和硫唑嘌呤依次与泼尼松联用于预后差的患者，虽然血压控制不佳，但可以维持肾功能稳定，但该研究的局限性为在缺少激素治疗组作为对照，而且随访期间血压控制高于目前指南推荐的

标准。考虑到环磷酰胺的生殖毒性一般较少在年轻 IgA 患者应用。近来研究将硫唑嘌呤与激素联用于有蛋白尿而 GFR>50mL/min 的 IgA 患者,结果提示没有更加有利的效果,反而增加了不良反应。KDIGO 指南不推荐环磷酰胺和硫唑嘌呤应用于中度危险患者,只有存在新月体 IgA 肾病(也称为血管炎性 IgA 肾病)的病例才有用环磷酰胺的指征。

③霉酚酸酯(MMF):MMF 在 IgA 肾病患者的治疗作用目前也存在争议。两个应用于白种人的实验没有发现 MMF 有明显的获益,在中国 IgA 肾病患者中开展的两项 RCT 研究,一项研究显示在 RAS 阻断剂有效控制血压的情况下,MMF 能够有效地降低患者尿蛋白,这组患者在随后长达 6 年的队列随访显示仍有明显的肾功能保护作用;另一项研究在病理类型较重的 IgA 肾病患者中 MMF 的治疗较泼尼松能更有效的降低尿蛋白。然而,同期在白种人中进行的另外两项类似的 RCT 结果则显示接受 MMF 治疗的患者血肌酐、肌酐清除率、尿蛋白与对照组无差异。因此 MMF 是否存在种族差异或者药物代谢动力学的差异需进一步探讨。在一项 MMF 应用于中国 IgA 肾病的研究中,共有 32 名 IgA 患者接受 MMF 和糖皮质激素联合治疗,其中 4 个死于肺孢子虫肺炎。因此,2012 年 KDIGO 指南不推荐 MMF 应用于中等危险的 IgA 患者。

④环孢素:较早的环孢素 A 的 RCT 研究显示,尿蛋白>1.5g/d,肾功能基本正常的 IgA 肾病患者环孢素 A 治疗 12 周,随访 1 年发现患者尿蛋白明显下降,而肾功能却出现了短暂的下降,停药后尿蛋白和肾功能均恢复。该研究尽管将血清环孢素 A 浓度控制在治疗范围之内,但仍表现出对肾功能明显损害的作用,因此不推荐使用。

3.快速进展的 IgA 肾病

肾功能恶化迅速的新月体性 IgA 在 IgA 患者中并不常见,临床表现为急进性肾小球肾炎(RPGN),肾活检病理表现为超过 50% 的肾小球有新月体形成,往往短期内迅速进展至终末期肾脏病(ESKD),是 IgA 肾病中进展最快、预后最差的类型,是 IgA 肾病中临床表现最严重的类型,是肾脏内科的危重急症。根据风险一效益比主张强化免疫抑制治疗,即大剂量口服或者静脉糖皮质激素联合口服或静脉环磷酰胺治疗,类似于其他新月体性肾小球肾炎,但疗效不尽满意,约一半以上患者在 12 个月内发展为 ESRD。血浆置换在新月体 IgA 肾病中的疗效目前仅有很少的病例报告。新近来自北京大学第一医院的回顾性队列研究,分析了 12 例重症新月体 IgA 肾病患者(平均血肌酐>600μmol/L)血浆置换的疗效,采用倾向性评分的方法匹配血浆置换组与对照组患者的基线临床和病理资料(性别、年龄、基线血肌酐及新月体比例等)及接受激素和免疫抑制剂的治疗,平均随访 15.6 个月(范围 6~51 个月),经过血浆置换治疗后的 6/12 患者未透析,而仅接受常规免疫抑制治疗的对照组所有的患者(12/12)均进入终末期肾病,生存分析发现血浆置换治疗组患者的肾脏存活率明显高于对照组,血浆置换后肾功能缓解的患者随访期间血肌酐和蛋白尿也维持在稳定水平。这一结果提示血浆置换对于重型新月体 IgA 肾病具有改善肾脏预后的疗效,作为一种新的治疗策略值得进一步进行大样本前瞻性研究予以证实。

三、急性肾小球肾炎

急性肾小球肾炎即急性肾炎,是临床常见的肾脏疾病。以链球菌感染后肾炎最常见。通常急性起病,可出现血尿、蛋白尿、水肿、高血压。该病常见于小儿和青少年,也偶见于老年人,男性发病率高于女性,为2∶1~3∶1。随着对急性链球菌感染早期诊断和治疗认识的提高,本病的患病率已经显著下降。

(一)诊断

1.临床表现

本病在感染1~3周后起病,可轻可重,轻者呈亚临床型(仅尿常规及血清C3异常),重者呈现急性肾衰竭。本病呈自限性过程,常在数月内可自愈。

(1)少尿、血尿:大部分患者起病时尿量减少,少数为少尿(<400mL/d)。多在1~2周后尿量渐多,几乎所有患者有肉眼血尿或镜下血尿。

(2)高血压:约80%患者在病初水钠潴留时,出现轻、中度高血压,利尿后血压逐渐恢复正常。少数患者出现严重高血压、高血压脑病、急性左心衰。

(3)水肿:约90%患者出现水肿,典型者为晨起眼睑水肿,一般不重。水肿严重者可表现为全身凹陷性水肿。

(4)急性肾损伤:多为一过性肾功能异常,出现血肌酐和尿素氮轻度增高,尿量增多数日之后可恢复正常,极少数出现急性肾衰竭。

(5)心力衰竭:多出现在成年人及老年人,由于循环血容量急骤增加,尤其原有心脏病者,可出现心力衰竭。可有左、右心衰的典型表现。

(6)脑病:儿童患者较多见。可有剧烈头痛、恶心、呕吐、嗜睡、神志不清、黑矇,严重者可出现阵发性惊厥及昏迷。

2.实验室检查

(1)尿液检查:肾小球源性红细胞尿。蛋白尿一般不严重,但有大约不到20%的病例可出现大量蛋白尿(>3.5g/d)。尿沉渣可见白细胞,亦可见各种管型(颗粒状管型、红细胞管型及白细胞管型)。

(2)血生化检查

①血清补体C3及总补体在起病时下降,8周内逐渐恢复至正常。

②血清抗链球菌溶血素O抗体升高。

③循环免疫复合物及血清冷球蛋白可呈阳性。

3.诊断标准

(1)起病前1~3周有链球菌(或其他细菌)感染的证据。

(2)有血尿、蛋白尿、水肿、高血压,甚至少尿及氮质血症。

(3)血清C3下降并于8周内恢复正常。

(4)急性病毒感染后肾炎可有全身多系统受累症状,但无低补体血症。

4.鉴别诊断

非典型病例,少尿1周以上,肾功能呈进行性下降者或病情于1~2个月不见好转者,应及时行肾活检以除外下列疾病。

(1)新月体肾炎

①有急性肾炎的临床表现。

②短期内(数周至数月)进入尿毒症。

（2）系膜毛细血管性肾炎

①有急性肾炎的临床表现。

②病情持续进展无自愈倾向。

③血清 C3 持续降低,在 8 周内不能恢复正常。

（3）系膜增生性肾炎:包括 IgA 肾病及非 IgA 肾病。

①具有急性肾炎表现。

②血清 C3 正常。

③IgA 肾病者潜伏期短(多于感染后数小时至 3d 内出现肉眼血尿),部分病例血清 IgA 升高。

（4）系统性红斑狼疮肾炎

①可以有前驱感染,潜伏期不定。

②病情持续进展,病变累及全身多系统。

③抗核抗体、抗双链 DNA 抗体和抗 Sm 抗体阳性。

（5）过敏性紫癜肾炎

①可有前驱感染,潜伏期不定。

②反复发作,可有自限性。

③病变可累及皮肤、胃肠、关节。

④无低补体血症。

2.治疗方案及选择

临床治疗主要为对症及支持治疗。祛除感染、防治并发症、保护肾功能为主要环节。

（1）一般治疗:注意休息,至肉眼血尿消失、血压正常及水肿消退。

（2）饮食和液体摄入:急性期宜予低盐(钠摄入≤3g/d,氯化钠 5～7g/d)、优质蛋白饮食,食物应含丰富维生素并易于消化;严重水肿和尿少者须限制液体摄入量;氮质血症时应限制蛋白质摄入。

（3）感染灶的治疗:存在活动性感染者,可选用青霉素或链球菌敏感抗菌药物治疗 10～14d。

（4）利尿药的应用:少尿、水肿、高血压患者可适当利尿,慎用渗透性利尿药和保钾利尿药。

（5）降压药物的使用:有高血压者可适当选用降压药物治疗。

（6）积极防治严重并发症:如心力衰竭、高血压脑病和急性肾衰竭,有透析指征者应及时给予透析治疗。

四、急进性肾小球肾炎

急进性肾小球肾炎是以急性肾炎综合征、肾功能急剧恶化、早期出现少尿性急性肾衰竭为临床特征,肾组织活检为新月体肾小球肾炎。

（一）诊断

1.临床表现

为急性肾炎综合征伴肾功能急剧恶化。

2.肾脏病理

改变为新月体肾小球肾炎,即肾小球新月体广泛形成(占肾小球数 50％以上),且新月体占肾小球囊腔面积 50％以上。

3.分型

Ⅰ型为抗肾小球基底膜型肾小球肾炎,血清抗肾小球基底膜抗体(GBM)阳性,肾脏病理示 IgG 沿肾小球基底膜线状沉积,约有 1/3 患者合并有血清,ANCA 阳性。Ⅱ型为免疫复合物型,IgG 和 C3 沿系膜区和(或)毛细血管壁呈颗粒或团块状沉积。Ⅲ型为免疫复合物型,肾脏病理示无(或仅有少量)免疫复合物沉积,其中 50％～80％该型患者 ANCA 阳性。

（二）鉴别诊断

1.引起少尿性急性肾衰竭的非肾小球疾病:急性肾小管坏死、急性过敏性间质性肾炎、梗阻性肾病。

2.引起急进性肾炎综合征:表现的其他肾小球疾病继发性急进性肾炎,如肺出血-肾炎综合征(Goodpasture 综合征)、狼疮性肾炎、过敏性紫癜肾炎等;原发性肾小球疾病,如重症毛细血管内增生性肾小球肾炎、重症膜增殖性肾小球肾炎、纤维样肾小球疾病以及免疫触须样肾小球疾病等。

（三）治疗

本病为肾内科急重症疾病,应分秒必争,尽早开始正规治疗。

1.强化治疗

(1)甲泼尼龙冲击治疗:每次 0.5～1g 静脉点滴,每次滴注时间需超过 1h,每日或隔日 1次,3 次为一疗程,间歇 3～7d 后可行下一疗程,共 1～3 疗程。此治疗适用于Ⅱ、Ⅲ型急进性肾炎,对抗 GBM 抗体致病的Ⅰ型急进性肾炎效差。

(2)强化血浆置换治疗:用离心或膜分离技术分离并弃去患者血浆,用正常人血浆或血浆制品(如白蛋白)置换患者血浆,每次 2～4L,每日或隔日 1 次,直至患者血清致病抗体(抗GBM 抗体及 ANCA)消失,患者病情好转,一般需置换 10 次以上。适用于各型急进性肾炎,但是主要用于Ⅰ型以及Ⅲ型伴有咯血的患者。

(3)双重血浆置换治疗:分离出的患者血浆不弃去,再用血浆成分分离器作进一步分离,将最终分离出的分子量较大的蛋白(包括抗体及免疫复合物)弃去,而将富含白蛋白的血浆与自体血细胞混合回输。

(4)免疫吸附治疗:分离出的患者血浆不弃去,而用免疫层析吸附柱(如蛋白 A 吸附柱)将其中致病抗体及免疫复合物清除,再将血浆与自体血细胞混合回输。

双重血浆置换与免疫吸附治疗均能达到血浆置换的相同目的(清除致病抗体及免疫复合物),却避免了利用他人大量血浆的弊端。这两个疗法同样适用于各型急进性肾炎,但也主要用于Ⅰ型及Ⅲ型伴有咯血的患者。

在进行上述强化免疫抑制治疗时,尤应注意感染的防治,尚应注意患者病房消毒及口腔清洁卫生(如用复方氯己定漱口液及5%碳酸氢钠漱口液交替漱口,预防细菌及霉菌感染)。

2.基础治疗

用常规剂量糖皮质激素(常用泼尼松或泼尼松龙)配伍细胞毒药物(常用环磷酰胺)作为急进性肾炎的基础治疗,任何强化治疗都应在此基础上进行。

3.透析治疗

利用透析治疗清除体内蓄积的尿毒症毒素,纠正机体水、电解质及酸碱紊乱,以维持生命,赢得治疗时间。

五、慢性肾小球肾炎

慢性肾小球肾炎(简称慢性肾炎),临床表现为蛋白尿、血尿、高血压、水肿,可伴有不同程度的肾功能减退的一组肾小球疾病。由于病理类型、病程和起病方式不同,临床表现多样。大多数患者临床病情迁延,病变缓慢进展,部分患者可急性加重和进展,最终发展为慢性肾衰竭。

(一)诊断

1.多数患者起病缓慢,少数感染后发病者起病急(甚至可呈急性肾炎综合征),病情迁延,逐渐进展。

2.呈现不同程度的水肿、高血压、蛋白尿(尿蛋白定量常>1g/d,但是<3.5g/d)、血尿(为肾小球源性血尿)及管型尿。

3.逐渐出现肾功能减退(最初肾小球滤过率下降,而后血清肌酐升高),直至进入终末期肾衰竭。随肾功能坏转,常伴随出现肾性贫血。

4.B超检查双肾大小正常或缩小。

有条件时可做肾穿刺活检以明确病理类型。慢性肾炎可呈现多种病理类型,如系膜增生性肾小球肾炎、膜增生性肾小球肾炎、局灶性节段性肾小球硬化及包括上述各个病理类型的IgA肾病等,另外,也包括少数膜性肾病。不同病理类型疾病的进展速度不同,但是后期均可进展为硬化性肾小球肾炎。

(二)治疗

本病的治疗重点,应放在保护残存肾功能,延缓肾损害进展上。

1.一般治疗

(1)饮食:低盐(每日食盐<3g);出现肾功能不全时应限制蛋白质入量(0.6~1g/kg·d)。

(2)休息:肾功能正常的轻症患者可适当参加轻工作,重症及肾功能不全患者应以休息为主。

2.对症治疗

(1)利尿:轻者并用噻嗪类利尿剂及保钾利尿剂,重者用襻利尿剂。

(2)降血压:应将血压严格控制至130/80mmHg,能耐受者还能更低,这对尿蛋白>1g/d者尤为重要。但是,对于老年患者或合并慢性脑卒中的患者,应该个体化地制定降压目标,常只宜降至140/90mmHg。

治疗慢性肾炎高血压,于治疗之初就常用降压药物联合治疗,往往选用血管紧张素转换酶抑制剂或血管紧张素 AT_1 受体阻滞剂,与二氢吡啶钙通道阻滞剂或(和)利尿药联合治疗,无效时再联合其他降压药物。

血清肌酐＞$265\mu mol/L(3mg/dL)$不是禁用血管紧张素转换酶抑制剂或血管紧张素 AT_1 受体阻滞剂的指征,但是必须注意警惕高钾血症发生。

3.延缓肾损害进展措施

严格控制高血压就是延缓肾损害进展的重要措施,除此而外,还可采用如下治疗。

(1)血管紧张素:转换酶抑制剂(ACEI)或血管紧张素 AT_1 受体阻滞剂(ARB)无高血压时亦可服用,能减少尿蛋白及延缓肾损害进展,宜长期服药。

(2)调血脂药物:以血浆胆固醇增高为主者,应服用羟甲基戊二酰辅酶 A 还原酶抑制剂(他汀类药);以血清三酰甘油增高为主者,应服用纤维酸类衍生物(贝特类药)治疗。

(3)抗血小板药物:常口服双嘧达莫 $300mg/d$ 或服阿司匹林 $100mg/d$。若无不良反应此两类药可长期服用,但是肾功能不全血小板功能受损时要慎用。

(4)降低血尿酸药物:肾功能不全致肾小球滤过率＜$30mL/min$ 时,增加尿酸排泄的药物已不宜使用,只能应用抑制尿酸合成药物(如别嘌呤醇及非布司他),并需根据肾功能情况酌情调节用药剂量。

除上述药物治疗外,避免一切可能加重肾损害的因素也极为重要,例如不用肾毒性药物(包括西药及中药),预防感染(一旦发生,应及时选用无肾毒性的抗感染药物治疗),避免劳累及妊娠等。

4.糖皮质激素及细胞毒药物一般不用

至于尿蛋白较多、肾脏病理显示活动病变(如肾小球细胞增生、小细胞新月体形成及肾间质炎症细胞浸润等)的患者,是否可以酌情考虑应用?需要个体化地慎重决定。

慢性肾炎如已进展至慢性肾功能不全,则应按慢性肾功能不全非透析疗法处理;如已进入终末期肾衰竭,则应进行肾脏替代治疗(透析或肾移植)。

六、无症状性蛋白尿和(或)血尿

无症状性血尿或(和)蛋白尿(曾称为隐匿性肾炎),是临床上以轻度蛋白尿或(和)血尿为主要表现,无水肿、高血压及肾功能损害的一组原发性肾小球疾病,绝大多数患者预后良好。

(一)诊断标准

1.临床上无水肿、高血压及肾功能损害(肾小球滤过率亦正常)。

2.呈现蛋白尿者,尿蛋白定量应＜$1g/d$。

3.呈现血尿者以镜下血尿为主,偶见肉眼血尿,均为变性红细胞血尿。

4.能除外其他肾脏疾病。

肾穿刺病理类型多为:肾小球轻微病变;轻度系膜增生性肾小球肾炎;局灶性肾小球肾炎,以及包括上述病理类型的 IgA 肾病。

(二)治疗

1.治疗原则

应长期随访观察、预防和治疗诱发疾病加重因素,减少尿蛋白,保护肾功能和避免使用肾毒性药物。

2.具体治疗

(1)注意休息,适度运动,增强体质,预防感染。

(2)定期密切随访,每3～6个月监测血压、尿常规、尿蛋白及肾功能变化;女性患者在妊娠及分娩过程中需加强监测及进行产后随访。

(3)保护肾功能,避免各种肾损伤的因素,特别避免肾毒性药物使用。

(4)蛋白尿者可选用血管紧张素转化酶抑制药(ACEI)或血管紧张素Ⅱ受体拮抗药(ARB)治疗。

第二节 继发性肾小球疾病

一、糖尿病肾病

糖尿病肾病(DN)是糖尿病微血管病变重要表现之一,是糖尿病的特异性并发症,也是慢性肾病的一种重要类型,是导致终末期肾衰竭的常见原因,是 1 型糖尿病(T_1DM)的主要死因;在 2 型糖尿病(T_2DM)中,其严重性仅次于心、脑血管疾病。常见于病史超过 10 年的患者。

(一)诊断

1.临床诊断典型病例诊断依据如下

(1)确诊糖尿病时间较长,超过 5 年。

(2)有糖尿病视网膜病变。

(3)出现微量白蛋白尿或持续性尿蛋白$>0.5g/d$。

(4)临床和实验室检查排除其他肾脏或尿路疾病。

2.病理诊断

DN 的基本病理特征是肾小球系膜基质增多、基底膜增厚和肾小球硬化,包括弥散性病变、结节性病变和渗出性病变,早期表现为肾小球体积增大。

(1)弥散性病变表现为弥散性的系膜基质增多、系膜区增宽、肾小球基底膜增厚。

(2)结节性病变表现为系膜区的扩张和基底膜的增厚,形成直径为 20～200nm 的致密结节,称之为 Kimmelstiel Wilson 结节(K-W 结节)。

(3)渗出性病变包括纤维素样帽状沉积和肾小囊滴状病变,渗出性病变常提示 DN 进展。

此外,DN 还常有肾小动脉透明样变、肾小管间质损害。免疫荧光检查可见 IgG 呈节段性沿肾小球毛细血管袢、肾小囊基底膜、肾小管基底膜线样沉积,有时也可见到 IgA 和 C_3 的沉积。电镜检查:肾小球毛细血管基底膜增厚和系膜基质增多是其主要的超微结构改变。

3.临床分期

Mogensen 将 DN 病肾损害的发生、发展分为五期。

Ⅰ期：为肾小球高滤过期，肾体积增大，肾小球入球小动脉扩张，肾血浆流量增加，肾小球内压增加，GFR 明显升高。

Ⅱ期：正常白蛋白尿期，肾小球毛细血管基底膜增厚，尿白蛋白排泄率（UAER）多数正常，可间歇性增高（如运动后、应激状态），GFR 轻度增高。

Ⅲ期：微量白蛋白尿期，出现微量白蛋白尿，即 UAER 持续在 $20\sim200\mu g/min$（正常 $<10\mu g/min$），CFR 仍高于正常或正常。

Ⅳ期：临床蛋白尿期，尿蛋白逐渐增多，UAER$>200\mu g/min$，即尿白蛋白排出量>300 mg/24h，相当于尿蛋白总量$>0.5g/24h$，GFR 下降，可伴有水肿和高血压，肾功能逐渐减退。

Ⅴ期：肾衰竭期，多数肾单位闭锁，UAER 降低，血肌酐升高，血压升高。

4.鉴别诊断

糖尿病患者合并肾脏损害不一定是 DN。需要与原发性肾小球疾病、高血压肾损害、肾淀粉样变性、肥胖相关性肾病、尿路感染等疾病相鉴别，出现下列情况之一者，需排除其他肾脏疾病，可疑患者需行肾活检确诊：①无糖尿病视网膜病变；②CFR 短期内迅速降低；③尿蛋白急剧增多或肾病综合征；④顽固性高血压；⑤尿沉渣活动表现（血尿、白细胞尿、管型尿等）；⑥有其他系统性疾病的症状和体征；⑦ACEI/ARB 治疗后 $1\sim3$ 个月内 GFR 下降$>30\%$。

（二）治疗

总体原则：早期严格控制血糖，积极控制血压，应用 ACEI 或 ARB，适当限制蛋白质摄入，延缓 DN 发展；糖尿病肾病肾衰竭者宜早期进行透析治疗。

1.严格控制血糖。早期严格的血糖控制可预防或延缓 T_1DM 和 T_2DM 蛋白尿的发生和进展。因此，尽可能地使血糖控制接近正常。一般成年人争取控制糖化血红蛋白 A1c（HbA1c）$<6.0\%$，空腹血糖$<6.0mmol/L$，餐后 2h 血糖$<7.8mmol/L$。注意避免低血糖的发生。

肾功能正常时可选用任何类型的口服降糖药，肾功能不全的患者应优先选择从肾排泄较少的降糖药，严重肾功能不全患者应采用胰岛素治疗，由于肾功能不全时胰岛素代谢减慢，宜选用短效胰岛素，必要时减少剂量，注意防止低血糖发生。

2.限制蛋白质的摄入。临床糖尿病肾病期时应实施低蛋白饮食治疗，肾功能正常的患者饮食蛋白摄入量为 $0.8g/(kg\cdot d)$；在 GFR 下降后，饮食蛋白摄入量为 $0.6\sim0.8g/(kg\cdot d)$，蛋白质来源应以优质蛋白为主。如蛋白摄入量$\leq0.6g/(kg\cdot d)$，应适当补充复方 α-酮酸制剂。

3.ACEI、ABR 的应用。已有微量白蛋白尿而血压正常的早期肾病患者应用 ACEI 或 ARB 也可延缓肾病的进展；一旦进展至临床糖尿病肾病期，治疗的重点是矫正高血压和减慢 GFR 下降速度。ACEI 或 ARB 除可降低血压外，还可减轻蛋白尿和使 GFR 下降延缓。

4.降压治疗。大于 18 岁的非妊娠患者血压应控制在 130/80mmHg 以下。降压药首选 ACEI 或 ARB，血压控制不佳者可加用其他降压药物。

5.纠正血脂异常。首要目标是 LDL-C 控制目标 $<2.6mmol/L$，极高危患者$<2.07mmol/L$或较基线降低 $30\%\sim40\%$；首选他汀类药物，如 TG$>4.5mmol/L$，应先用贝特类药物，以减少发生急性胰腺炎的风险。

6.尽早使用促红细胞生成素（EPO）纠正贫血，治疗维生素 D-钙磷失平衡可明显改善进展期患者的生活质量和预后。

7.肾替代治疗。应比非糖尿病性肾病患者更早启动肾替代治疗。当内生肌酐清除率＜15mL/min是替代治疗的适应证。若患者因血容量过多,血压难以控制,胃纳差或出现严重呕吐时,替代治疗的时机应提早。早期透析有利于改善营养状况、减少并发症和减少病死率。

二、肥胖相关性肾病

肥胖相关性肾小球病是肥胖导致的以肾小球肥大和不同程度蛋白尿为主要表现的慢性肾脏病。据病理表现此病又能分为"肥胖相关性肾小球肥大症"(OB-GM)及"肥胖相关性局灶节段性肾小球硬化"(OB-FSGS)两型。

(一)诊断标准

1.患者肥胖,体质指数常超过 $28kg/m^2$,而且常为腹型肥胖,腰围男性超过 90cm,女性超过 85cm。

2.本病以蛋白尿为主要表现。OB-GM 早期呈现微量白蛋白尿(尿白蛋白/肌酐比值达 30～300mg/g 或尿白蛋白排泄率达 20～200μg/min),而后出现蛋白尿,并逐渐进展成大量蛋白尿(尿蛋白＞3.5g/d)。OB-FSGS 常呈现中、大量蛋白尿。

3.本病出现大量蛋白尿时,很少发生低白蛋白血症及肾病综合征,水肿轻。

4.仅不到 20% 的患者具有镜下血尿,不出现肉眼血尿。

5.OB-GM 患者早期肾小球滤过率常增高,而 OB-FSGS 患者肾小球滤过率往往降低,而后血清肌酐逐渐增高,最终进入终末期肾衰竭,不过,本病肾功能减退的速度慢。

6.OB-GM 患者病理检查可见肾小球普遍肥大,而 OB-FSGS 患者在肾小球普遍肥大基础上,出现了肾小球局灶节段性硬化病变。

7.能够排除其他肾脏疾病。

为此,不做肾穿刺病理检查即无法确诊本病。

(二)治疗原则

本病必须以减轻体重为中心,进行综合治疗。

1.减轻体重治疗

(1)改变不良生活习惯:减少饮食热量摄入,并增加体力活动,最好能在相关专业医师指导下进行。

(2)药物减肥:上述治疗无效时才考虑应用,并且需与控制饮食及增加体力活动配合。目前可用的药物如下。

①奥利司他:能抑制肠道脂肪酶,减少脂肪吸收,但是它具有胃肠不适、脂肪泻及致脂溶性维生素缺乏等不良反应,偶尔还能引起严重肝损害或过敏反应,需要注意。

②利莫那班:能选择性地拮抗大麻素 CB1 受体,降低食欲而减少体重,此药不良反应较轻,但可能引起腹泻、抑郁及焦虑。

(3)外科手术:极度肥胖且上述各种减肥治疗无效的患者,才考虑行胃肠改道手术减肥。

2.胰岛素增敏剂治疗

胰岛素抵抗在本病发病中占有重要地位,故应考虑应用胰岛素增敏剂治疗。常用二甲双胍,它除能胰岛素增敏外,还能降低食欲帮助减肥。此药不良反应较轻,仅呈现轻度胃肠反应,但是肾功能不全患者应禁用,以免药物体内蓄积引起严重乳酸酸中毒。

3.血管紧张素Ⅱ拮抗剂治疗

可用血管紧张素转化酶抑制剂或血管紧张素 AT_1 受体阻滞剂进行治疗,伴随或不伴高血压的患者均可应用,以期减少尿蛋白排泄及延缓肾损害进展。

4.并发症治疗

本病患者常并发代谢综合征,合并时则应对它的每个组分如高血压、糖代谢紊乱、脂代谢失调及高尿酸血症等都同时进行治疗,并力争治疗达标,因为它们都能加重肾脏损伤,加速本病进展。

三、尿酸性肾病

尿酸是人体嘌呤代谢的终产物,尿酸水平的异常会对很多器官功能造成影响。尿酸性肾病是指高尿酸血症和(或)高尿酸尿症可使尿酸在肾组织沉积所导致的肾损害,可分为如下3个类型:急性尿酸性肾病、慢性尿酸性肾病及尿酸结石。高尿酸血症是心血管疾病(CVD)和慢性肾脏病(CKD)的独立危险因素。多见于喜肉食、肥胖及酗酒者,男性占90%以上。

原发性高尿酸血症大多原因未明,少数系嘌呤代谢过程中先天性酶缺乏或功能失调所致,如 s-磷酸核糖-1-焦磷酸合成酶的突变和次黄嘌呤-鸟嘌呤磷酸核糖转换酶突变,此为该病的两个特异性酶,为 X 染色体联遗传;另一些家族属为常染色体显性遗传。故本病常有家族史(75%)。

尿酸经肾小球滤过后,98%被近端肾小管重吸收,尿中排出的尿酸主要由肾小管分泌。当血尿酸升高,肾小球滤过增多,流经近端肾小管时,该部位负荷加重,久而久之导致近端肾小管损伤。其次,远端肾小管和集合管的低 pH、脱水状态,有助于或促进尿酸盐-尿酸结晶在局部肾组织的沉积,引起化学炎症反应。此外,尿酸盐亦可沉积于肾盂、肾盏、输尿管内,形成尿酸结石,阻塞尿路。

早期和急性期可见肾小管内有结晶物质沉积,甚至有微小结石形成,肾小管上皮细胞变性、间质水肿,尤以髓质部严重。慢性期可见针状、双折光放射性排列的尿酸盐结晶沉积于肾间质-肾小管内,此为尿酸肾病之特征性病理变化;晚期肾间质纤维化使肾萎缩,纤维组织压迫血管引起肾缺血,肾小动脉硬化及肾小球纤维化。

(一)诊断

1.临床表现

(1)肾外表现:夜间典型的四肢远端关节炎症发作和功能障碍;痛风结石;高代谢综合征(高脂血症、高血压、高血糖、肥胖和心血管病变)。

(2)肾损害:可表现为慢性尿酸性肾病,呈慢性间质炎症和肾小管的浓缩功能损害;或急性尿酸性肾病,表现以急性间质性肾炎和肾后性急性肾损伤;和(或)尿酸性肾结石,结石阻塞尿路引起血尿、肾绞痛和继发尿路感染等。

2.鉴别诊断

(1)急性尿酸性肾病引起急性肾损伤,需要除外:①肿瘤浸润泌尿系统引起急性肾损伤:超声检查和 CT 可帮助鉴别；②骨髓瘤相关的轻链肾病：尿本周蛋白阳性，血清免疫固定电泳可发现单克隆轻链；③造影剂肾损害：发生于使用造影剂后，为一过性肾损伤，根据病史可鉴别；④肾毒性药物引起急性肾损伤，如化疗药物相关的肾损伤，该病血尿酸的升高在肾衰竭之后，也没有溶瘤综合征的表现，与急性尿酸性肾病不同。

(2)慢性尿酸性肾病需与继发于慢性肾衰竭的高尿酸血症鉴别：该病先有慢性肾病史，然后出现无症状的高尿酸血症可以鉴别。

3.辅助检查

(1)尿常规分析。

(2)血常规。

(3)粪常规。

(4)24h 尿蛋白定量。

(5)尿红细胞位相。

(6)血尿酸和尿尿酸测定。

(7)基础代谢生化,包括肝、肾功能检查。

(8)血脂检查。

(9)血红细胞沉降率。

(10)出、凝血常规。

(11)系统性红斑狼疮(SLE)和风湿病自身免疫抗体检测。

(12)体液免疫指标。

(13)病毒感染标志物。乙肝两对半和肝炎系列,梅毒组合,艾滋病抗体筛查。

(14)甲状旁腺功能检查。血钙、血磷、碱性磷酸酶及同工酶、甲状旁腺激素水平。

(15)肿瘤标志物血清学检查。消化系统肿瘤,妇科肿瘤组合(女性患者)、前列腺癌组合。

(16)餐后 2h 血糖。

(17)泌尿系统超声检查。

(18)胸部 X 线检查。

(19)心电图检查。

(20)超声心动图检查。

(21)病变关节照片、X 线腹部照片或静脉肾盂造影。

(22)肾穿刺活检。

单纯的高尿酸性肾病一般不需用肾活检,仅于急性高尿酸血症合并急性肾损伤病因不明确或考虑是否伴随有其他肾疾病时。肾组织病理表现为急性肾间质-小管病变,于肾间质及肾小管内找到双折光的针状尿酸盐结晶则痛风性肾病可诊断。

(二)治疗原则

当高尿酸血症合并肾损害时,则需尽可能控制血尿酸水平至正常范围,同时应多饮水及碱化尿液。

1.饮食治疗

(1)避免摄入高嘌呤食物:如动物内脏、动物肉及肉汤、海鲜、芦笋、香菇、豆类(如黑豆、绿豆、红豆及扁豆等)及花生,以减少尿酸(盐)的来源;另外,进食肉类食物多,尿液呈酸性,尿酸(盐)易于沉积,对疾病不利。

(2)戒酒:酒精可使血乳酸量增高,对肾小管排泄尿酸(盐)有竞争性抑制作用;另外,啤酒因嘌呤含量高更不宜饮用。

(3)多饮水每日饮水 2000～4000mL,并且睡前也饮水,维持每日尿量 2000mL 以上,以利于尿酸(盐)排出,防止尿酸(盐)结晶形成及沉积。

2.碱化尿液

尿 pH 升高可以增加尿酸(盐)的溶解度,利于防止尿酸(盐)在肾脏沉积,并能使已形成的尿酸(盐)结晶溶解。常用药物为碳酸氢钠或枸橼酸合剂,以维持尿液 pH 于 6.2～6.8 为适宜,过分碱化尿液(pH＞7.0)则有形成磷酸盐及碳酸盐结石的危险。

3.降低血尿酸

(1)促进尿酸排泄:通过抑制肾小管对尿酸再吸收促进尿酸从尿中排泄,此类药包括苯溴马隆、丙磺舒及磺吡酮,另外氯沙坦也具有一定的排尿酸作用。服用这类药物时需要碱化尿液,并保持足够尿量,防止尿路尿酸结石形成;而且,当肾小球滤过率(GFR)＜30mL/min 或(和)每日尿酸(盐)排出量＞3.57mmol(600mg)或(和)已存在尿酸结石时,不宜采用这一治疗。

(2)抑制尿酸合成:该类药物包括别嘌呤醇和非布司他(又称非布索坦),通过抑制黄嘌呤氧化酶减少尿酸的生成。别嘌呤醇的不良反应有:过敏反应、胃肠道不适、外周血白细胞减少及肝功能损害等,但是大多数患者均能很好耐受。不能耐受者,可以服用非布司他,非布司他的抑制尿酸合成作用较别嘌呤醇强。别嘌呤醇在 GFR＜50mL/min 时需要减量,而非布司他在 GFR＞30mL/min 时无须减量。

(3)氧化尿酸:人类无尿酸(盐)氧化酶,故不能氧化尿酸生成水溶性的尿囊素。给予基因重组的尿酸氧化酶如拉布立酶,即可将尿酸氧化成尿囊素,随尿排出体外,从而降低血尿酸浓度。具有 6-磷酸葡萄糖脱氢酶(G-6-PD)缺乏症的患者禁用此药,否则会引起严重溶血;另外,约 0.6％的患者用药后可能出现严重过敏反应,对此应予警惕,过敏体质者慎用。

另外,能抑制尿酸排泄的药物如袢利尿剂及噻嗪类利尿剂等也应禁用。

4.透析治疗

急性高尿酸肾病急性肾衰竭时,可应用透析治疗维持生命,以赢得治疗时间。慢性高尿酸肾病进展至终末期肾衰竭时,亦需进行维持性透析治疗。

肿瘤进行化疗或放疗时诱发的急性高尿酸肾病应重在预防,水化处理(输液、饮水)、碱化尿液及服用别嘌呤醇是既往常规的预防方法,近年拉布立酶上市,又增加了一个强有力预防措施。

四、狼疮性肾炎

系统性红斑狼疮(SLE)是一种累及多器官多系统的自身免疫性疾病,其中肾是最容易受累的器官之一,临床称之为狼疮肾炎(LN)。90％的 SLE 患者都有肾受累,但只有50％左右表现为临床肾病,即出现蛋白尿,活动性尿沉渣,肾功能损害等。其预后较没有肾受累的 SLE 患者差。SLE 患者 10 年生存率为 92%,而一旦合并狼疮肾炎则降至 88%。肾穿刺活检对于 LN 的治疗具有非常重要的指导意义。

(一)诊断

患者表现为多系统损害,肾受损的表现有蛋白尿、血尿或肾功能损害,应考虑狼疮肾炎。符合以下两点则可以诊断为狼疮肾炎。

(1)确诊系统性红斑狼疮。

(2)有持续性蛋白尿或活动性尿沉渣[持续蛋白尿>0.5g/d 或者尿常规蛋白3+及以上;和(或)细胞管型,如红细胞、血红蛋白、颗粒、管状或混合性管型]。

现在也有人建议用时间尿蛋白肌酐比值>0.5 取代 24h 尿蛋白的测量;活动性尿沉渣则重新被定义为>5 个红细胞/hpf 或>5 个白细胞/hpf(非感染)或出现红细胞/白细胞管型。

明确诊断后需:①评估全身疾病活动度;②尽早行肾活检明确病理类型和了解肾病变活动指数和慢性指数。

鉴别诊断应注意排除其他继发性肾小球肾炎,如乙肝相关性肾炎,血管炎相关性肾损害等以及药物性狼疮样肾损害。结合相关病史、实验室检查及肾活检病理,一般不难鉴别。

(二)治疗

1.糖皮质激素及免疫抑制剂治疗

(1)Ⅰ型及Ⅱ型 LN:Ⅰ型及Ⅱ型蛋白尿轻者,仅根据肾外 SLE 的活动性来决定是否应用糖皮质激素及免疫抑制剂治疗。

(2)Ⅲ型及Ⅳ型 LN:呈现活动性病变者均应积极治疗。

①诱导治疗:用糖皮质激素(常用泼尼松或泼尼松龙)联合免疫抑制剂进行治疗,后者可选用环磷酰胺、钙调神经磷酸酶抑制剂(环孢素 A 或他克莫司)或吗替麦考酚酯。

重症 SIE,包括肾功能急剧坏转的Ⅳ型 LN 患者,在上述药物治疗的基础上,还应予甲泼尼龙冲击治疗。

Ⅳ型 LN 肾间质炎症重患者,还可以采用大剂量环磷酰胺冲击治疗。

②维持治疗:可以选用泼尼松或泼尼松龙≤10mg/d 或硫唑嘌呤 2mg/(kg·d)或吗替麦考酚酯 1g/d 作维持治疗。在 LN 完全缓解情况下,此维持治疗要进行 1 年以上。

(3)Ⅴ型 LN:非大量蛋白尿的患者,可仅用血管紧张素转换酶抑制剂(ACEI)或血管紧张素 AT_1 受体拮抗剂(ARB)进行抗蛋白尿治疗。并根据肾外 SLE 的活动性来决定是否应用糖皮质激素及免疫抑制剂治疗。

呈现大量蛋白尿的患者,应采用糖皮质激素(常用泼尼松或泼尼松龙)联合免疫抑制剂(环磷酰胺、吗替麦考酚酯或钙调神经磷酸酶抑制剂)进行治疗。

(4)Ⅵ型 LN:进入终末期肾衰竭时,即应进行肾脏替代治疗,包括血液透析、腹膜透析或肾移植。仅根据肾外 SLE 的活动性来决定是否应用糖皮质激素及免疫抑制剂治疗。

2.大剂量免疫球蛋白治疗

上述糖皮质激素联合免疫抑制剂治疗无效时或存在感染不宜使用糖皮质激素及免疫抑制剂时,可考虑应用大剂量免疫球蛋白进行诱导缓解治疗,剂量 400mg/(kg·d)静脉点滴,每日

1次,5次为一疗程,必要时可以重复应用。

3.透析治疗

Ⅳ型活动性LN导致急性肾衰竭时,应及时进行透析治疗,以维持生命,赢得时间进行诱导缓解治疗。Ⅵ型LN患者已进入慢性终末肾衰竭时,也应给予长期维持透析治疗,维持生命。选用血液透析或腹膜透析皆可。

五、过敏性紫癜肾炎

过敏性紫癜(HSP)是一种主要累及皮肤、关节、胃肠道和肾脏的小血管炎。HSP好发于儿童,80%~90%的发病年龄为7~13岁,2岁以下罕见。成人发病率低,男女发病比例为1.2:1~1.8:1。以组织内IgA沉积为特征。典型临床表现以皮肤紫癜、腹痛、关节痛和肾炎为特征。Schonlein和Henoch在1837年和1874年分别对紫癜性肾炎(HSPN)进行了描述,HSPN以系膜区IgA沉积为特征,肾脏组织学特征不能区分HSPN和IgAN,主要通过肾外临床表现进行区分。

(一)诊断

1.本病好发于青少年。

2.皮肤紫癜:此皮损常出现于下肢远端,严重时可遍及下肢近端、上肢、臀部及腹部,为对称性分布的、高于皮表的出血性斑丘疹,有时融合成片,不痒或微痒。皮损常分批出现,消退后可遗留色素沉着。皮肤取材病理检查为白细胞破碎性血管炎,管壁上有IgA也可有IgG和C_3沉积。

3.肾损害表现:常在皮肤紫癜后数日或数周出现。临床表现多样化,可表现为无症状性血尿(为变形红细胞血尿)及蛋白尿、慢性肾炎综合征、急进性肾炎综合征及肾病综合征。病理检查最常见为局灶增生性肾小球肾炎及系膜增生性肾小球肾炎,并常伴发节段性毛细血管襻纤维素样坏死和(或)小或大新月体形成;免疫荧光检查可见IgA或以IgA为主的免疫球蛋白伴随补体C_3在系膜区及毛细血管壁呈粗颗粒样沉积。

4.关节疼痛:呈现多发性、游走性关节肿痛,多发生在踝、膝、肘等大关节,偶发生在腕和手指关节。

5.胃肠道症状:呈现腹痛,以脐周和下腹部为主,可伴恶心、呕吐及血便,儿童有时可并发肠套叠和肠穿孔。

必须具有典型的皮损才能诊断过敏性紫癜,而只有过敏性紫癜诊断成立紫癜性肾炎才能被诊断。关节疼痛及胃肠道症状只出现在部分过敏性紫癜患者,并非诊断本病的必备条件。另外,肾外器官系统表现的轻重程度与肾损害的轻重程度也并不平行。

(二)治疗

一些HSP患者在早期出现的一过性肾炎表现可自然缓解,不需治疗。轻型HPSN报道较少,但认为单纯激素治疗一般无效,且对HSP患者早期应用糖皮质激素不能预防肾炎的发生。缓慢进展型HPSN推荐ACEI和ARB控制血压,另外,2012年KDIGO指南尚推荐糖皮质激素治疗。相比IgA肾病,紫癜性肾炎更容易发生新月体肾炎,尤其是病程早期。对于该类患者,应用于系统性血管炎的药物被广泛应用,包括大剂量激素、环磷酰胺、血浆置换或甲泼尼龙冲击治疗等。

六、肺出血-肾炎综合征

肺出血-肾炎综合征是抗肾小球基底膜抗体(抗 GBM 抗体)引起的一个自身免疫性疾病,又称为 Goodpasture 病。临床主要表现为肾炎、肺出血及血清抗 GBM 抗体阳性,病情危重,需要及时进行强化治疗。

(一)诊断标准

1.本病好发于 20～40 岁的青中年男性。

2.肾损害表现:多数患者临床表现为急进性肾炎综合征,病理检查为新月体肾炎Ⅰ型;少数患者临床表现轻,呈现不同程度的血尿及蛋白尿,病理检查为局灶增生性肾小球肾炎或轻度系膜增生性肾小球肾炎,伴或不伴随小新月体。免疫荧光检查均可见 IgG 及补体 C3 沿肾小球基底膜(乃至肾小管基底膜)呈线样沉积。

3.肺损害表现:约 3/4 病例肺损害早于肾损害或与肾损害同时出现。肺损害的症状轻重不一,轻者仅痰中带血或少量咯血,重者可出现致命性大咯血,导致窒息死亡。胸部 X 线平片或 CT 检查可见广泛的肺泡出血影像(从肺门向两侧中肺野分布的阴影,形似蝶翼)。

4.其他表现:常出现与咯血程度及肾功能损害程度不平行的中、重度贫血,检验证实为小细胞低色素性贫血,与铁于肺中沉积相关。另外,还常出现程度不等的发热,为肺泡出血造成的"吸收热"。

5.血清抗 GBM 抗体:呈阳性结果,但其滴度与肾、肺损害程度不一定相关。

只有上述肾损害、肺损害与血清抗 GBM 抗体均存在时,本病诊断才能成立。

(二)治疗原则

本病为肾内科的急重疾病,应尽早开始治疗,治疗及时与否与疾病转归密切相关。对于高度疑诊的患者,在进行检查期间即可开始大剂量糖皮质激素治疗;而疾病确诊后,更应尽早开始强化治疗。

1.强化治疗

肺出血-肾炎综合征患者必须进行强化血浆置换治疗,而且治疗初还可配合给予甲泼尼龙冲击。强化治疗必须与基础治疗相结合进行。

(1)强化血浆置换治疗用离心或膜分离技术分离并弃去患者血浆,用正常人血浆或血浆制品(如白蛋白)置换患者血浆,每次 2～4L,每日或隔日 1 次,直至患者血清抗 GBM 抗体消失,患者病情好转,一般需置换 10 次以上。

另外,也可用双重血浆置换治疗或免疫吸附治疗来替代血浆置换治疗,可以避免需要大量输血者血浆(或血浆制品)的弊端。

(2)甲泼尼龙冲击治疗每次 0.5～1g 静脉点滴,每日或隔日一次,3 次为一疗程,病情需要时间歇 3～7d 后可行下一疗程,共 1～3 疗程。

2.基础治疗

一般用糖皮质激素(常用泼尼松或泼尼松龙,始量每日 1mg/kg,逐渐减量共用 6 个月)联合环磷酰胺做基础治疗,与强化治疗相配合,能更好地抑制免疫-炎症反应及抗 GBM 抗体生成。

3.维持治疗

治疗后病情一旦缓解,则很少复发,因此此病不推荐进行长期维持性免疫抑制治疗。

4.肾脏替代治疗

(1)透析治疗:病初急性肾衰竭达到透析指征时,可进行透析治疗(血液透析或腹膜透析)来清除体内蓄积的尿毒症毒素,纠正机体水、电解质及酸碱平衡紊乱,维持生命以赢得治疗时间。如果肾脏疾病已无法缓解,进展至终末期肾衰竭时,也可以用维持性血液透析或腹膜透析来长期维持生命。

(2)终末期肾衰竭患者如准备进行肾移植治疗,需要在抗 GBM 抗体转阴半年后再进行,以免移植肾受血清中残留抗体攻击,而诱发移植肾新月体肾炎,再次丧失肾功能。

七、ANCA 性小血管炎肾损害

系统性血管炎是指以血管壁炎症和纤维素样坏死为主要病理特征的一组系统性疾病。在系统性小血管炎中,部分疾病与抗中性粒细胞胞质抗体(ANCA)相关,因而被称为 ANCA 相关性小血管炎(AAV),包括显微镜下型多血管炎(MPA)、肉芽肿伴多血管炎(GPA,曾被称为韦格内肉芽肿病)、变应性肉芽肿性血管炎(CSS)。ANCA 相关性小血管炎常累及肾脏引起肾损害,其中 MPA 及 GPA 的肾损害常很严重,易出现新月体肾炎。

(一)诊断标准

1.本病好发于中、老年。

2.全身非特异性表现:常有发热(低热或高热)、皮肤紫癜、肌肉痛、关节痛、周围神经病变(麻木或疼痛敏感)及体重减轻等。

3.肾脏受累表现:出现血尿(变形红细胞血尿)、蛋白尿(可轻可重,重者出现肾病综合征)及管型尿,并常出现水肿及高血压。重症患者肾功能进行性坏转,临床呈现急进性肾炎综合征。

4.其他器官受累表现:体内各器官系统均可能受累,其中最常见肺脏病变,表现为咳嗽、咳血痰及咯血,乃至致命性大咯血。而 GPA 还常累及上呼吸道,导致鼻窦炎,鼻中隔穿孔和"鞍鼻"。

5.实验室检查:血清 ANCA 阳性,包括胞质型 ANCA(cANCA)合并抗蛋白酶 3 抗体阳性或环核型 ANCA(pANCA)合并抗髓过氧化物酶抗体阳性等,对诊断本病意义极大。除此而外,还常见贫血、白细胞增多(有时嗜酸细胞也增多)、血沉增快、血清 γ 球蛋白增高、C 反应蛋白阳性及类风湿因子阳性等非特异表现。

6.X 线检查:肺出血的患者,胸部 X 线平片或 CT 检查可见广泛肺泡出血影像(从肺门向两侧中肺野分布的阴影,形似蝶翼)。GPA 患者还能见到肺空洞(1 个或数个)。

7.病理检查:肾组织免疫荧光检查常阴性;光镜检查可见局灶节段性肾小球纤维素样坏死和新月体(新旧新月体同时存在),常形成新月体肾炎;电镜检查常无电子致密物。GPA 还能在受累组织中见到特征性肉芽肿;CSS在肾间质中常可见大量嗜酸性粒细胞浸润。

(二)治疗原则

1.糖皮质激素及免疫抑制剂治疗

(1)诱导缓解治疗:常用糖皮质激素联合环磷酰胺治疗。

①糖皮质激素:可口服泼尼松或泼尼松龙,剂量1mg/(kg·d),共服用4～6周,病情控制后逐步减量。

②环磷酰胺:可以口服,剂量2mg/(kg·d),持续服用3～6月;或者静脉点滴,剂量0.75g/m²,每月1次,连续应用6个月。

③甲泼尼龙冲击治疗:对肾功能急剧坏转或(和)肺出血的重症患者,在应用激素及环磷酰胺治疗的基础上,还应予甲泼尼龙冲击治疗。

(2)维持缓解治疗:治疗目的是维持疾病缓解及减少疾病复发。可采用如下药物:硫唑嘌呤[1～2mg/(kg·d)]或吗替麦考酚酯1g/d或甲氨蝶呤(从每周0.3mg/kg开始治疗,最大剂量为每周20～25mg。肾小球滤过率<60mL/min时禁用)。维持治疗至少需持续进行12～18个月。

2.大剂量免疫球蛋白治疗

上述糖皮质激素联合免疫抑制剂治疗无效时或存在感染不宜使用糖皮质激素及免疫抑制剂时,可考虑应用大剂量免疫球蛋白进行诱导缓解治疗,剂量400mg/(kg·d)静脉点滴,每日1次,5次为一疗程,必要时可重复治疗。

3.血浆置换或免疫吸附治疗

对严重肺出血、急性肾衰竭或合并抗肾小球基底膜抗体的患者,在应用上述激素及免疫抑制剂治疗的基础上,于诱导缓解初期还应给予强化血浆置换治疗或双重血浆置换治疗,有条件时也可应用免疫吸附治疗。

4.透析治疗

在患者出现急性肾衰竭并达到透析指征时,应及时进行透析,以维持生命,赢得诱导缓解治疗的时间。当患者已进入慢性肾衰竭且已到达透析指征时,也应给予长期维持性透析治疗维持生命。选用血液透析或腹膜透析皆可。

5.预防复发治疗

GPA患者鼻部携带金黄色葡萄球菌是致疾病复发的一个重要原因,口服复方新诺明(剂量为磺胺甲噁唑800mg和甲氧苄啶160mg,每周3次)或(和)鼻腔局部应用莫匹罗星都能较好地清除金黄色葡萄球菌,预防GPA复发。

八、原发性干燥综合征肾损害

干燥综合征(SS)是以侵犯唾液腺、泪腺等外分泌腺体为主的慢性系统性自身免疫性疾病,在血清中存在大量自身抗体,但也可累及多种内脏器官,在受侵犯的腺体或组织内可见到大量淋巴细胞浸润,多见于中年女性。近年来有学者认为自身免疫性上皮炎能更好地表达其临床及免疫病理学研究进展。干燥综合征分为原发性和继发性两类。

（一）临床表现

1.肾小管间质性损害

原发性干燥综合征的肾脏损害多见,大多数患者表现为肾小管间质性损害。临床可表现为肾小管酸中毒、肾性尿崩症等,少数患者为范科尼综合征。肾小管酸中毒（RTA）是干燥综合征肾损害最常见的临床表现,见于22%～35%的原发性干燥综合征患者,占到干燥综合征肾损害的70%,以远端肾小管酸中毒（RTAⅠ型）最为常见。某医院住院诊断为原发性干燥综合征患者的407例中,60例（14.7%）并发肾小管酸中毒,其中53例（88.3%）为Ⅰ型RTA,Ⅱ型7例（11.7%）。多数患者酸中毒较轻,但也有血碳酸氢根浓度低于10mmol/L,血钾低到1.5～2.0mmol/L,严重的低钾患者出现软瘫和呼吸肌麻痹的也有报道;部分干燥综合征患者甚至以低钾软瘫起病。干燥综合征导致远端肾小管酸中毒的直接原因并不完全清楚,严重的干燥综合征肾损害的患者肾脏活检的标本中集合管闰细胞上的负责远端质子分泌的H-ATP酶泵完全缺失,但是免疫损伤如何使H-ATP酶活性丧失,并不清楚;也可能是高滴度的自身抗体直接对抗碳酸酐酶Ⅱ,抑制该酶会导致这些细胞产生分泌的氢离子更少。通常认为远端肾小管受累,氢离子的排泄功能下降而蓄积,尿液常呈碱性,尿中排出大量钾离子,常造成低钾血症,酸中毒可抑制肾小管对钙的再吸收以及维生素D的活化,而引起高尿钙及低血钙,加上尿液偏碱,钙盐易沉积而形成泌尿道结石和肾钙化,少数Ⅰ型肾小管酸中毒的患者可出现软骨病。少数干燥综合征的患者主要累及近端肾小管,表现为Ⅱ型肾小管酸中毒,如同时伴有糖尿、磷酸盐尿、尿酸尿、氨基酸尿等异常则可诊断范科尼综合征。

肾脏浓缩稀释功能受损常常是干燥综合征患者最早出现的症状,表现为多饮、多尿和夜尿增多,严重的可发生肾性尿崩症,主要由于远端肾小管受损后,对抗利尿激素的反应降低,不能正常回吸收水分,需要和其他两种引起肾性尿崩症的病——慢性锂中毒和高钙血症鉴别。

也有患者表现为不伴肾小管酸中毒的低钾血症,可能是因为间质性肾炎导致小管损伤钾丢失增加,一方面可能和钠丢失使得更多的钠送到泌钾的部位,钠钾交换增加;另一方面因为容量丢失会导致醛固酮分泌增加也使得排钾增加。部分患者伴有肾小管性蛋白尿,以小分子蛋白为主,24h定量低于1.0g,尿β_2-微球蛋白,NAG等明显升高,提示肾小管重吸收蛋白减少。

2.肾小球损害

原发性干燥综合征表现为肾小球肾炎者并不少见。临床主要表现为高血压,轻度蛋白尿和镜下血尿,部分患者可出现肾病综合征,很少出现肉眼血尿。1996年Fujimoto等分析了109例原发性干燥综合征肾脏病理改变,主要表现为轻度或不规则的系膜增生（51%）,肾小球毛细血管襻不规则增厚（2%）,膜性肾病（3%）,IgA肾病（2%）。北京协和医院1997年报道26例行肾活检的原发干燥综合征患者,9例以肾小球损害为主,分别为局灶节段硬化、膜性肾病、膜增殖性肾炎及系膜增殖性肾小球肾炎。也有原发性干燥综合征合并新月体肾炎的个案报道。

3.肾功能损害

过去普遍认为原发性干燥综合征为一良性疾病,引起肾功能不全者较少。但近年来,随着对本病的重视及病例数的累积,发现原发性干燥综合征肾功能不全者并不少见。发生肾功能不全的危险因素有:高龄,男性患者,大量蛋白尿,血 γ 球蛋白升高,未及时使用肾上腺皮质激素或免疫抑制剂治疗。也有报道急剧进展的间质性肾炎,均为女患者,短时间内急性肾衰竭,肌酐清除率降至 25mL/min 以下。而慢性间质小管病变也可导致肾功能不全,需要时间较长,北京协和医院资料显示为确诊肾小管酸中毒 11.5 年后。

4.下尿路症状

有学者对 76 例原发性干燥综合征患者和 43 例骨性关节炎(OA)患者,按美国医学会泌尿系统症状指数(AUA-7)进行观察,发现原发性干燥综合征患者下尿路刺激症状和梗阻症状显著增多,且程度更重,可能与下尿道病理改变有关,如间质性膀胱炎、尿道外分泌腺损伤等;进一步研究发现原发性干燥综合征患者外周血可检测到Ⅲ型毒蕈碱样乙酰胆碱(M3)受体抗体,该抗体可阻断自主神经对残余外分泌腺体的调节作用,并产生腺体外神经功能紊乱症状,泌尿道平滑肌中含有 M3 受体,因此推测下尿道这种改变可能来源于自身抗体对 M3 受体的攻击。

(二)实验室检查

1.血液系统

轻度贫血(多为正细胞正色素型),也可有白细胞减低和(或)血小板减低。约 2/3 的患者血沉增快,小部分患者 C 反应蛋白增高。

2.高丙球蛋白血症和循环免疫复合物

血免疫球蛋白增加或血丙球蛋白增加者可达 90%～95%。呈多克隆性,如多克隆性转为单克隆性,继之出现 IgM 降低,且 IgM 类风湿因子由原高效价转为低效价或阴性,应警惕可能有恶性淋巴增殖。约有 80% 的患者循环免疫复合物升高,其中包括冷球蛋白血症。

3.自身抗体

可有多种抗体,各家报道阳性率不同,其中阳性率较高的有:抗核抗体(ANA)和非核抗原抗体。抗核抗体包括抗 SS-A(Ro)抗体和抗 SS-B(La)抗体,其中以后者的特异性更高,但抗 SS-A、抗 SS-B 抗体与疾病的活动性无关,但多见于有内脏损害的患者。非抗核抗体有抗平滑肌抗体(anti-SMA),抗壁细胞(anti-PCA)抗体,抗线粒体抗体(AMA)等。2005 年最新的大宗报道是 335 例患者中,ANA 阳性 278 例(83%),其中抗 SS-A(Ro)抗体阳性 111 例(33%),抗 SS-B(La)抗体阳性 78 例(23%),抗 RNP 阳性 8 例(2%);抗 SMA 阳性 208 例(62%),抗 PCA 90 例(27%),AMA 阳性 28 例(8%)。最新的研究又发现了一些新的抗体敏感性和特异性也都不错,如 α-胞衬蛋白抗体诊断干燥综合征的敏感性为 52%～95%,特异性为 87%～100%;抗 M3 受体抗体敏感性为 80%～90%,特异性为 90%。遗憾的是还没有发现对肾脏受累有特异性提示的抗体。

(三)诊断

1.干燥综合征的诊断

过去国际上沿用的有 1986 年的 Fox 标准,1977 年的哥本哈根标准和 1992 年的欧洲标准。1992 年北京协和医院风湿病科董怡等综合文献报道及我国的实际情况,制定了我国常用的诊断标准。2000 年 11 月,在意大利罗马,欧盟和美国的有关专家对本病分类标准进行了专题讨论,通过多中心大样本的临床研究结果,推出了 US-EU(美国-欧洲)标准。2002 年 5 月,在日本举行的第 8 届干燥综合征国际会议上,根据中国及日本的验证材料进行了修订,命名为

《干燥综合征国际分类(诊断)标准》(2002年修订版),见表4-1。

表 4-1　2012 年 ACR 的干燥综合征分类标准

具有 SS 相关症状/体征的患者,以下 3 项客观检查满足 2 项或 2 项以上,可诊断为 SS
(1)血清抗 SSA 和(或)抗 SSB 抗体(+)或类风湿因子阳性同时伴 ANA≥1∶320
(2)唇腺病理示淋巴细胞灶≥1 个/4mm²(4mm² 组织内至少有 50 个淋巴细胞聚集)
(3)干燥性角结膜炎伴 OSS:染色评分≥3 分(患者当前未因青光眼而日常使用滴眼液,且近 5 年内无角膜手术及眼睑整形手术史)
必须除外:颈头面部放疗史,丙型肝炎病毒感染,艾滋病,结节病,淀粉样变,移植物抗宿主病,IgG4 相关性疾病

2.肾损害诊断

原发性干燥综合征患者出现以间质小管病变为主的表现,应考虑干燥综合征肾损害,肾活检发现间质灶状淋巴细胞浸润及肾小管萎缩及纤维化者更支持干燥综合征肾损害的诊断。患者表现为肾小球损害为主者,临床要注意除外继发于其他免疫系统疾病所致肾脏损害。

临床有 1/3 以上的患者口、眼干燥的表现不明显,但如有肾小管酸中毒或肾性尿崩,高球蛋白血症又难于用其他肾脏病解释时应警惕本病。对于原发性干燥综合征诊断明确,临床以肾小球损害为主要表现者,最好能行及时的肾活检,明确其肾小球损害的病理类型,对于临床指导治疗有一定意义。

(四)治疗

干燥综合征的治疗可分局部代替治疗及全身系统性治疗,前者包括对干燥症状的治疗,后者包括对内脏器官侵犯的治疗。

1.肾脏损害的治疗

若干燥综合征患者临床表现为单纯的肾小管酸中毒或(和)肾性尿崩时,发生肾功能损害的可能性较小,通常主张口服碳酸氢盐及对症治疗。如果同时肾脏病理显示肾间质淋巴细胞浸润及肾小管损害时,在对症治疗的同时,也有学者建议早期即给予小剂量肾上腺皮质激素治疗,对于患者长期的肾功能预后可能有益。

对于表现为肾小球损害为主的原发性干燥综合征患者,应给予肾上腺皮质激素及免疫抑制剂治疗。表现为肾病综合征者应联合使用肾上腺皮质激素及细胞毒类免疫抑制剂或其他类型的免疫抑制剂。有研究者对少数合并肾病综合征者曾使用过环孢素治疗,个别病情进展迅速者可用大剂量甲泼尼龙冲击治疗。

干燥综合征的患者在出现轻度肾功能损害时,及时给予肾上腺皮质激素治疗,治疗后血清肌酐水平常较治疗前明显下降。北京协和医院报道,在肾功能损害的早期给予小剂量的肾上腺皮质激素(每日 0.5mg/kg)及环磷酰胺治疗,多数病例治疗后肌酐明显下降。在患者出现肾功能明显损害时,使用肾上腺皮质激素每日 0.8~1.0mg/kg,大部分患者血清肌酐较治疗前有一定程度的下降,但在半年至一年内又逐渐恢复至治疗前水平。发生终末期肾衰竭时,可行腹膜透析及维持性血液透析等替代治疗。干燥综合征肾病终末期尿毒症肾移植的时机、疗效及肾病的复发等目前尚无经验。

2.局部替代治疗

眼干、口干可用人工泪液和人工唾液,也可用药物刺激唾液产生。M3 受体激动剂——毛果芸香碱(匹罗卡品)、茴三硫对口干、眼干症状有效,毛果芸香碱可使唾液分泌率提高20%～40%。经3个月以上治疗,患者的非刺激性唾液分泌量也增加。也有报道环孢素滴眼液可能对干燥性角膜炎有效。此外患者应戴防护眼镜,避光避风,保持居室湿润,少到干燥场所,也可用甲基纤维素滴眼液、可的松滴眼液维持眼部的湿润,适当饮水、注意口腔卫生,遇有不适如真菌感染、牙周炎时及时去专科治疗;鼻干燥、皮肤干燥、阴道干燥,皆应看相应专科医生进行检查及治疗。

近年来,许多学者也试用生物制剂治疗干燥综合征,其中利妥昔单抗(CD20 单克隆抗体)被用于治疗干燥综合征肺损害、外周神经病变、血小板减少、外分泌腺体功能障碍等,但因为样本量较少,随诊时间短,结果之间差异较大,依然有待进一步的循证医学证据来证实其有效性。

九、系统性硬化症的肾损害

系统性硬化症(SSc)是一种自身免疫性结缔组织疾病,以免疫系统失调,自身抗体的产生、微血管病变、皮肤及多系统器官进行性纤维化为主要特征。发病机制目前尚未完全明确,在临床上表现为皮肤硬化、雷诺现象、肺纤维化,同时可以累及心脏、肾脏及消化道。目前根据皮肤受累情况将系统性硬化症分为弥漫皮肤型、局限皮肤型、无硬皮病型和 SSc 重叠综合征。局限皮肤型系统性硬化症(lcSSc)主要表现为皮肤硬化局限于肘部、膝部、头面部,较少有系统受累,相比于弥漫皮肤型系统性硬皮病患者,lcSSc 更易发生肺动脉高压;弥漫皮肤型系统性硬化症(dcSSc)患者的皮肤受累不局限于双手,还可以累及躯干,伴有雷诺现象、手指关节肿胀、关节疼痛,更易出现肾危象。无硬皮病型系统性硬化症主要表现为雷诺现象,典型的血清学改变和毛细血管镜改变,但无皮肤硬化的表现;SSc 重叠综合征是以上三种亚型,并伴有其他自身免疫性疾病的临床特点和表现。

系统性硬化症肾脏受累根据损害程度而表现不同,从轻度蛋白尿和轻微肾小球滤过率损害,到由于轻度系膜增生性肾小球肾炎导致肾血流量明显减少而大大提高滤过分数,再到严重的急性肾损害。主要表现为慢性肾疾病、炎症性肾损害和系统性硬化症肾危象(SRC)。系统性硬化症肾危象(SRC)以恶性高血压及快速进展的肾衰竭为主要特征,死亡率高,是 SSc 最严重的并发症之一。

(一)诊断及鉴别诊断

1.系统性硬化症诊断

目前系统性硬化症最新诊断主要采用 2013 年美国风湿病学会/欧洲风湿病防治联合会共同制定的分类标准。这些标准适用于任何考虑纳入系统性硬化症研究的患者。但是该标准不适于除手指外皮肤增厚的患者或者临床症状表现为系统性硬化症样障碍的患者(例如,肾源性硬化纤维化患者、广义硬斑病、嗜酸性筋膜炎、糖尿病性硬化症、硬化性黏液水肿、卟啉症、硬化性苔藓、移植物抗宿主疾病和糖尿病性手关节病变)。总的分值通过每一项的最高分值加和产生。患者总分值≥9 分的被认为是系统性硬化症患者。

2.系统性硬化症肾危象诊断

系统性硬化症肾危象诊断目前没有统一的标准,Steen 等人提出关于 SRC 诊断标准:①收缩压≥140mmHg;②舒张压≥90mmHg;③收缩压升高≥30mmHg;④舒张压升高≥20mmHg;⑤血肌酐上升超过基线水平 50% 或肌酐>120% 正常值上限;⑥蛋白尿≥＋＋;⑦血尿≥＋＋或镜下血尿≥10 个红细胞/高倍视野;⑧血小板计数<10×10^9/L;⑨发生溶血;⑩新出现的高血压脑病。

3.鉴别诊断

系统性硬化症肾危象主要和血栓性血小板减少性紫癜/溶血性尿毒综合征(HUS)鉴别。两种疾病临床表现类似,但 TTP/HUS 患者可发现血浆中金属蛋白酶 ADAMTS13 的活性显著降低,而 SRC 患者正常。治疗上血浆置换是 TTP/HUS 患者首选,而 SRC 患者首选 ACE Ⅰ类药物控制血压。

(二)治疗

系统性硬化症肾危象治疗主要在于早期及时控制血压,缓解患者症状,延缓肾功能进一步恶化。

1.血管紧张素转换酶抑制剂类药物

血管紧张素转换酶抑制剂(ACEI)抑制血管紧张素 Ⅰ 转换为血管紧张素 Ⅱ,不灭活缓激肽,从而产生降压效应。目前认为,ACE Ⅰ类药物无论患者血压是否升高,是否进行透析治疗,都提倡在早期应用,可以极大改善患者预后。文献报道,治疗前血肌酐水平与 SRC 预后密切相关。当血肌酐>265.2μmol/L 预后较差,即使在治疗中血压控制后,肌酐仍可继续升高。同样,其他因素也可影响预后,如男性、年龄大、合并充血性心力衰竭等。早期应用的 ACE Ⅰ类药物主要是卡托普利,虽然二线 ACE Ⅰ类药物与卡托普利比较并无明显差异,但是卡托普利具有半衰期短,使得控制血压过程中更具有灵活性。当 ACEI 使用最大剂量血压仍未控制,可以加用 ARB 类药物、直接肾素抑制剂和 β 受体阻滞剂,这些药物控制血压作用有限,β 受体阻滞剂可能加重雷诺现象。

2.内皮素受体拮抗剂

内皮素受体拮抗剂是近年来 SRC 治疗药物研究热点,Josselin-Mahr L 等人在 2011 年病例报道,选择性内皮素受体 A 拮抗剂如西他生坦应用可以缓解患者症状,非选择性内皮素受体抑制剂,如波生坦,可以改善患者预后,但其具体作用机制还有待研究。其他治疗方法如抗凝药物阿司匹林,在 SRC 患者妊娠合并有胎盘功能不全时可以小剂量应用。

3.透析治疗

SRC 患者急性肾衰竭和疾病后期尿毒症,即使应用相关药物治疗,效果并不理想,透析治疗可以阻止肾功能进一步恶化,但 SRC 患者透析效果要差于其他疾病引起的肾衰竭。

4.肾移植

在肾衰竭期,肾移植可能改善终末患者预后。但文献报道,与其他治疗相比,尽管应用抗排斥反应治疗,SRC 患者生存率和肾移植存活率并没有得到改善,但在其他内脏器官疾病的进展可能会限制预期寿命。肾移植的有效性及安全性有待评价。

十、淀粉样变性肾损害

淀粉样变是一种不同病因所致的血浆中正常的可溶性蛋白以不可溶纤维形式在细胞外沉积并致组织损害所引起的临床综合征。肾淀粉样变是指淀粉样物质沉积于肾脏引起肾脏组织学改变和一系列症状的临床综合征。

(一)发病机制

1.淀粉样蛋白形成的机制:目前认为,淀粉样蛋白形成的最终过程是细胞外基质中淀粉样原纤维的形成,其关键在于前体蛋白在细胞外发生了错误的折叠,稳定性降低,具有形成病理构象的倾向,进而产生不溶解的毒性蛋白聚集物,以β折叠原纤维蛋白束沉积在组织中。而异常的折叠则是由于一个氨基酸突变或者蛋白水解障碍,蛋白内部特异性变化,尽管在结构和功能上淀粉样蛋白是完全不同的,但淀粉样蛋白在电镜下的形态、大小、X线衍射以及β片段的功能是相同的,而且均具有刚果红易染色的特点。淀粉样前体蛋白的形成有三种机制:①在前体蛋白的B折叠过程中,可能存在形成病理构象的倾向,随着年龄的增大,血清前体蛋白的浓度持续的增高,形成病理构象的倾向也逐渐增大;②前体蛋白发生单一氨基酸的置换;③前体蛋白发生裂解并重构。这些机制可单独起作用或者协同起作用。

淀粉样蛋白形成的步骤:①淀粉样前体蛋白的形成:如多发性骨髓瘤伴发 AL 型淀粉样变病,以出现 λ 轻链、VλVI 基因变异为主。②淀粉样前体蛋白的异常折叠:高浓度的"错误折叠的蛋白"在细胞外环境影响下(低 pH,氧化,高温,蛋白水解作用,金属离子及渗透压等)才能聚集成纤维样结构,并最终沉积成淀粉样物质。③淀粉样沉积中的附加成分:所有类型的淀粉样沉积中均存在血清淀粉样 P 成分(SPA),其起支架作用,引导并促进淀粉样物质的沉积,与淀粉样纤维结合后抵抗蛋白水解作用。维持其稳定的附加成分还有淀粉样物促进因子(AEF)黏蛋白、GAG、基膜蛋白聚糖、层粘连蛋白等。④淀粉样物质的组织选择性:淀粉样变病多为系统受累,但在某些特定类型中表现出较为明显的器官选择性。

2.淀粉样蛋白引起器官损伤的机制:①淀粉样假说:淀粉样蛋白聚集直接引起组织和器官的功能、结构破坏。在肾脏,淀粉样蛋白替代了血管基膜,在超声下显示是透明的;在心脏,淀粉样蛋白的渗入使室壁变厚、变硬,影响了心肌的舒张充盈,减少了其容积;②淀粉样蛋白的前体、折叠的中间体或者聚合体、淀粉样蛋白与细胞的受体结合或者直接进入细胞内而激活局部细胞,可能有利于淀粉样蛋白的形成。另外淀粉样蛋白的结构和临床表现之间的差异显示淀粉样蛋白沉积的量并不能解释疾病的临床表现。例如,尽管 AL 和 TTR 心肌的淀粉样变患者的心脏影像学特征是无法区分的,但是与 TTR 相比,AL 淀粉样变引起的心衰及心脏的病死率高。一些试验证实淀粉样前体蛋白的直接毒性与细胞的氧化应激增加有关,另外研究发现有些淀粉样蛋白可能在细胞膜形成离子通道而参与细胞的毒性发生。

3.肾淀粉样变的机制:在 AA、AL 以及一些遗传性淀粉样变中,肾脏是最常见的淀粉样蛋白沉积部位;相反,在 rITR 淀粉样变则不参与肾脏损害。在 AL 淀粉样变中,可以累及局限一个组织类型或者5~6个器官,这种显著的异质性可能反映了淀粉样蛋白的轻链蛋白序列不同,因此淀粉样蛋白的氨基酸序列差异影响其沉积的部位。在肾脏,首先系膜细胞对淀粉样蛋白具有特异的摄取能力,并且肾小球基膜上有大量的负电荷和高浓度的黏多糖以及影响淀粉样蛋白沉积稳定性的蛋白水解酶。研究发现黏多糖是通过稳定淀粉样蛋白的前体而促进淀粉样蛋白形成。局部的 pH 也会影响淀粉样蛋白前体的稳定性。此外,淀粉样蛋白的功能将会影响其组织沉积的部位,例如,肾脏是 HDL、ApoA-1 代谢的场所,在肾脏两者的浓度明显升高,因而会使得淀粉样蛋白 ApoA-1 的沉积。最后,肾髓质高浓度的尿素以及酸性环境均有利于淀粉样蛋白在肾脏的沉积。基于以上因素的综合作用,淀粉样蛋白在肾脏沉积而引起肾脏的损害。

4.血液透析相关性淀粉样变的机制:β_2-微球蛋白通过肾脏清除,当其产生超过肾脏清除能力则会引起 β_2-微球蛋白的蓄积,而血清 β_2-微球蛋白浓度的升高是引起淀粉样物质沉积的必备条件。β_2-微球蛋白淀粉样变仅仅见于肾功能不全,可能是由于肾功能不全使得 β_2-微球蛋白浓度升高,而引起淀粉样蛋白的形成。另外,肾高浓度的尿素会修饰 β_2-微球蛋白而促进 β_2-微球淀粉样蛋白的沉积。亦有研究发现透析膜的生物相容性会影响 β_2-微球蛋白的形成,虽还有很大的争议,但大量的数据表明,透析膜的生物相容性并不是引起 β_2-微球蛋白蓄积的主要因素。

(二)淀粉样变的临床表现

淀粉样累及多个系统,早期不易诊断,其主要特点为:①AL 淀粉样变多发生于中老年人;②常伴发于肿瘤、慢性感染、结缔组织病等;③往往有多个器官受累,心、肾、神经系统、关节、皮肤、黏膜受损尤为多见;④常有异常蛋白血症;⑤临床症状常似类风湿或结缔组织病,但免疫抑制剂效果欠佳;⑥组织切片刚果红染色一般均为阳性。

1.肾外表现

肾外淀粉样变的临床表现取决于淀粉样物质沉积的部位:心脏受累可致心脏增大,心律失常和心力衰竭;胃肠道受累可出现便秘,腹泻,吸收不良,巨舌,肝脾大;皮肤受累则出现瘀点、瘀斑、色素沉着及皮肤增厚等表现;侵及神经系统可致感觉异常,肌力减退,腕管综合征等。

2.肾脏表现

蛋白尿是淀粉样变很常见的临床表现,尿蛋白量从少量到大量不等。低蛋白血症和水肿往往很严重,且对利尿剂反应差,特别是在 AL 淀粉样变中。当淀粉样变沉积局限于肾小管间质或者血管时,尿蛋白量较少,GFR 降低则是主要的临床表现,而当血管受累时,多伴有高血压。

3.血液透析相关性淀粉样变的表现

在血液透析患者中,淀粉样蛋白在组织沉积较常见,且与其他临床表现相比,出现较早。有研究发现,随着血液透析时间的增加,β_2-微球蛋白淀粉样变的发生率是逐渐增加的。对 54 名血液透析患者与相同年龄的健康患者比较,多关节活检表明前者 β_2 微球蛋白淀粉样变发生率明显高于后者,并且血液透析 2～4 年、4～7 年、7～13 年及 13 年以上的发生率分别为22%、50%、90%、100%。β_2-微球蛋白对关节组织有较高的亲和力,首先沉积在软骨表面,逐渐累及滑膜、关节及肌腱,病变部位最初无细胞成分及骨质损害,也缺乏临床及放射学征象,早期诊断主要依靠病理学检查。当 β_2-微球蛋白部位有巨噬细胞聚集时,可引起关节炎及骨囊肿形成。此时常见临床表现为腕管综合征及骨囊肿相关的慢性关节炎,随着透析时间的延长及病变的发展,疼痛逐渐加重,并出现关节活动受限。关节受累常是对称性的,主要是大关节。内脏器官淀粉样物质沉积一般发生在透析10年以上的患者,多数病变较轻,比关节病变晚数年出现,主要病变部位在血管壁,往往缺乏明显的临床表现。

(三)淀粉样变的诊断及鉴别诊断

原发性淀粉样变发病年龄多在40岁以上,继发性淀粉样变则见于任何年龄阶段。

淀粉样变诊断应包括:①淀粉样变定性;②原发病;③淀粉样物质的类型;④重要脏器受累程度;⑤并发症。主要根据临床表现、组织活检、免疫学检查等方面做出分析,确诊依赖于组织活检,刚果红染色以及电子显微镜检查。

对于40岁以上肾病综合征患者,血尿症状不突出,肾小管功能受损,且合并下述任一条临床表现即应高度怀疑肾淀粉样变:①体重下降;②低血压或收缩压/舒张压较发病前下降＞20mmHg或者心肌肥厚;③肝、脾肿大但肝功异常不明显或者舌体肥大;④血、尿免疫固定电泳发现单克隆免疫球蛋白轻链。资料显示,肾淀粉样变患者血/尿中存在单克隆免疫球蛋白轻链的比例高达65.6%,结合文献报道血、尿免疫固定电泳联合检测单克隆免疫球蛋白的灵敏度可达90%,因此建议对40岁以上的肾病综合征患者常规进行血、尿免疫固定电泳检查。本病的确诊需依据病理检查刚果红染色阳性和电镜下发现特征性8～10nm无分支的细纤维,后者在诊断早期淀粉样变病具有重要作用。

(四)淀粉样变的治疗

1.抑制前体蛋白形成的治疗

化疗抑制单克隆免疫球蛋白轻链的产生,是目前治疗AL型淀粉样变的主要方法。目前常用的化疗药物有美法仑、泼尼松、秋水仙碱。Kyle等在1997年对220例原发性系统性淀粉样变病AL型患者进行了前瞻性随机对照试验,将患者分为三组,分别接受药物治疗:秋水仙碱(0.6mg,1d 2次口服);MP方案[美法仑0.15mg/(kg·d)]＋泼尼松[0.8mg/(kg·d)]7d为一个疗程,每6周重复一次;MP方案＋秋水仙碱(0.6mg,1d 2次口服),总疗程为2年,3组患者的中位生存时间分别为:8.5个月、18个月、17个月,从而确立了MP方案在AL型淀粉样变病的治疗地位。若患者能耐受SCT,其中位生存时间可达42个月。但3个月内患者病死率可高达14%,其中心脏受累的患者占70%,因此认为选择合适的患者进行HDM/SCT治疗是一种理想的选择。最近Jaccard等报道了一项RCT,比较了HDM/SCT与MD方案,后者为美法仑(10mg/m² 口服)联合地塞米松(40mg/d 口服),4d为一疗程,每6周1次,共18次,结果显示HDM/SCT并不优于MD方案。所以目前对于AL型淀粉样变病最佳治疗方案尚无定论,应根据患者的病情选择合适的治疗方案。

2.抑制原始纤维的形成及聚集

体外试验证实,硫酸肝素蛋白聚糖可能提高淀粉样蛋白稳定性,使用其结构类似物可抑制硫酸肝素蛋白聚糖或者硫酸肝素基膜蛋白聚糖与淀粉样蛋白的结合。应用蛋白聚糖(GAGs)的结合物eprodisate可竞争抑制GAGs与淀粉样纤维结合,从而抑制前体蛋白在组织中的继续沉积,目前已有用于AA型肾淀粉样变病患者的RCT报道,发现其可延缓病情恶化。

3.淀粉样物质沉积附加成分的治疗

在体外,淀粉样物质与SPA结合后可抵制中性粒细胞的降解及蛋白水解酶的水解作用。

通过抑制 SPA 与淀粉样纤维结合可降低淀粉样沉积的稳定性,促进淀粉样物质清除。CPH-PPC 是一种可抑制淀粉样纤维与 SPA 结合的药物,可在用药数小时内使循环中 SPA 被清除。

十一、血栓性微血管病肾损害

血栓性微血管病(TMA)是一组因血栓形成导致的微血管阻塞性疾病。TMA 是一组急性临床病理综合征,表现为微血管病性溶血性贫血、血小板下降以及微血管内血栓形成。经典的血栓性微血管病包括溶血性尿毒症综合征(HUS)和血栓性血小板减少性紫癜(TTP),其他常见的血栓性微血管病还有恶性高血压、硬皮病肾危象、妊娠相关肾病、移植相关、免疫缺陷病毒(HIV)相关的肾脏损害及药物相关的血栓性微血管病等。病理学上主要表现为内皮细胞的肿胀、内皮下无定形绒毛状物质沉积和血管腔内血小板聚集形成微血栓、血管腔内栓塞及红细胞碎裂等微血管系统异常。TMA 发病急,临床表现多样,病情进展急骤,病死率极高。近年来,随着对本病认识的不断深入和血浆置换等治疗手段的不断进步,其预后明显改善。

(一)病因及发病率

TMA 根据致病因素分为外源性与内源性两种。外源性致病因素包括感染、药物、虫兽咬伤和放射线照射等。内源性致病因素分为原发性和继发性,前者主要有遗传因素所致;后者则多继发于自身免疫性疾病、妊娠、肿瘤、器官移植、弥散性血管内凝血、恶性高血压、急进性肾炎等。

(二)临床表现及分型

TMA 的临床特征为微血管病性溶血性贫血、血小板减少,肾脏和中枢神经系统损害。

1.临床表现

(1)一般症状:多数患者起病时有乏力,恶心、呕吐、食欲缺乏,伴或不伴有腹泻。部分患者起病时有上呼吸道感染。

(2)血小板减少:由于微血管内血栓形成,血小板聚集、消耗增加,TMA 有明显血小板减少。TTP 常有明显出血,表现为鼻出血、皮肤瘀斑、眼底出血等,而 HUS 较少出现出血症状。

(3)微血管病性溶血性贫血:微血管病性溶血性贫血是 TMA 的重要标志,数日内血红蛋白明显下降。急性溶血有腰背酸痛、血红蛋白尿,约半数患者有黄疸和肝大。

(4)急性肾衰竭:TMA 有不同程度的肾功能减退,约 90% 以上的 HUS 有急性肾衰竭,多数 HUS 可持续少尿或无尿,需进行肾脏替代治疗。而 TTP 肾脏损害较轻,80% 的 TTP 仅表现为尿检异常和轻度肾功能不全。

(5)神经系统症状:由于大脑皮质和脑干小血管微血栓形成,脑神经细胞缺血、缺氧,导致头痛、行为改变、视力障碍、言语困难、感觉异常、瘫痪、抽搐,甚至昏迷。典型 HUS 出现神经症状相对少见,而 TTP 则多见。

2.临床分型

根据其临床表现和病因不同,可以对 TMA 进行不同的分类,其中最常见的是典型的HUS(D+HUS)、非典型的 HUS(D-HUS)、TTP。

(1)典型溶血性尿毒症综合征:即 D+HUS,多继发于感染,伴有胃肠炎的前驱表现,并常有下消化道出血,随后出现急性肾衰竭。一般急性起病,突然发作溶血、肾衰竭伴肉眼血尿(呈酱油色),少尿或无尿。可有轻度黄疸、皮肤和黏膜出血、神经系统等多系统症状。肾脏损害症状包括血尿、蛋白尿、少尿。长时间的少尿和(或)持续性高血压是病情恶化的标志,并常导致残余肾功能减退。D+HUS的病程一般为2~3周,预后相对较好,90%的患者肾功能可完全恢复正常,急性期病死率为3%~5%。

(2)非典型溶血性尿毒症综合征:有两种临床表现,第一种伴有炎症的前驱胃肠道症状,无尿,恶性高血压,神经系统损害,病死率高,50%患者肾功能不能恢复。第二种临床不伴有先兆性腹泻故又称非腹泻相关性HUS(D-HUS),此类病例中未发现产生志贺毒素的大肠埃希菌感染,有复发性或家族性倾向。约1/3患者起病时就合并有中枢神经系统症状,如抽搐、昏迷,临床表现与TTP相似。此类HUS病因复杂,感染、药物、妊娠、自身免疫性疾病、中毒等多种疾病均可导致,部分患者无明确病因,肾脏病理损害重,主要以血管病变为主,预后差。多数患者在急性期需透析治疗,其病死率、复发率及终末期肾衰竭发生率都明显高于D+HUS。

(3)血栓性血小板减少性紫癜:绝大多数急性TTP患者发病时有突出的神经系统症状、皮肤紫癜、发热和严重的血小板减少(常低于20×10^9/L)。同时存在急性微血管病性溶血性贫血和肾功能不全。通常以单次急性发作为特征。复发性TTP指TTP治愈4周以上而再次发作。多数复发性TTP预后较差。

(三)实验室检查

微血管病性溶血性贫血是诊断TMA所必需,表现为迅速发生的贫血,其程度与急性肾衰的程度不一致;血浆内溶血,如网织红细胞、间接胆红素、乳酸脱氢酶及其同工酶升高,外周血涂片可见幼红细胞,抗人球蛋白试验阴性;裂细胞对TMA的诊断具有特异性,是外周血中破坏的红细胞,形态多样,有三角形、盔甲形等,裂细胞大于1%强烈提示TMA的可能性。

血小板减少,TTP血小板减少较HUS更加明显,发作期血小板计数通常低于20×10^9/L。而HUS血小板计数通常为30×10^9~100×10^9/L,有些HUS患者血小板计数可完全正常或接近正常,凝血功能检查多正常。血小板减少与大量消耗有关,其抗体多不存在,白细胞多中度增高,HUS患者多伴有低C3血症。TTP患者可有ADAMTS13活性下降,多小于5%或查见IgG型的自身抗体。

尿常规可见镜下血尿、蛋白尿、管型尿,甚至无菌性脓尿等。

发生急性肾衰竭者,可见血Cr及BUN升高、血钾升高、CO_2结合力下降等。

(四)诊断

TMA的诊断主要依靠典型的临床表现。临床表现为"五联征",即微血管病性溶血性贫血、血小板减少、神经精神异常、肾脏损害、发热,诊断TTP并不困难。而在腹泻后出现微血管病性溶血性贫血、血小板减少、肾脏损害"三联征",则典型的D+HUS诊断可确定。但临床实践中,HUS与TTP的临床区别并不绝对,应注意鉴别。

(五)治疗

充分理解各种TMA的发病机制对于制订个体化的治疗方案十分重要。

对于由大肠埃希菌引起的D+HUS,可以自发缓解,预后相对较好。单纯应用支持疗法,维持水电解质的平衡就可获得满意的疗效。一般不主张应用抗生素及缓泻剂,因前者可使细菌释放更多的 VT;后者则有增加 HUS 的危险。

针对 D+HUS,单纯输注含有因子 H 的新鲜冻干血浆已被证实无效。若病变无自发缓解,应果断采取血浆置换或同时配合应用糖皮质激素。

由基因突变引起的家族性 TTP,可行血浆置换或血浆输注,以补充患者体内的 AD-AMTS13,提高其活性。一般认为最好在发病 24h 内行血浆置换,置换液可采用新鲜冰冻血浆、冷冻血浆上清液、有机溶剂和去污剂处理过的血浆,其中以新鲜冰冻血浆效果最佳。一般一日进行一次 1 个体积的血浆置换(40mL/kg)即可控制病情,直至临床症状缓解,表现为:神经系统症状消失、血小板计数正常、乳酸脱氢酶正常或接近正常、血红蛋白升高等。缓解期亦可间断行血浆置换,以防复发。若无条件进行血浆置换,可行血浆输注[至少 25mL/(kg·d)],由于附着在内皮细胞表面的 ADAMTS13 血浆半衰期大于 2d,且只需维持其活性在正常值的 5% 以上,即可有效地防止 TTP 的发生,故每 3 周输注一次即可。

对于体内有自身抗体导致的获得性 TTP,也需要进行血浆置换以清除体内的自身抗体及血浆中的 UL-vWF。若抗体滴度较高,单纯血浆置换无效时,可配合应用糖皮质激素控制病情,常规口服与大剂量冲击无明显差别。其他免疫抑制剂如长春新碱、环孢素也可试用。

TMA 的患者,一般在没有危及生命的严重出血或颅内出血时,应避免输注血小板。抗凝及抗血小板聚集药物,如阿司匹林、双嘧达莫(潘生丁)及肝素等药也不主张应用。大剂量丙种球蛋白及维生素 E 的有效性尚待证实。脾切除会带来致命性的并发症,不能轻易进行手术。

总之,血浆置换是 TMA 的关键治疗措施,有报道其有效率可达 87.2%。其他原因导致的 TMA 除针对原发病治疗外,亦应尽早采用血浆置换治疗或同时配合免疫抑制剂,以期控制病情。部分患者由于肾脏病变严重,肾功能长期不缓解,需要进行肾脏替代治疗。

第三节 肾小管间质性肾炎

一、急性间质性肾炎

(一)定义

急性间质性肾炎(AIN)是一种由多种病因引起的急性、可逆性、以肾间质炎症浸润为特征的疾病,通常肾小球、肾血管不受累或受累相对轻微。AIN 虽是急性肾损伤一个少见病因,但却不容忽视,因为它常常需要特定的治疗干预。近年 AIN 发病率有所增加,在原因未明或药物相关性 AKI 行肾活检的患者中,有 10%～25% 患者系 AIN 所致.AIN 可发生在任何年龄,但儿童少见。

(二)临床表现

1.肾脏损伤表现

急性间质性肾炎的临床表现缺乏特异性,AIN 症状一般在药物使用几天或几周后出现,但有些患者在药物使用数个月后出现。AIN 的典型表现是突然出现肾功能损害,伴少量蛋白尿（<1g/d）、尿检异常，可出现腰痛，血压多正常，无水肿。非甲氧西林所致的 AIN，临床表现常不典型，如出现原因未明 AKI，需考虑存在 AIN 可能。肾功能损害程度不等，其 1/3 的患者需要透析，白细胞管型常见，50% 患者出现血尿和脓尿，不伴红细胞管型。1/3 患者出现腰痛，由肾被膜扩张反射所致。影像学检查显示，肾脏大小正常或轻微增大，超声皮质回声增强（与肝脏回声相似或更强）。

2.全身临床表现

全身表现有时出现过敏性反应，包括低热、皮疹、轻度关节痛和嗜酸性粒细胞增多等。如果患者非甲氧西林所诱导的 AIN，不足 1/2 的患者出现这些症状，低于 10% 的患者出现上述所有症状。某些药物引起的 AIN 可出现溶血或肝炎等过敏反应，血清 IgE 水平可升高。如 AKI 患者出现过敏反应或者嗜酸性粒细胞增多，需考虑 AIN 导致的 AKI。然而，有些 AKI 患者出现过敏反应但与 AIN 无关，如药物诱导的急性肾小管坏死。

3.药物相关临床表现

AIN 一些临床和组织学改变与某些致病药物相关。甲氧西林诱导的 AIN，其临床表现以肾外症状、尿检异常为突出，肾功能可正常，而肾衰竭出现在 50% 的患者中。利福平所致 AIN 常发生在利福平再次给药或间歇用药数个月后。患者出现肾衰竭，伴发热、胃肠道症状（恶心、呕吐、腹泻和腹痛）和肌肉酸痛，也可伴随溶血，血小板减少症，较少出现肝炎。肾活检显示间质炎症浸润和肾小管损伤。少数病例发生在持续使用利福平治疗 1～10 周后，不常出现肾外症状或抗利福平抗体，肾组织活检显示严重间质炎症浸润。苯茚二酮诱导的 AIN 常伴随肝炎的发生，可能有致命危险。别嘌醇诱导的 AIN 常出现在慢性肾脏病患者中，可伴有皮疹和肝功能障碍或出现史蒂文斯·约翰逊综合征表现，这些严重过敏反应可能与人类白细胞抗原（HLA-B58）有关。

非甾体类抗炎药（NSAIDs）是引发 AIN 常见药物，3/4 病例伴随肾病综合征。一般发生在 50 岁以上患者，所有 NSAIDs 都可能导致 AIN，包括环氧化酶-2 选择性抑制剂等。AIN 常发生在 NSAIDs 使用数个月后（平均 6 个月），但也可发生在 NSAIDs 使用数日或 1 年以上。NSAIDs 所致 AIN 可出现大量蛋白尿，伴有水肿。其他肾脏表现可能与其他药物诱导的 AIN 相似。然而，其肾外表现仅出现在 10% 的患者中。值得注意的是，其他药物较 NSAID 相比，较少引起 AIN 相关的肾病综合征，仅少数病例报道发现氨苄西林、利福平、锂制剂、干扰素、苯妥英钠、氨羟二磷酸二钠及 D-青霉胺等可引起 AIN 所致肾病综合征改变。

（三）诊断

药物相关急性间质性肾炎（DAIN）的临床诊断至今尚无统一标准，其原因与患者用药情况复杂，有时难以确定致病药物与发病的关系，而且临床表现往往不特异有关。目前对 DAIN 的诊断，认为应首先注意鉴别患者为急性或慢性肾衰竭，对急性肾衰竭患者可根据患者肾小管功能异常显著、缺乏肾炎综合征或肾病综合征表现等特征初步确定 AIN，并根据其近期用药史、全身药物过敏表现、嗜酸性粒细胞尿等特点考虑 DAIN 临床疑似诊断。

诊断急性间质性肾炎的金标准是肾活检。然而，嗜酸性粒细胞尿和镓扫描可作为诊断 AIN 的辅助手段。使用瑞氏染色或汉斯染色检测尿中有嗜酸性粒细胞，其中，汉斯染色敏感性更强。如尿中超过 1% 嗜酸性粒细胞，则结果为阳性。嗜酸性粒细胞对 DAIN 具有一定诊断作用,但其敏感性低(67%),在 AIN 并 AKI 的患者中,仅 50% 患者呈现阳性,其特异性87%,急性肾小管坏死、感染后或新月体肾小球肾炎,动脉粥样硬化栓塞性肾病、尿路感染、尿路血吸虫病和肾前期 AKI 患者也可检测到嗜酸性粒细胞。另外,28% 尿路感染患者尿液中含嗜酸性粒细胞。但目前嗜酸性粒细胞的筛查仍被作为 AIN 一般性筛查,由于其缺乏敏感性和特异性,故 AIN 明确诊断需要肾活检或参考使用药物的临床情况和停药反应。

研究表明,镓-67 在 AIN 患者中肾脏摄取增加,对 45 例 AIN 患者分析发现,88% 患者肾扫描异常(48h 后达最大值),然而 18 例急性肾小管坏死患者中 17 个扫描正常。然而,该研究样本量小且为回顾性研究,镓肾扫描对诊断 AIN 不具有特异性,因肾盂肾炎、肿瘤或肾小球疾病肾扫描也可呈现异常。因此我们不推荐镓扫描作为 AIN 诊断工具。

由于 AIN 临床表现的多态性,非侵袭性诊断手段受限,肾活检常被认为诊断 AIN 所必须,已多项研究表明许多患者肾活检前的诊断可能有误。

(四)治疗

DAIN 治疗原则包括去除病因、支持治疗以防治并发症及促进肾功能恢复。

1.一般治疗

应及时去除病因,首先停用相关药物或可疑药物,避免再次使用同类药物。但当患者使用多重药物治疗时,明确致病药物比较困难,因此在确切致病药物未能明确时,应根据治疗需要,尽量减少用药种类,并应结合所用药物的药理作用特点、患者临床表现特征综合分析,停可疑药物观察。临床实践显示,许多 AIN 患者在停用致病药物数日后肾功能可有所改善,无须给予特殊治疗。

2.糖皮质激素

除去致病原外,糖皮质激素常被用于治疗 AIN。其剂量醋酸泼尼松为 $1mg/(kg \cdot d)$,1 个月内渐减量,有时可考虑甲泼尼龙冲击治疗。糖皮质激素的使用对 AIN 长期肾功能的影响尚不明确,目前研究多为小样本、非对照和回顾性研究。然而,一些学者建议早期系统使用短疗程糖皮质激素,短疗程糖皮质激素有助于促进肾功能恢复。对致病药物停用 1 周后,肾功能仍不恢复的 AIN 患者,糖皮质激素可促进血肌酐快速下降。但 NSAIDs 诱导的 AIN,糖皮质激素似乎不影响肾病综合征的进展。

DAIN 患者须透析或致病原去除 1 周肾功能仍不能很好改善者建议短疗程激素治疗,当肾活检确诊 AIN 诊断后,给予糖皮质激素初始剂量为 $1mg/(kg \cdot d)$,不超过 $60mg/d$,1～2 周后,逐渐减量,总疗程持续 4～6 周。

3.免疫抑制剂

基于 AIN 免疫发病机制,其他免疫抑制剂可能用于治疗急性间质性肾炎,并减轻皮质醇类激素不良反应。免疫抑制剂还适用于对激素抵抗或激素依赖的患者。8 例 AIN 患者应用霉酚酸酯 500～1000mg,2 次/d,6 名患者肾功能得到改善,其余 2 名患者肾功能无恶化。另外,mTOR 抑制剂西罗莫司可通过抑制间质巨噬细胞及肌成纤维细胞 mTOR 信号,进而减轻AIN。其他免疫抑制剂如甲氨蝶呤、环孢素 A、咪唑硫嘌呤也有应用于间质性肾炎的报道,但疗效有待进一步研究。

二、慢性小管间质性肾炎

(一)定义

慢性间质性肾炎是一组由多种病因引起的慢性肾小管间质疾病,由于间质性肾炎常伴随不同程度的肾小管损伤,"慢性间质性肾炎"又称"慢性小管间质性肾炎",组织学特征表现为肾小管萎缩、巨噬细胞及淋巴细胞浸润和间质纤维化,早期可无肾小球受累,晚期可出现不同程度肾小球硬化。

(二)临床表现

1.肾小管功能障碍

慢性间质性肾炎肾功能受损的表现通常很隐匿,其早期表现为小管功能障碍。慢性间质性肾炎常因实验室筛查或诊断高血压时发现肾小球滤过率(GFR)下降而被偶然查出。蛋白尿通常少于1g/d,尿检有时可仅有白细胞,极少数情况下可出现白细胞管型,血尿在慢性间质性肾炎中不常见。

间质性肾炎均有不同程度小管功能障碍,肾小管受累部位不同,临床表现各异。近端小管缺陷时,可出现氨基酸尿、高磷酸盐尿、近端肾小管酸中毒(RTA)或表现为范科尼综合征。远端小管缺陷可与远端肾小管酸中毒有关。髓质功能障碍时可出现浓缩缺陷(尿频和夜尿增多),严重时可导致肾源性尿崩症。一些患者在低盐饮食时也可出现储钠功能障碍,随后出现失钠综合征。另有一些患者,特别是有微血管病变者,可有泌钠功能障碍而出现盐敏感性高血压。

2.肾脏内分泌功能障碍

慢性间质性肾炎可出现肾脏内分泌功能障碍。促红细胞生成素(EPO)是由肾皮质间质细胞分泌的一种激素,慢性间质性肾炎时EPO减少,贫血出现相对较早,且贫血程度往往重于肾功能损害程度。维生素D_3需在肾脏近端小管上皮细胞线粒体中羟化生成$1,25-(OH)_2D_3$方具有生物学活性。慢性间质性疾病肾脏生成$1,25-(OH)_2D_3$减少,肠道对钙吸收减少,可发生低钙血症和肾性骨病。肾髓质间质细胞可分泌前列腺素PGE_2、PGA_2和$PGF_{2\alpha}$,其中PGE_2、PGA_2产生不足可能是导致肾性高血压的重要因素。

3.慢性肾功能不全

随着病程进展,可渐出现肾功能受损的临床表现,如倦怠、乏力、厌食、恶心、呕吐、体重减轻及贫血等。肾小球滤过率逐渐下降,出现肾功能不全和衰竭。

(三)诊断

本病起病隐匿,症状无特异性,需进行全面肾小管功能检查才能明确肾小管间质损害。如为弥散性肾实质损害,应通过肾活检明确诊断。具有下列临床特征者应考虑慢性间质性肾炎:①存在导致慢性间质性肾炎的诱因,如长期服用止痛剂、慢性尿路梗阻等或有慢性间质性肾炎家族史;②临床表现有小管功能障碍,如烦渴、多尿、夜尿增多、肾小管性酸中毒等或肾功能不全但无高血压、无高尿酸血症;③尿液检查表现为严重小管功能受损。少量小分子蛋白尿(<2.0g/24h)、尿RBP、溶菌酶、尿β_2微球蛋白和NAG均升高,可有糖尿、氨基酸尿。慢性间质性

肾炎还须根据病史和临床病理特征进一步明确病因。

(四)治疗与预后

治疗包括去除病因,如药物或重金属,代谢因素(高钙血症)或梗阻、感染等。对于长期或反复用药的易感人群如慢性疼痛、关节炎等疾病患者加强监测,定期查尿常规、肾小管功能、血肌酐,发现异常须及时停药。一些情况下可考虑激素治疗,如糖皮质激素治疗结节病和IgG4相关性肾小管间质性肾炎等;肾脏病理显示间质淋巴细胞浸润及小管损害者也可考虑小剂量糖皮质激素治疗。由于肾脏肾素-血管紧张素-醛固酮系统异常激活参与肾脏损伤,动物实验表明醛固酮受体拮抗剂依普利酮可减轻肾脏纤维化和肾间质扩张,临床疗效有待进一步研究。一般治疗包括纠正水、电解质及酸碱平衡紊乱、控制感染、控制血压及贫血等对症治疗。对血压的控制,可考虑运用ACEI或ARBs类药物来控制血压,其可降低肾小球囊内压和全身血压,减少蛋白尿,增加肾血流,但出现肾功能不全后慎用。

慢性间质性肾炎的预后与病因、肾间质病变和肾功能受损程度密切相关。彻底清除病因可延缓慢性间质肾炎进展,停药后少数轻症患者肾功能可能相对稳定或有一定程度好转,但多数患者肾功能持续进展,直至进入终末肾衰竭需进行透析或肾移植。干燥综合征、药物性间质性肾炎预后良好,但止痛性肾病和中毒性肾病预后较差。

三、肾小管酸中毒

肾小管性酸中毒是近端肾小管重吸收碳酸氢盐离子(HCO_3^-)障碍或(和)远端肾小管排泌氢离子障碍,所导致的阴离子间隙正常的高氯性代谢性酸中毒。部分患者虽已有肾小管酸化功能障碍,但临床尚无酸中毒表现,此时则称为不完全性肾小管性酸中毒。

依据病变部位及发病机制,现常将肾小管性酸中毒分为如下4型:远端肾小管酸中毒(Ⅰ型),近端肾小管酸中毒(Ⅱ型),混合型肾小管酸中毒(Ⅲ型)及高血钾型远端肾小管酸中毒(Ⅳ型)。

(一)Ⅰ型肾小管性酸中毒

Ⅰ型RTA的病因包括原发性和继发性两大类,前者肾小管功能多有先天性缺陷,大多呈常染色体隐性遗传,后者常见于下列疾病:①继发性遗传性疾病:骨质石化病、神经性耳聋、碳酸酐酶B缺乏或功能减低、遗传性果糖耐量下降、Ehlers-Danlos综合征(皮肤弹性过度综合征)、镰状细胞贫血、Marfan综合征、髓质海绵肾等。②药物或中毒:如两性霉素B、镇痛药、锂、甲苯环己氨基磺酸盐等;③钙代谢异常疾病:原发性钙沉积肾病、特发性高钙血症、维生素D过量或中毒、甲状腺功能亢进、甲状旁腺功能亢进等。④自身免疫性疾病和高丙种球蛋白疾病:特发性高丙球蛋白血症、多发性骨髓瘤、系统性红斑狼疮、干燥综合征、甲状腺炎、肝硬化、原发性胆管硬化、慢性活动性肝炎、冷球蛋白血症等。⑤其他,如慢性肾盂肾炎、高草酸尿症等。

1.临床表现

(1)慢性高氯性代谢性酸中毒,尿pH通常>5.5。

(2)低血钾:由于皮质集合管H^+-K^+泵功能减退导致低血钾,部分患者以低血钾引起的肌无力、心律失常等为首发症状。

(3)骨病表现:血钙增高,血磷降低,血碱性磷酸酶水平升高。严重代谢性骨病者可出现病理性骨折、骨盆畸形等。儿童可有骨畸形、侏儒、佝偻病。成人可有软骨病。

(4)高尿钙、泌尿系统结石或肾钙化,易继发感染或梗阻性肾病。

2.诊断

(1)典型高氯性正常阴离子间歇性代谢性酸中毒、尿 pH 始终大于 5.5,伴发肾结石和有骨关节病变等临床表现者可诊断Ⅰ型 RTA,不典型者可选择下列特殊检查进一步加以证实。

①氯化铵负荷试验:对可疑和不完全性Ⅰ型 RTA 病例,可在停用碱性药物 2d 后给予氯化铵(NH_4Cl)0.1g/(kg·d),分 3 次口服,连用 3d,然后检测尿 pH。有肝病或肝功能异常者可改用氯化钙($CaCl_2$)0.1mmol/kg,如果尿 pH 不能降至 5.5 以下则有诊断价值,已有明显酸中毒者该试验不适用。

②尿铵测定:正常人尿铵排泄量约为 40mmol/d,Ⅰ型 RTA 尿铵排泄量<40mmol/d。

③尿二氧化碳分压(PCO_2)测定:5%碳酸氢钠静脉滴注,维持 0.5h 以上;一旦尿液呈碱性,无论血 HCO_3^- 的浓度是否恢复正常,若尿 PCO_2<9.3kPa(69.8mmHg),可认为集合管分泌 H^+ 的能力无异常。

④尿、血 PCO_2 差值[(U-B)PCO_2]测定:正常人(U-B)PCO_2>2.67kPa(20mmHg),Ⅰ型 RTA 者则<2.67kPa(20mmHg)。

(2)鉴别诊断:本病需与肾小球疾病所致的代谢性酸中毒鉴别,后者常有肾小球滤过率下降、氮质血症等临床表现。

3.治疗方案及原则

(1)病因治疗:Ⅰ型 RTA 患者多有病因可寻,如能针对病因治疗,其钾和酸分泌障碍可得以纠正。

(2)纠正代谢性酸中毒:Ⅰ型 RTA 碱性药物的剂量应偏小,剂量偏大可引起抽搐。因肝脏能将枸橼酸钠转化为碳酸氢钠,故常给予复方枸橼酸合剂即 Shohl 溶液(枸橼酸 140g,枸橼酸钠 98g,加水至 1000mL)50～100mL/d,分 3 次口服。

(3)电解质紊乱的治疗:低钾者常用枸橼酸钾合剂,即枸橼酸钠 300g,枸橼酸钾 200g,加水至 1800mL,30mL/d,分 3 次口服。补钾亦应从小剂量开始,逐渐增大。禁用氯化钾,以免加重高氯血症酸中毒。

(4)骨病的治疗:针对低血钙、低血磷进行补充治疗。

①纠正低钙血症:可口服碳酸钙 2～6g/d,同时需补充维生素 D 类药物,常用维生素 D_2 或 $D_3$30 万 U。当血钙为 2.5mmol/L 或血清碱性磷酸酶恢复正常时则停用,以免发生高钙血症,应用维生素 D 时必须与碱性药物同用。

②纠正低磷血症:低磷者给予无机磷 1.0～3.6g/d,分次口服或磷酸盐合剂(磷酸二氢钠 18g 加磷酸氢二钠 145g,加水至 1000mL),10～20mL/次,4 次/d 口服。

(二)Ⅱ型(近端)肾小管性酸中毒

原发性Ⅱ型 RTA,绝大多数发生于男婴和儿童。主要是近端肾小管对 HCO_3^- 的重吸收下降,尿中失去大量的 HCO_3^-,血浆中 HCO_3^- 浓度下降所产生的高氯血症酸中毒。近端 RTA

分为选择性及非选择性两类,后者除 RTA 的表现外,还有 Fanconi 综合征表现,出现低磷血症、低尿酸血症、高尿磷、高尿钙、高尿酸尿、葡萄糖尿、氨基酸尿、蛋白尿等。病因可分为:①原发性:多为常染色体显性遗传或散发性;②继发性遗传性疾病:胱氨酸沉积症、遗传性果糖含量下降、Iowe 综合征、Wilson 病、碳酸酐酶 B 缺乏及功能减低、丙酮酸羟化酶缺乏等;③药物和毒物:重金属(铅、镉、汞、铜)、碳酸酐酶抑制剂、服用过期四环素等。

④其他:甲状旁腺功能亢进、多发性骨髓瘤、干燥综合征、淀粉样变、肾病综合征、肾移植排斥反应、高维生素 D 血症、慢性活动性肝炎等。

1.临床表现

(1)骨病:其骨病的发生较Ⅰ型 RTA 患者多见,在儿童中佝偻病、骨质疏松、维生素 D 代谢异常等较常见,成人为骨软化症。

(2)继发性甲状旁腺功能亢进:部分患者尿磷排泄下降,出现血磷下降和继发性甲状旁腺功能亢进。

(3)继发性醛固酮症:促进 K^+ 的排泄,可出现低钾血症。

(4)肾结石及肾钙沉着症较少发生。

2.诊断

(1)出现正常阴离子间歇性慢性代谢性酸中毒伴低钾血症等典型临床表现者可诊断。不典型者可选择下列特殊检查进一步加以证实。

①酸负荷试验方法见Ⅰ型 RTA,做酸负荷试验时,如尿 pH≤5.5 或更低,应怀疑Ⅱ型RTA。

②碱负荷试验:口服碳酸氢钠法:从 1mmd/(kg·d)开始,逐渐加量至 10mmol/(kg·d),酸中毒被纠正后,测血、尿 HCO_3^- 浓度与肾小球滤过率,计算尿 HCO_3^- 的百分率:

$$尿\ HCO_3^-\ 排出\% = \frac{尿\ HCO_3^-\ (mmol/L) \times 尿量(mL/min)}{血\ HCO_3^-\ (mmol/L) \times GFR}, GFR = 肾小球滤过率$$

正常人尿 HCO_3^- 为 0;Ⅱ型、混合型 RTA>15%,Ⅰ型 RTA3%～5%。

(2)诊断标准

①存在慢性高氯血症酸中毒。

②碱负荷试验,尿 HCO_3^- 排出百分率在 20%～30%。

③肾排钾增高,在 HCO_3^- 负荷时更为明显。

④可有高磷尿症、低血磷症、高尿酸血症、低尿酸血症、葡萄糖尿、氨基酸尿、高枸橼酸尿症、高钙尿症及少量蛋白尿。

(3)鉴别诊断

①需与氮质潴留所致酸中毒的其他疾病鉴别。

②与其他类型肾小管性酸中毒鉴别。

3.治疗方案及原则

治疗原则同Ⅰ型(远端)RTA。

(1)纠正酸中毒:Ⅱ型 RTA 补碱量较Ⅰ型 RTA 大,因此症多见于婴幼儿,以儿童为例,其补 HCO_3^- 的量大约为 10mmol/(kg·d),此后以维持血中 HCO_3^- 浓度于正常范围调整剂量。

(2)噻嗪类利尿药：可适当使用。当 HCQ 的剂量用至 22mmol/L 而酸中毒不能被纠正时,给予氢氯噻嗪后酸中毒易被纠正。开始剂量为 1.5～2.0mg/(kg·d),分 2 次口服。治疗中应注意低血钾的发生。

(3)补充维生素 D 及磷:见Ⅰ型 RTA。

(三)Ⅲ型(混合型)肾小管性酸中毒

该型 RTA 在发病机制、临床表现上兼有Ⅰ型和Ⅱ型 RTA 的特点,但也有人认为并不存在这样一个独立类型,而应视为Ⅰ型或Ⅱ型 RTA 的一个亚型。其远端小管酸化障碍较Ⅰ型重,尿中排出的 HCO_3^- 也多(可达到滤过量的 5%～10%),故酸中毒程度比前两型重,并发症也较多。治疗同Ⅰ、Ⅱ型 RTA。

(四)Ⅳ型肾小管性酸中毒

当醛固酮分泌过少或远端肾小管病变使其对醛固酮的作用反应减弱时,可导致远端肾小管泌氢减少,出现Ⅳ型 RTA。临床上以下列 5 类原因多见:①原发性盐皮质激素缺乏:Addison 病,双侧肾上腺切除,各种合成肾上腺盐皮质激素的酶如 21-羟化酶缺乏以及催化皮质酮 18-甲基氧化的甲基氧化酶缺陷等。②低肾素低醛固酮血症:与原发性醛固酮缺乏相反,该型患者表现为肾素水平过低,多为老年人,伴轻至中度肾功能不全,但血钾升高、代谢性酸中毒与 GFR 下降不成比例,常见于糖尿病肾病、肾小管间质疾病。③危重患者中的选择性低醛固酮血症:见于严重感染性或心源性休克患者,其血中促肾上腺皮质激素(ACTH)和可的松水平升高,伴醛固酮下降或合成减少。原因与肝素、缺氧、细胞因子等有关。由于低醛固酮的作用,患者表现为高血钾、代谢性酸中毒,予以保钾利尿剂、钾负荷时可加重。④醛固酮耐受:又称为假性低醛固酮血症(PHA),PHAⅠ型见于婴儿,为常染色体显性或隐性遗传。PHAⅡ型见于成人,表现为高血钾、高氯性代谢性酸中毒、钠潴留及高血压 GFR 正常,血肾素及醛固酮水平不低,酸中毒为轻度,给予盐皮质激素无反应。⑤继发性肾脏疾病伴肾小管分泌障碍和(或)高血钾:为皮质集合管的电压障碍,血醛固酮水平可降低、正常或升高。由多种继发性肾疾病或药物所致,大多累及小管间质,如镰刀细胞病、系统性红斑狼疮、梗阻性肾病等,药物有螺内酯、环孢素 A、氨苯蝶啶等。有人又称之为 PHAⅢ型,除高血钾外,尿呈碱性。

1.临床表现

(1)存在高氯性酸中毒。

(2)尿钾排泄明显减少,血钾高于正常。

(3)尿中不含氨基酸、糖和磷酸。

2.诊断

(1)临床确诊为肾小管性酸中毒。

(2)存在慢性肾脏疾病或肾上腺皮质疾病。

(3)持续的高钾血症,应疑及此病。

(4)需与Ⅰ型 RTA 合并高钾血症的情况鉴别。

3.治疗方案及原则

(1)一般治疗

①限制饮食中钾的含量,避免应用易致高钾的药物。

②限制饮食中钠的含量尽管对此类患者有益,但应避免长期限制钠的摄入。

(2)病因治疗:需针对原发性病因进行治疗。

(3)药物

①原发病的治疗:寻找原发病给予治疗。

②纠正酸中毒:给予小量的 $NaHCO_3$ 1.5~2.0mmol/(kg·d)。

③地塞米松:剂量为 0.1~0.3mg/d,低肾素、低醛固酮或肾小管对醛固酮反应低的患者,以增加肾小管对钠的重吸收,尿钾及净酸排泄增加。常用超生理剂量,故有高血压及心功能不全者应慎用。

④呋塞米:可抑制氯的重吸收,增加钾和氯离子的分泌,增加血浆醛固酮的含量,有纠酸和对抗高钾的作用。常用剂量为 20~40mg,3 次/d,口服。禁用螺内酯、氨苯蝶啶、吲哚美辛等。

⑤离子树脂:口服能结合钾离子的树脂,可减轻高钾血症和酸中毒。

⑥透析治疗:经上述处理高钾血症不能缓解者,可考虑透析治疗。

四、尿酸性肾病

高尿酸血症肾病又称尿酸肾病,是由嘌呤代谢紊乱、尿酸及其盐类沉积于肾脏导致的疾病。临床上可见急性尿酸肾病、慢性尿酸肾病和尿酸结石。可伴或不伴痛风关节炎(趾、跖、膝、腕、手指等关节红肿热痛)的肾外表现。

(一)诊断标准

1.高尿酸血症

血清尿酸浓度升高(男性 $>420\mu mol/L$,女性 $>360\mu mol/L$),伴或不伴痛风性关节炎表现。急性尿酸肾病常由急性高尿酸血症引起,慢性尿酸肾病常在长期慢性高尿酸血症后发生。

2.急性尿酸肾病

(1)诱发因素:常见于急性白血病、淋巴瘤及其他恶性肿瘤进行化疗或放疗时(因肿瘤组织大量破坏、核酸分解代谢亢进,致血尿酸迅速增加,大量尿酸及其盐结晶广泛阻塞肾小管而发病)。

(2)临床表现:出现少尿性急性肾衰竭。尿中呈现大量尿酸(盐)结晶。

3.慢性尿酸肾病

(1)临床表现:起病隐匿,早期仅表现夜尿增多,尿渗透压及比重降低,可有少量蛋白尿,有或无镜下血尿。常伴随中度高血压,晚期出现慢性肾功能不全。

(2)病理表现:肾活检组织病理检查呈现慢性间质性肾炎改变,如果肾组织以酒精固定(常规固定方法,可使尿酸及尿酸盐溶解消失)还能在肾间质及肾小管腔见到尿酸(盐)结晶(放射状的针形结晶)。

4.尿酸结石

(1)临床表现:较小的结石可随尿排出,常不被察觉;较大的结石可阻塞输尿管引起肾绞痛、血尿(均一红细胞血尿),并能继发急性肾盂肾炎。

(2)影像学检查:纯尿酸结石 X 线平片不显影,但是肾盂造影检查、CT 检查及超声检查可见,若与钙形成复合结石时,则 X 线平片也可见。

(3)结石成分检验:如果患者自发排石或经治疗排石或取石成功时,均应留下结石标本进行成分检验,以证实结石中存在尿酸(盐)。

(二)治疗

1.一般治疗

(1)饮食:富含维生素、低糖、低脂饮食。避免吃嘌呤含量高的食物,禁食动物内脏及海产品,忌酒。

(2)饮水:嘱患者多饮水,2000~3000mL/d。

(3)碱化尿液:碳酸氢钠:1.0g/次,3 次/d,使尿 pH 维持在 6.5~6.8,可促使尿酸结石溶解。

2.药物治疗高尿酸血症

(1)促进尿酸排泄的药物

①丙磺舒:能抑制肾小管对尿酸的重吸收。初始剂量 0.5g,1 次/d,如无反应,逐渐加至 1~3g/d,分4 次口服,当血尿酸降至 360μmol/L 时改为 0.5g/d 维持。

②苯溴马隆:初始剂量 25mg/d,以后 50mg/d,不超过 150mg/d,维持量隔日 50mg。

③磺酰吡唑酮:初始剂量为 100mg/d,每 7~10d 增加 100~400mg/d,但应小于 800mg/d。

上述药物不良反应较轻,主要是食欲减退、腹胀、恶心等不适。但对肾功能不全或已有尿石症的患者不宜使用,以免诱发急性尿酸性肾病。

(2)尿酸合成抑制剂:别嘌呤醇:初始剂量 200~400mg/d,分 2 次口服,必要时加至 600mg/d,待血尿酸降至 360μmol/L 时改维持量 100~200mg/d。该药的不良反应主要为肝功能异常、上消化道出血、粒细胞减少及皮疹等。

对于尿酸排出量超出 900mg/d 或已有明显尿石症的病例宜选用此类药。

3.关节炎的防治

(1)秋水仙碱:急性期初始剂量 0.5mg,1 次/h 或 1mg,2 次/d,总量达 4~8mg 时可减量至 0.5mg/d,若症状缓解或发生胃肠道不良反应或虽用至最大剂量(6mg)病情无缓解,应停药。

(2)非甾体抗炎药:吲哚美辛(消炎痛)及保泰松等均可选用。首剂 75mg 口服,以后 50mg 每 6h 1 次至症状缓解24h 后改每 8h 1 次用药 1d,再改 25mg 每 8h 1 次,共给 3 次。还可以选择环氧合酶-2 抑制剂如塞来昔布(西乐葆)等来镇痛。

(3)泼尼松:只有在秋水仙碱和非甾体抗炎药治疗禁忌和无效时,才可应用泼尼松。一般给予中等剂量口服或静脉注射。

五、反流性肾病

(一)概述

膀胱输尿管反流(VUR)是指尿液可从膀胱反流至肾脏,为一种遗传获得性畸形。膀胱输尿管反流可以是原发(先天性)的,伴或不伴有相关症状;也可以是继发的,比如继发于由尿路梗阻或神经源性膀胱所致的膀胱压力增高。

膀胱输尿管反流可以在孕期通过胎儿超声检查(超声可示肾盂扩张)或是在儿童时期由于尿路感染而被发现。

膀胱输尿管反流的存在增加了尿路感染的风险,并且两者同时存在时可能导致肾脏瘢痕化的肾损伤,术语称为"反流性肾病(RN)"。反流性肾病可能表现为高血压、妊娠期毒血症、慢性肾脏病(CKD)甚至终末期肾脏病(ESRD)。尽管反流性肾病主要累及肾实质的原发性损伤,有些患者也可出现局灶节段性肾小球硬化(FSGS)的病理改变,并产生蛋白尿。

反流性肾病的传统的治疗方法包括及时处理尿路感染和长期预防性使用抗菌药物直到解除膀胱输尿管反流。外科手术则作为以下重度膀胱输尿管反流时的推荐:运用抗菌药物后仍反复发生尿路感染者或对抗菌药物不敏感者。对于两种干预方式的优越性一直存在很大争议,目前大多数研究表明,两者的长期治疗效果基本无明显差异。

膀胱输尿管反流常首先表现为超声检查时胎肾的扩大。

当胎儿肾盂前后径大于 5mm 时应怀疑存在膀胱输尿管反流;当直径大于 10mm 时应考虑重度膀胱输尿管反流。在胎儿期有肾盂扩张证据的新生儿中,有 13%~22% 的人将来会在尿道排泄造影术中显示存在膀胱输尿管反流。然而,据推测有 1%~2% 的健康儿童也可罹患膀胱输尿管反流,这一患病率在男性婴儿及早产儿中较高。而患有膀胱输尿管反流的男性婴儿发生肾发育不全的概率也较高。大多数Ⅰ~Ⅲ级的膀胱输尿管反流患者可以在 1 岁之内自愈,而Ⅳ级和Ⅴ级者则反流常持续存在。那些可自愈的膀胱输尿管反流患者大多是男性婴儿。此外,在患有尿路感染的儿童中,有 30%~40% 的人被诊断有膀胱输尿管反流,而这些人中女孩居多。

肾瘢痕化占儿童和成人终末期肾病成因的 5%~10%,在儿童慢性肾脏病(CKID)的研究中,肾小球滤过率在 $30\sim90\text{mL}/(\text{min}\cdot1.73\text{m}^2)$ 的儿童患者中,有 14.8% 是由于反流性肾病这一潜在因素所导致而成。

(二)临床表现

反流性肾病的临床表现多种多样,其中包括复杂性尿路感染、高血压、蛋白尿以及多种 CKD 的临床表现。

1. 高血压

在患有反流性肾病的儿童及青少年中,高血压的发生率为 10%~30%。某项研究表明,高血压的发生可能需要长达 8 年的时间。由于肾瘢痕化所致高血压的确切原因未明,但目前普遍认为是由肾脏损伤后的尿钠排泄受损所导致的。高血压在患有 VUR 的儿童中相对较少见,据估测在 10 岁、15 岁和 21 岁中患有高血压的概率分别是 2%、6% 和 15%。然而,高血压的发生率会随着肾损伤的程度而成比例地增加。在被初诊为高血压的儿童和青少年中,有 20% 的人通过 DMSA 扫描检查出了肾瘢痕化。

2. 蛋白尿

反流性肾病患者也可出现微量蛋白尿、持续性蛋白尿,但较少出现肾病性蛋白尿。蛋白尿的出现提示可能有继发性 FSGS 的组织学改变,当肾脏大小正常或者诊断不明确的时候,FSGS 可以通过肾活检证实。蛋白尿通常为中等程度(0.5~4g/d),且常与高血压和肾功能不全相关。进展成为慢性肾功能不全通常需要超过 5~10 年的时间。

3. 终末期肾病

根据北美儿童肾移植合作研究(NAP-RTCS)2008 年的年度报告,在 6491 名进行透析的儿童中,有 3.5% 的患者患有反流性肾病,这是继局灶节段性肾小球硬化、肾脏发育不全、梗阻性肾病之后导致终末期肾病的第四大原因。根据某一对 123 名曾在童年时期被诊断出 VUR 的成年患者的研究,那些非扩张性 VUR 患者的 eGFR 平均为 $75mL/1.73m^2$,而扩张性 VUR 患者的 eGFR 平均为 $72mL/1.73m^2$;在非扩张性 VUR 组有 4 名(占 9%)患者 eGFR 低于 $60mL/1.73m^2$,而扩张性 VUR 组有 13 名(占 17%)的患者 eGFR 低于 $60mL/1.73m^2$。

4.在母体妊娠期膀胱输尿管反流的表现

膀胱输尿管反流也可在母体妊娠期中被首次检测出,它通常表现为母体的无症状菌尿症或是典型的尿路感染、高血压、子痫前期、低体重儿或者流产。在患有尿路感染的妊娠妇女中,VUR 患者大约占 5%;而在患有子痫前期的妊娠妇女中,VUR 患者占 4%~5%。VUR 与妊娠期正常的输尿管扩张有区别,后者常发生于输尿管中段,并且不伴有肾实质的受累。

5.其他表现

也有报道称,在患有 VUR 的儿童中,发生肾结石的风险有所增加。反复感染含脲酶的微生物可以导致鹿角形结石的形成。在反复出现上尿路感染或是下尿路感染的成年患者中,VUR 或反流性肾病也常发生;事实上,约有 5%伴尿路感染的性活跃期女性患有 VUR。

(三)治疗和预后

VUR 易发展成为复发性尿路感染及肾实质损伤,但也可能自发缓解。现已有各种治疗方法用于防止肾损伤。其中两大主要治疗方式是长期预防性使用抗生素和外科矫正。

在 1975 年即长期预防性使用抗生素治疗用于儿童 VUR 之前,外科矫正治疗 VUR 是常见的方式。随后有许多研究报道了预防性使用抗生素与外科矫正对于防止肾损伤的效果并无显著差异。例如一项对 306 名患儿进行调查的儿童国际反流研究结果显示,药物治疗与外科治疗在新的肾脏病变或是肾瘢痕化进展的过程中没有显著差异。欧洲对于 2 种治疗手段进行了长为 5 年的长期随访后也显示两者并无明显差别。

2010 年版美国泌尿协会指南总结了七大治疗儿童 VUR 的方式:间断抗生素疗法、膀胱训练法、持续预防性使用抗生素、预防性使用抗生素联合膀胱训练法、预防性使用抗生素+抗胆碱能药物+膀胱训练法、外科开腹手术修复及内镜修复。疗效判定关键的指标有 VUR 的缓解、发生肾盂肾炎和瘢痕化的风险及药物与外科治疗相比的并发症。研究小组的推荐预防性使用抗生素作为小于 1 岁儿童所有级别的 VUR 的推荐方法,因为它有很高的自发逆转率。而对于 1~5 岁的儿童,研究小组推荐在所有级别的 VUR 中预防性使用抗生素,如果是双侧的Ⅲ~Ⅴ级 VUR 患儿或是已出现肾瘢痕化的患儿,则推荐预防性使用抗生素联合外科治疗。对于 6 岁以上的儿童,研究小组推荐Ⅰ和Ⅱ级的 VUR(单侧或双侧)患儿及单侧Ⅲ和Ⅳ级 VUR 的患儿预防性使用抗生素,如果出现了肾脏瘢痕化则可联合外科治疗;如果是双侧Ⅲ和Ⅳ级 VUR 的患儿及单侧或双侧Ⅴ级 VUR 的患儿,无论有无肾脏瘢痕化均应外科治疗,因为这些情况下患儿自发逆转的可能性极低。

1.医疗干预

医疗干预包括长期预防性使用抗生素,如果出现排尿功能障碍及便秘则应对其进行合理的处理,进行肾脏影像学的随访以评价 VUR 的缓解及潜在进展的肾损伤。最适合预防性使用的抗生素包括磺胺甲噁唑(TMP-SMZ)、甲氧氨苄嘧啶、呋喃妥因及先锋霉素。对 VUR 和尿路感染(UTI)的患者进行随访需要进行快速评估(在发热开始 72h 以内)以便达到 UTI 的早发现、早治疗。关于尿路排泄造影的随访时机并未明确,但有研究推荐随访时间间隔在12~24个月之间。对于排尿功能障碍或排泄功能不良综合征(一种由便秘和发生在能自解大、小便儿童复发性尿路感染相关的尿频、尿急、尿失禁组成的综合征)的处理可包含泻药的使用及每2~3h定时排尿1次。盆底锻炼、排尿行为的纠正及抗胆碱能药物的运用也常需要。药物保守治疗和电脑游戏辅助的盆底肌锻炼相结合的训练方式已经证实有降低尿路感染发生率的突破性进展,并且有助于有排尿功能障碍和VUR的儿童患者的VUR缓解。对便秘进行饮食疗法/行为疗法及使用泻药的处理,有助于减少尿路感染的反复发生,也可以减少遗尿及膀胱无抑制性收缩的发生。

2.预防性抗生素的使用与动态观察

有研究对于长期运用抗生素在预防VUR患者肾脏损伤所带来的益处表示怀疑。这些研究的关注点主要在于长期运用抗生素所带来的潜在危险,包括产生耐药性或变态反应。

在过去的几年中,有6项前瞻性随机试验评估了预防性抗生素的使用对于防止儿童复发性尿路感染和肾脏瘢痕化发生的作用。共计1435名患者被纳入随机试验中,其中包括961名(67%)女性患者。有四项研究试验表明,无论儿童患有或不患有VUR,预防性抗生素的使用并不能防止其发生复发性尿路感染和肾脏瘢痕化。有一项研究表明,相对于安慰剂组,预防性使用抗生素的患者尿路感染的发生率下降6个百分点。瑞典的相关研究证实,女性患者的尿路感染的复发率较男性患者高,而尿路感染的复发率可以通过预防性使用抗生素和内镜技术而降低。上述5项研究结果均未显示肾脏瘢痕化的发生率在有无预防性使用抗生素的组别间有差别。

这些试验虽然提示了预防性使用抗生素的作用,但其证据仍不充分。目前的研究存在各种局限性,包括样本量小、随访时间短、缺少盲法、缺少对依从性的评估、缺少安慰剂组、在不能自解大小便的儿童中用无菌盒收集尿液标本、将重度VUR的患者(那些通常有发生肾脏损伤的高风险者)排除在外及在DMSA肾脏扫描中观察者对结果理解的差异。

3.高血压和蛋白尿

高血压和蛋白尿的处理包括ACEI或ARB类药物的使用。ACEⅠ类药物能减少反流性肾病患者的蛋白尿,也能逆转其微量蛋白尿的出现。ACEⅠ类和ARBs类药物的联合使用能更好地减少蛋白尿的出现。但是,目前还不确定这种减少蛋白尿的效应能否减缓肾脏疾病的进展。过去,当患者对侧的肾脏是健康的时候,一些患者偶尔也选择切除他们已有瘢痕化的肾脏来控制高血压。然而现在,由于出现了许多强有效的降压药后,这种做法已经较为少见。

4.外科手术治疗

外科手术治疗是目前VUR的二线治疗方案,它适用于抗生素预防及其后续药物治疗无效的患者。现在VUR的外科手术指征有:遵循抗生素选用原则后出现复发性感染者;DMSA扫描证实尿路感染后肾瘢痕化加重者;遵循预防性用药原则后多次治疗失败者。最近引入的微创手术术式使得一些临床医师认为手术矫正应该作为VUR的一线治疗方案。在儿童患者中,及时对其进行手术纠正能够潜在地抵消对预防使用抗生素的需求。尽管大多数外科技术有很高的成功率,但是大部分研究表明,手术矫正VUR并不能避免尿路感染的出现,也不能防止最终形成肾脏瘢痕化。

第四节　尿路感染性疾病

一、尿路感染

(一)定义

尿路感染又称泌尿系统感染,是尿路上皮对细菌侵入导致的炎症反应,通常伴随有菌尿和脓尿。细菌性感染尿路感染非常常见,全球每年发病约 1.5 亿人次,约 1/2 人群一生中患病 1 次以上。急性膀胱炎在年轻女性中发生率约 0.5 人次/年,27%～44% 年轻女性可能复发。急性肾盂肾炎在年轻女性发病率约 3‰,绝经后女性尿路感染每年发生率约 10‰。50 岁以下男性少见,仅为 0.5‰～0.8‰ 每年,而年老男性其发病率有所增加,5%～10% 80 岁以上男性存在细菌尿。

(二)临床综合征与诊断治疗

1.年轻女性急性非复杂性膀胱炎

急性非复杂性膀胱炎常表现为急性排尿困难、尿频、尿急或下腹部疼痛。急性排尿困难除见于急性膀胱炎外,尚可见于沙眼衣原体、淋病奈瑟菌、单纯疱疹病毒所致急性尿道炎及假丝酵母菌或阴道毛滴虫所致阴道炎,可通过病史询问、体格检查和实验室检查以资鉴别。绝大多数急性膀胱炎女性患者及淋病奈瑟菌或沙眼衣原体所致的急性尿道炎存在脓尿,血尿(镜下或肉眼)在女性尿路感染中也较为常见。

尿路感染确诊需存在真性细菌尿,传统诊断标准为清洁中段尿细菌定量培养 $\geq 10^5/mL$。然而研究表明,约半数女性膀胱炎患者菌落计数较低,达不到此标准。美国传染病学会(IDSA)共识将膀胱炎菌落数定义为 $\geq 10^3/mL$。女性非复杂性膀胱炎通常不需行尿培养,病原体类型可进行预测,因培养结果通常滞后于治疗开始的时间。

非复杂性尿路感染的大肠杆菌通常对磺胺类和阿莫西林耐药,欧洲、美国引起非复杂性尿感的大肠杆菌菌株对磺胺耐药达 15%～42%。呋喃妥英虽对变形杆菌、克雷伯菌属和一些肠杆菌属不敏感,但对大肠杆菌有效,其耐药率<5%。新近研究发现,美国门诊患者大肠杆菌对氟喹诺酮类耐药性为 17%,并且耐超广谱 β-内酰胺酶菌株所致尿路感染的数量近年也明显增加。

IDSA 强调在选择治疗方案时,需考虑抗菌药物对微生态的影响,即须警惕多重耐药风险。短程疗法被推荐作为急性非复杂性膀胱炎的一线治疗,因其疗效与长程治疗相当,并具有依从性好、成本低、不良反应少等优点。一些传统药物如呋喃妥英疗效和耐受性良好(每日两次给药连续 5d),并对微环境不良影响小。另外,尽管复方新诺明高耐药性,但该药具有较好的疗效,并且其廉价、具有较好的耐受性。虽然磷霉素在临床应用少于复方新诺明和氟喹诺酮类药,但由于其对微环境影响小,也被认为是一线治疗,其对抗 β 内酰胺酶大肠杆菌所致尿路感染有效。

抗菌药物选择须遵循个体化原则,需综合考虑患者过敏史、依从性、耐药性、既往用药和经济因素等。除上述传统一线药物以外，氟喹诺酮类或 β-内酰胺类也可考虑选择，但须注意其对微环境的影响。尽管氟喹诺酮药物 3d 疗法治疗膀胱炎非常有效，但一些专家建议将其作为治疗非复杂性膀胱炎的二线治疗，以保持其治疗其他感染的有效性。

体外研究证明，β-内酰胺类抗生素，如头孢克肟、头孢泊肟、头孢罗齐、氨苄西林、阿莫西林克拉维酸等在被证明对非复杂性膀胱炎多数病原体有效，但临床数据少。

但有研究发现，阿莫西林克拉维酸或头孢泊肟酯 3d 疗法对尿路感染疗效可能低于环丙沙星。此外，在应用广谱抗菌药物时，须考虑其对肠道微生态的影响及耐药性。对女性非复杂性膀胱炎，在开始治疗后，常规尿培养并不被推荐，除非该患者症状缓解不佳。3d 后如患者仍有症状，表明其存在持续感染，基于药敏，常为氟喹诺酮类，需延长其使用疗程。

女性膀胱炎复发多由重复感染所致，一些患者因初始菌群持续存在而引起复发。如在治疗后 1～2 周内复发，一应需考虑抗生素耐药致病菌，需行尿培养，更换敏感抗生素。

如 2 周以上复发，治疗方案与初始方案可相同，但如近 6 个月内已使用过磺胺类药物，则建议选用其他类型抗生素。

复发性膀胱炎长期管理目标是提高患者生活质量、尽可能使用最低剂量抗生素。女性复发性膀胱炎可通过改善行为或能受益，如避免使用杀精剂、增加液体摄入量、性交后排尿等，尽管这些措施的益处尚有待阐明。体外实验和小样本临床研究发现，摄入蔓越莓可抑制致病菌在尿道上皮的黏附与种植，可能对尿路感染有一定预防作用，但随后的随机对照（RCT）研究未显示受益。因此，一些学者认为，对于改善行为等方式未获益的女性建议低剂量抗生素给予预防。抗生素预防可降低 95% 的膀胱炎复发性风险。

预防性治疗建议应用于尿路感染 1 年内发生 3 次或以上的女性患者。另外，对于更年期女性复发性泌尿道感染，阴道内可局部应用雌三醇，其可恢复阴道内正常菌群，进而降低大肠杆菌阴道移位风险。

2.女性非复杂性急性肾盂肾炎

急性肾盂肾炎常表现为发热（温度≥38℃）、寒战、腰痛、恶心和呕吐和肋脊角触痛，伴或不伴尿路刺激症状。临床表现轻重程度不等，一些患者可表现为轻微不适，但严重时也可出现脓毒血症，伴或不伴休克以及肾功能不全。常伴有脓尿，有时可见白细胞管型等。尿沉渣革兰氏染色有助于区分革兰氏阳性或阴性菌感染，进而有助于抗菌药物的经验性选择。急性肾盂肾炎患者均应行尿液培养，95% 患者尿培养菌落数超过 10^4 cfu/mL。肾脏病理检查提示局部炎症反应、中性粒细胞和单核细胞浸润、小管损伤和间质水肿。

口服抗生素可作为部分患者的初始治疗或是静脉应用抗生素患者临床症状缓解的后续治疗。有研究显示，急性肾盂肾炎成年女性患者仅 7% 需住院治疗。当患者诊断未确定、严重疾病伴高热、严重疼痛、明显衰竭、无法口服药物或饮水、患者依从性差等情况下，需考虑住院静脉治疗。

口服喹诺酮类可用于由革兰氏阴性杆菌引起的初始感染的经验治疗，但妊娠期妇女应谨慎使用该类药物。也可考虑使用复方新诺明或其他药物。如怀疑肠球菌感染，需加用阿莫西林到致病原被明确，第二代和第三代头孢菌素效果良好，但呋喃妥英和磷霉素不被推荐用于治疗肾盂肾炎。如口服抗生素不耐受或出现耐药时，可考虑广谱抗生素的静脉使用。用药后发热和其他症状迅速缓解的轻、中度患者,急性非复杂性肾盂肾炎的治疗疗程 7d 左右。然而,一些研究发现,短于 14d 的 β-内酰胺类治疗,其疗效在部分患者中欠佳。另有研究发现,环丙沙星 7d 治疗方案明显优于复方新诺明 14d 治疗的疗效,其原因可能与尿路感染病原体对复方新诺明高耐药性有关。

对症状持续或复发的急性非复杂性肾盂肾炎女性患者,应行尿培养,以确定后续的针对病原菌治疗方案的确定。

复发性感染的治疗疗程为敏感抗生素治疗 7～14d。与初始感染同一种致病菌株的持续性感染有症状患者,应至少保证 10～14d 治疗或更长,并应积极寻找尿路感染的复杂性因素,并予以纠正。

3.复杂尿路感染

复杂性尿路感染的患者可伴有典型膀胱炎和(或)肾盂肾炎体征,同时也可伴有疲乏、易怒、恶心、头痛、腹痛或腰背部疼痛等非特异表现。与非复杂尿路感染一样,复杂性尿路感染通常伴有脓尿、菌尿。可疑的复杂性尿路感染应需做尿培养,美国 IDSA 协会定义复杂尿路感染为尿培养菌落计数女性 $>10^5$ cfu/mL、男性 $>10^4$ cfu/mL 或导尿留取的尿标本细菌菌落计数 $>10^4$ cfu/mL。与非复杂性尿路感染一样,有症状患者如存在较低的菌落计数,往往也提示真性菌尿,因此,有学者建议最低菌落数 $>10^3$ cfu/mL,诊断复杂尿路感染似乎更为合理。由于复杂性尿路感染多存在不同泌尿系结构和功能异常(如肾结石或肿瘤引起梗阻、尿道狭窄、膀胱憩室、肾囊肿、神经源性膀胱、膀胱输尿管反流、肾造瘘和导尿管、输尿管支架的留置等)、基础状况(糖尿病、免疫抑制剂等的使用)和多样的细菌感染谱,目前为止,尚缺乏大样本随机对照试验研究,故抗菌治疗尚难规范化。

对于复杂性尿路感染的治疗,需尝试纠正患者泌尿系结构、功能及代谢等异常。轻至中度感染患者可用口服药物经验性治疗,喹诺酮类药物为较好选择,因其具有抗菌谱较广,可覆盖多数病原菌,且在尿液和泌尿系统组织药物浓度较高等优点。但与环丙沙星、左氧氟沙星等其他喹诺酮类药物不同,莫西沙星在尿中浓度较低,对复杂尿路感染疗效欠佳。如已知感染病原菌类型敏感,也可选择复方新诺明或其他敏感药物也可考虑选择。

对于症状较重的住院患者,初始治疗可采用多种抗菌药物静脉联合治疗。与非复杂尿路感染不同,金黄色葡萄球菌在复杂尿路感染更为常见。如怀疑金葡菌感染,应针对金葡菌选择有效抗菌药物。研究提示,金黄色葡萄球菌往往对甲氧西林耐药,故疑金葡菌感染时,经验性治疗需考虑万古霉素。复杂尿路感染治疗,尚需考虑喹诺酮类药物耐药情况及是否存在肠球菌感染。

感染菌株确定后,可根据抗菌谱调整抗菌药物;临床症状改善后,也可改静脉给药为口服治疗。对于症状较轻者,建议尽可能控制治疗疗程,以减少耐药菌株的发生。

有研究发现,急性肾盂肾炎和复杂尿路感染患者,经左氧氟沙星治疗 5d 或环丙沙星治疗 10d,临床和微生物治愈率基本一致,表明对于复杂尿路感染患者,7～10d 治疗疗程较为合理。症状较轻、病原菌对抗生素敏感、治疗反应快速的患者可能所需疗程更短,如 5d 喹诺酮的应用;但对治疗反应延迟的患者推荐的治疗疗程至少是 10～14d。

4.无症状性菌尿

无症状性菌尿较为常见,往往伴有脓尿,尤其在老年患者,在一些患者中预示发展为有症状明显尿路感染,致病病原菌与导致尿路感染病原菌相同。一般不强调对无症状细菌尿患者的积极追踪和治疗,但对存在并发症高风险的无症状性菌尿人群,如孕妇、接受泌尿外科手术患者等需要积极的诊断与治疗。目前,肾移植患者的管理策略包括长期应用抗生素预防无症状性菌尿及有症状性尿路感染。但对肾移植患者是否值得进行无症状性菌尿的筛查与治疗尚不十分清楚。有学者构建议对存在泌尿道解剖或功能异常、糖尿病或奇异变形杆菌、克雷伯杆菌等感染的无症状细菌尿患者需进行干预治疗,尚需循证医学证明其必要性。

对院内留置导尿管的无症状性细菌尿患者,尽管认为其往往呈现良性改变,但在这些患者中发现大量耐药致病菌,增加了患者交叉感染概率,进而导致不规范使用抗生素频率增加。

5.多重耐药菌尿路感染的治疗

近年,尿路感染抗生素多重耐药越来越受到关注,革兰氏阴性细菌,特别是肠杆菌科属细菌是社区和医院获得性尿路感染的最常见原因,其可获得编码广谱 β-内酰胺酶(ESBLs)、AmpC-β-内酰胺酶及碳青霉烯酶等多重基因,从而导致对多种抗菌药物抵抗。为控制抗生素耐药性的逐年增加,在治疗尿路感染时,需严格按照抗菌药物"阶梯应用"原则来合理选择和使用抗生素。了解常见易感病原体类型和易感模式有助于经验性治疗方案的制订。一线经验性治疗急性单纯性细菌性膀胱炎对健康成年未孕女性推荐呋喃妥因 5d 治疗或 3g 磷霉素单次使用。二线药物可选择氟喹诺酮类和 β-内酰胺类,如阿莫西林-克拉维酸等。

目前针对 AmpC-β-内酰胺酶细菌感染的常用治疗药物包括磷霉素、呋喃妥因、氟喹诺酮类、头孢吡肟、哌拉西林/他唑巴坦和碳青霉烯类等。针对产 ESBLs 肠杆菌科细菌尿路感染治疗药物主要包括呋喃妥因、磷霉素、氟喹诺酮类、头孢西丁、哌拉西林/他唑巴坦、碳青霉烯类抗生素、头孢他啶、阿维巴坦(新型 β-内酰胺酶抑制剂)、头孢洛扎(第 5 代头孢菌素)/他唑巴坦和氨基糖苷类等。基于细菌鉴定及药敏结果,产 ESBL 肠杆菌科细菌所致的轻、中度尿路感染,除碳青霉烯类,尚可选择头孢他啶、阿维巴坦、多黏菌素 B、磷霉素、氨曲南、氨基糖苷类及替加环素等。另外,治疗由多重耐药(MDR)菌-假单胞菌属引起的尿路感染,可选择氟喹诺酮类、头孢他啶、头孢吡肟、哌拉西林/他唑巴坦、碳青霉烯类、氨基糖苷类、多黏菌素、头孢他啶、阿维巴坦,头孢洛扎/他唑巴坦等药物。由于耐药率渐增,氟喹诺酮类作为尿路感染的经验性治疗应当有所限制。

二、肾结核

(一)概述

肾结核在泌尿生殖系结核中占有重要地位。泌尿生殖系其他器官结核,大多继发于肾结核。因此,既要把泌尿生殖系结核作为全身结核病的一部分,也要把泌尿生殖系某一器官结核作为整个泌尿系统结核病的一部分。结核杆菌侵入肾脏,首先在双肾毛细血管丛形成病灶,但不产生临床症状,多数病灶由于机体抵抗力增强而痊愈,此时称为病理性肾结核。

(二)临床表现

1.膀胱刺激征

膀胱刺激征是最重要也是最早出现的症状。最初是由含有酸性结核杆菌的尿液或脓液对膀胱黏膜刺激引起,当病变累及膀胱黏膜出现炎症、溃疡后症状加重。通常最早出现的是尿频,排尿次数逐渐增加,由每日数次增加到数十次,严重者甚至可出现类似尿失禁现象。

2.血尿

血尿是另一个重要症状,血尿的来源大多为膀胱病变,但也可来自肾脏本身。血尿程度不等,多为轻度肉眼血尿或镜下血尿,但约10％的病例为明显的肉眼血尿。

3.脓尿

虽然无菌性脓尿是泌尿系结核的特征,但约20％的患者会继发细菌感染。典型的"结核性脓尿"的特征是尿液混浊不清甚至呈米汤样,可检出大量脓细胞,并混有干酪样物质,但常规细菌培养却无菌生长。

4.腰痛

若出现结核性脓肾、肾积水,肾脏体积增大,肾包膜受牵张可出现腰痛。少数患者因血块、坏死组织通过输尿管时可引起肾绞痛。

5.全身症状

泌尿系结核是全身结核病中一个部分,因此可以出现一般结核病变的各种非特异症状,如食欲减退、消瘦、乏力、盗汗、低热等。

(三)诊断

1.症状和体征

肾结核起病隐匿,常易忽视。如有以下情况存在时,应怀疑有肾结核存在,应进一步检查。

(1)慢性膀胱刺激征,经抗生素治疗无效,尤其是进行性加重者。

(2)尿路感染经有效的抗菌治疗,细菌阴转,而脓尿持续存在。

(3)有不明原因的脓尿和(或)血尿,而普通细菌培养多次阴性。

(4)有肾外结核,同时尿检有红细胞尿者。

(5)男性附睾、精囊或前列腺发现硬结,阴囊有慢性窦道者。

2.实验室检查

(1)血常规:贫血常见,多为轻、中度贫血。

(2)尿常规:可有轻、中度蛋白尿,常有脓尿和镜下血尿。

(3)红细胞沉降率:常显著增快。

(4)尿中查结核杆菌尿沉渣:①晨尿培养结核分枝杆菌阳性。②24h 尿沉渣可找到抗酸杆菌。③尿结核杆菌(TB-PCR)阳性。④血清结核抗体(TB-Ab)阳性。

(5)结核菌素试验[纯蛋白衍生物(PPD)皮试]:对泌尿系结核亦有参考价值,证实既往有无结核感染,PPD 5U(0.1mL)于前臂皮下注射,分别于 24h、48h、72h 观察结果。

(6)Fspot 试验阳性。

3.特殊检查

(1)X 线检查:腹部平片可见肾实质钙化,钙化呈片状、云絮状或斑块状,分布不规则、不定型,常限于一侧肾脏。晚期可见整个肾钙化(肾自截)。胸片有时可见到陈旧性肺结核灶。

(2)静脉肾盂造影(IVP):可见肾乳头变平或多个肾盏不显影、变形或有小空洞形成,病变累及输尿管,可因瘢痕、狭窄而呈"串珠样"改变以及发生梗阻,导致肾盂积脓。

（3）逆行肾盂造影：肾功能受损、IVP 显影不佳时可考虑采用逆行肾盂造影。

（4）B超检查：超声波正常而 IVP 不显影者,应考虑肾结核的可能。B超能够发现肾实质瘢痕、脓肿、肾盂肾盏结构改变、肾盂输尿管扩张、肾积水、膀胱黏膜变化,对泌尿系结核的诊断有提示意义。B超还可以发现腹腔和盆腔脏器的结核性改变,对泌尿系结核的程度和范围判断也有重要意义。

（5）腹部 CT:CT 在泌尿系结核的诊断方面非常有意义,可提供患肾的细致结构资料,可鉴别肾肿瘤和肾上腺肿瘤,而且还能够了解肾内播散情况以及肾周围组织的累及情况。

（6）磁共振:磁共振尿路成像可显示泌尿系结核患者不同尿路部位的破坏、溃疡、空洞与纤维化修复等特点,可作为静脉尿路造影的辅助手段,为肾结核诊断提供证据。

（7）膀胱镜检查:可见溃疡、结核结节、肉芽肿病变及瘢痕等。

4.诊断标准

（1）不明原因的膀胱刺激征,尿结核杆菌培养阳性。

（2）有泌尿系统结核病的影像学证据。

（3）膀胱镜检查有典型的结核性膀胱炎表现和(或)病理活检发现结核结节和(或)肉芽肿形成。

5.鉴别诊断

肾结核应与肾盂肾炎、肾结石、肾肿瘤、肾囊肿等鉴别。

（四）治疗

1.一般治疗

充分的营养和休息,适度的体育活动对于肾结核患者的康复非常有帮助。一般患者无需卧床休息。

2.药物治疗

（1）适应证:①结核病史典型,病灶小或有可疑病灶。②病变局限在 1～2 个肾盏,且无肾盏颈阻塞者。③身体其他部位有结核病灶,暂不宜行肾脏手术者。④晚期肾结核或双肾结核或独肾结核,不宜手术者。⑤手术前用药。⑥手术后常规用药。

（2）常用的抗结核药物

①异烟肼 300mg/d。

②利福平 450～600mg/d,分 1～2 次口服。

③乙胺丁醇 600～1200mg/d,分 3 次或 1 次口服。

④吡嗪酰胺 1500～2000mg/d,分 3～4 次口服。

⑤氟喹诺酮类药物:左氧氟沙星 500～1000mg/d,分 2 次口服;莫西沙星 400mg/d,1 次口服。儿童和孕妇禁用。

目前认为最有效的抗结核药物治疗为异烟肼、利福平和吡嗪酰胺。

（3）疗程:目前推荐半年短期疗法:每日异烟肼 300mg,利福平 450～600mg,吡嗪酰胺 1.5～2.0g,治疗 2 个月,而后改为利福平 900mg,异烟肼 600mg,3 次/周,口服,连续治疗 4 个月。

（4）抗结核药治疗的停药标准:①全身情况明显改善,红细胞沉降率正常,体温正常;②膀胱刺激症状完全消失;③反复多次尿液常规检查正常;④尿浓缩查抗酸杆菌多次检查皆阴性;⑤尿结核菌培养、尿动物接种查找结核杆菌皆为阴性;⑥X线泌尿系造影检查病灶稳定或已愈合;⑦全身检查无其他结核病灶。在停止用药后,患者仍需强调继续长期随访观察,定期做尿液检查及泌尿系造影检查。

（5）追踪观察

①治疗期间:每月复查尿常规和结核杆菌培养,以此调节剂量和选用药物。

②疗程完毕:至少应追踪1年,有肾钙化者,则应追踪至钙化灶和肾功能稳定。追踪宜半年1次(尿常规、晨尿结核菌培养3次和IVP),如有复发要再按药敏试验结果给予抗结核治疗。

3.手术治疗

手术方式的选择需根据患者的病变程度、范围以及并发症等情况决定。需要注意的是任何手术治疗都必须配合强有力的药物治疗,肾切除术前应至少治疗1个月。保留肾组织的手术(肾病灶清除术、肾部分切除术等)以及并发症整形手术(输尿管梗阻手术、膀胱挛缩手术、窦道修补术等)术前应使用药物治疗3～6个月;若患者合并全身结核或病情严重则应适当延长药物治疗时间;术后也应使用药物治疗1年以上。主要手术治疗方式如下。

（1）全肾切除术的手术适应证:①单侧肾结核病灶破坏严重、患肾功能严重受损或无功能;②结核性脓肾;③双侧肾结核,一侧破坏严重,而另一侧较轻,可切除严重侧,再采用药物治疗;④合并严重的继发感染、高血压或大出血。在进行肾结核切除术时,应将受累的输尿管一并切除,若输尿管下段并发积脓时,应将输尿管全长切除。术后伤口一般不放置引流管以减少窦道形成。

（2）肾病灶清除术:病灶清除术是药物治疗的补充,在进行手术时应尽量保存肾组织。病灶清除术适用于所有闭合性的结核性脓肿(与肾盏不通、无钙化者),若病灶与肾盏相通或下尿路有梗阻时不宜进行手术治疗。有条件的医院也可以在超声或CT引导下进行穿刺排脓治疗代替手术治疗。

4.并发症的处理

（1）膀胱挛缩的治疗:挛缩较轻的病例中,可通过训练患者逐渐延长排尿间隔时间,使膀胱容量逐渐增大。绝大多数膀胱挛缩的治疗常需手术。

（2）对侧肾盂积水的治疗:对侧肾输尿管轻、中度扩张积水且合并膀胱挛缩:在处理上按照膀胱挛缩的手术治疗。对侧肾输尿管轻、中度扩张积水而无膀胱挛缩(积水是由输尿管口或输尿管下段狭窄所致):行输尿管口扩张或切开术或输尿管下段狭窄部扩张。若扩张不能取得成功,则可考虑进行输尿管切断后与膀胱重新吻合术。对侧肾输尿管重度扩张积水而致肾功能减退者:应行积水肾脏的引流手术。

随着抗结核药物治疗的发展,大部分肾结核早期病例可通过药物治愈,避免肾切除或其他手术治疗。

三、真菌性尿路感染

尿路真菌感染在住院患者较为常见,是目前尿路感染的第三位病因。研究表明,念珠菌感染在住院患者中占 10％,是真菌尿最常见的类型。多数念珠菌尿路感染患者无症状,仅表现为膀胱或留置导尿管内菌体种植,尚缺乏标准化实验鉴别单纯性菌体定植或存在感染;并对感染来源于膀胱或肾脏也较难确定。而尿液中其他真菌感染,如皮炎芽生菌、曲霉属和新型隐球菌,常常反映存在播散性感染。

健康宿主中,念珠菌通常定居在会阴部,尿液中未发现存在。但各种诱发因素可导致念珠菌在尿液中大量生长,甚至有病例报道,念珠菌可侵入膀胱或上部泌尿道而引起感染。而这些诱发因素常出现在住院患者中,特别是重症监护病房(ICU)。念珠菌感染危险因素包括老年、女性、抗生素使用、尿路器械操作、尿路梗阻、一些外科手术及糖尿病等。有研究发现,放置尿液引流器械,尤其留置导尿患者中,83％出现念珠菌尿路感染。

真菌感染患者尿液分离菌体发现,白念珠菌占 50％～70％,假丝酵母菌占 20％,其他菌体较为少见。光滑假丝酵母菌对老年人易感,新生儿罕见。肾移植 53％患者尿液中可见光滑假丝酵母菌,而白念珠菌者仅 35％。明确感染的真菌类型对后续治疗极为重要。

(一)临床表现

多数真菌尿患者表现为无症状,不足 5％念珠菌尿患者出现尿路感染临床表现。需与细菌感染的膀胱炎或肾盂肾炎鉴别,膀胱炎表现为尿痛、尿频、尿急和耻骨上不适感;肾盂肾炎表现为发热、畏寒及腰部疼痛。既往有过念珠菌感染,经血行播散的患者,其感染症状往往以念珠菌败血症为主,而不是尿路感染,表现为畏寒、发热、低血压及败血症等相关表现。

(二)诊断

诊断需通过重复尿培养,以确定真菌尿是否存在,对无法收集到清洁尿液的患者,必要时可通过外科插管方法收集尿液样本。而对留置导尿患者,应更换导尿管后,再行尿液收集。如重复尿培养,仍未发现真菌尿,则无须进一步行诊断性试验或预防性治疗。

与细菌性尿路感染的鉴别,往往需结合患者症状、脓尿和尿细菌计数等综合考虑,尚无研究证实尿培养和脓尿对白念珠菌尿路感染诊断的重要性。脓尿不是诊断念珠菌尿的有效标准,念珠菌尿常常合并细菌感染。当念珠菌感染出现脓尿可能系合并细菌感染所致。留置导尿管患者,不管是否合并感染,常可出现脓尿;而对于无留置导尿管或不合并细菌感染患者,脓尿对诊断念珠菌尿具有一定意义。

影像学检查,包括腹部超声及断层扫描(CT),对尿路梗阻、膀胱和肾脏真菌感染的诊断是有重要价值的。

(三)治疗

1.全身抗真菌治疗

对无高危因素的无症状念珠菌尿患者,拔除导尿管后多数患者效果良好。如不能拔除导尿管,则应更换导尿管,但短时间内复发可能性较大。对于尿路梗阻患者,解除梗阻是消除念珠菌感染的关键措施。

多数念珠菌尿患者并不需全身使用抗真菌药物治疗。对无症状患者,如存在念珠菌败血症高风险或存在真菌播散迹象时,需考虑全身抗真菌治疗。美国疾病管理协会制定指南建议,对即将行泌尿外科手术患者或极低体重出生婴儿及中性粒细胞减少的真菌尿路感染患者,可行全身抗真菌治疗。需要行泌尿外科手术的伴有念珠菌尿患者,由于这类患者很有可能进展至念珠菌败血症,因此在泌尿手术前、术后应常规给予全身抗真菌治疗。中性粒细胞减少患者和极低体重出生婴儿出现播散性念珠菌感染概率很高。因此,该类群体也需予以抗真菌治疗。对伴有念珠菌尿的肾移植患者,当存在尿路梗阻或出现局部或全身感染症状时,尚需行全身抗真菌治疗。

对有症状提示膀胱炎或肾盂肾炎的患者以及尿培养发现细菌和念珠菌者,应尽早给予抗菌治疗。如无细菌存在,予以适当抗真菌药物治疗,并在抗真菌治疗的同时,如有导尿管,需尽量拔除。

抗真菌常用药物为口服氟康唑,一种唑类抗真菌药物,可选择性通过尿液排泄,初始可给予 400mg 负荷剂量,后以 200mg/d 维持 14d。QT 间期延长患者应慎用。苯妥英钠、华法林、环孢素及他克莫司等可升高氟康唑血药浓度水平,从而达到中毒剂量引起中毒,使用前应进行评估。其他的唑类药物,如伊曲康唑、伏立康唑和泊沙康唑是不通过尿液排泄的活性抗真菌药物,目前尚不十分确定组织中高浓度的上述药物是否能有效治疗侵袭性真菌尿路感染。

静脉用两性霉素 B 去氧胆能够有效治疗念珠菌尿路感染,但主要应用于上尿路感染者或氟康唑治疗失败者及光滑念珠菌感染患者。由于静脉用两性霉素 B 存在肾毒性,因此,肾功能不全者应慎用。推荐剂量为 0.3～0.7mg/(kg·d),维持 1～7d,对复杂尿路感染者可延长至 2 周,其剂量取决于患者肾功能和治疗时间。

氟胞嘧啶是一种经尿液排泄的活性药物,仅用于氟康唑不耐受患者或氟康唑耐药者。常规剂量是 25mg/kg,口服,每 6h 用 1 次,维持 7～10d。除克柔念珠菌外,多数念珠菌,对氟胞嘧啶敏感,但单独使用易出现耐药。氟胞嘧啶严重不良反应包括骨髓抑制和肝毒性,肾功能不全者应减少剂量。

新型隐球菌尿路感染发生在免疫低下患者,尤其是获得性免疫缺陷综合征(艾滋病)患者。对新型隐球菌所致尿路感染,可予氟康唑 400mg/d 维持治疗 6～12 个月。

2.局部抗真菌治疗

将 50mg 两性霉素 B 溶入 1L 无菌水中,通过三腔导管连续膀胱输注治疗念珠菌所致膀胱感染。膀胱冲洗清除念珠菌比全身用药快。但效果短暂,1～2 周内感染可复发。两性霉素膀胱冲洗很少作为置导尿管后必要措施,也不作为常规治疗方法,可用于治疗对唑类真菌药物耐药的克柔念珠菌或光滑念珠菌所致的下尿路感染。

对真菌球引起的肾阻塞患者,推荐使用两性霉素 B 经皮肾盂冲洗,同时全身氟康唑抗真菌治疗。手术或内镜去除真菌球对根治感染至关重要。

第五节　肾血管疾病

一、高血压肾损害

(一)概述

此病常见,又称高血压肾硬化症,是西方国家导致终末期肾衰竭的第二位疾病(约占

25%),我国发病率也在日益增多。本病可分为良性小动脉性肾硬化症及恶性小动脉性肾硬化症两种。良性小动脉性肾硬化症由长期未控制好的良性高血压引起,高血压持续5～10年即可出现良性小动脉肾硬化症的病理改变,而后即出现临床表现。

(二)良性高血压肾硬化症

良性高血压肾硬化症又称良性小动脉性肾硬化症,是长期控制不好的良性高血压引起的慢性肾损害。其病变主要在肾脏小动脉(包括肾脏入球小动脉、小叶间动脉及弓状动脉),导致小动脉管壁增厚、管腔狭窄,从而继发缺血性肾实质病变。此病在西方发达国家是导致终末期肾脏病的第二位疾病,在我国现也已成为第三位疾病。

1.诊断标准

(1)高血压病史:出现高血压肾硬化症时,良性高血压病程常已达5～10年以上。

(2)临床表现

①尿检验异常:尿蛋白常呈轻至中度,定量一般在1.0g/d左右,但是血压很高时它可能略有增加。尿沉渣镜检有时可见少量红细胞(变形红细胞)及管型。

②肾功能减退:肾小管对缺血敏感,故临床常首先出现肾小管浓缩功能障碍表现(夜尿多、低比重及低渗透压尿),之后肾小球功能渐进减退(肌酐清除率下降,失代偿后血清肌酐增高),最终进入终末期肾衰竭。

③肾脏影像学变化:早期双肾大小正常,晚期双肾对称性缩小。

④伴随表现:高血压肾硬化症常伴其他高血压靶器官损害,如高血压眼底血管病变(可见小动脉痉挛、硬化,严重时眼底出现出血和渗出)、左心室肥厚及脑卒中等。

(3)病理表现:良性高血压肾硬化症可从病史及临床表现上做诊断,可是具有较高误诊率,必要时仍应做肾穿刺病理检查。本病肾脏病理以小动脉硬化为主要表现,包括入球小动脉玻璃样变,小叶间动脉及弓状动脉壁肌内膜肥厚,从而管腔变窄,出现肾小球缺血性皱缩及硬化、肾小管萎缩及肾间质纤维化。免疫荧光检查阴性。

在本病诊断上有两个问题需要明确。

①微量白蛋白尿:高血压患者可出现微量白蛋白尿(30～300mg/d),一般认为这与肾小球内血流动力学变化(系统高血压传入肾小球致球内压及滤过膜通透性增高)及血管内皮功能损害相关。因此,不能据此下良性高血压肾小球硬化症诊断。

②大量蛋白尿:良性高血压肾硬化症发生后,残存肾单位在代偿过程中可逐渐发生局灶节段性肾小球硬化,临床呈现大量蛋白尿(≥3.5g/d)。在诊断良性高血压肾硬化症这一继发病变时,需要认真地与原发性及其他疾病继发的局灶节段性肾小球硬化症鉴别。

2.治疗原则

本病重在预防,积极治疗高血压是关键。

(1)血压控制目标:高血压患者未合并糖尿病且无心脑肾并发症时,血压至少应降达140/90mmHg;高血压患者合并糖尿病或出现心、肾并发症时,血压还需降得更低,至少应达130/80mmHg。但是,老年人或合并慢性脑卒中的患者收缩压只宜降至140mmHg。

(2)降压原则:应遵循如下原则。

①高血压不宜下降过快、过猛,应在2～3周内逐渐将血压降达目标值。

②优先选择长效降压药,以减少血压波动,使血压在24h内稳定于目标值范围。

③特别注意夜间高血压及清晨高血压的控制,夜间血压应比白昼血压低10%～20%,清晨应不出现"晨峰"。

④2级高血压或高血压合并糖尿病、心脑肾疾病时,降压治疗之初就常需要降压药物联合治疗。

⑤长期应用降压药时需注意药物对糖代谢、脂代谢及嘌呤代谢的影响。

(3)降压药物选择:血管紧张素转换酶抑制剂(ACEI)、血管紧张素 AT_1 受体阻滞剂(ARB)、利尿剂、钙通道阻滞剂(CCB)及β受体阻滞剂均为第一线降血压药物,其中 ACEI、ARB 是治疗良性高血压肾硬化症的基石药物。联合用药时,常首先联合利尿剂或(和)CCB,仍不能有效控制高血压时再配合应用其他降压药(如α-受体阻滞剂、中枢降压药及血管扩张药等)。

现将应用第一线降压药的注意事项简介如下。

①血管紧张素转换酶抑制剂或血管紧张素 AT_1 受体阻滞剂:应用过程中需注意如下几点。

a.从小剂量开始使用,逐渐加量。

b.服药期间应密切监测血清肌酐(SCr)水平变化。如果 SCr 水平较基线升高>30%,提示肾脏缺血(脱水或肾脏有效血容量不足),应暂时停药。如果肾缺血原因能纠正,上升的 SCr 恢复正常,则可再服用。如果肾缺血原因不能纠正(如重度肾动脉狭窄未行血管重建治疗),则不许再用。

c.肾功能不全患者服药期间应密切监测血钾,如果血钾水平>5.5mmol/L,应减少 ACEI 或 ARB 剂量或停药。

d.双侧肾动脉狭窄患者禁用;孕妇禁用以免影响胎儿发育。

e.ACEI 或 ARB 的降压效果与钠入量密切相关,限盐及配合利尿剂应用能改善疗效。

②钙通道阻滞剂:CCB 的主要不良反应如下。

a.非二氢吡啶 CCB 能导致心动过缓。

b.二氢吡啶 CCB 能导致下肢水肿(多发生于踝部,与扩张毛细血管前小动脉,而不扩张小静脉相关)。

c.反射性心动过速。

③利尿剂:作为降压药使用时,临床常用的利尿剂为噻嗪类利尿剂,并常与 ACEI 或 ARB 联合应用。应用利尿剂时需注意以下几点。

a.仅应用小剂量,如氢氯噻嗪12.5～25.0mg/d。

b.当 SCr>160μmol/L(1.8mg/dL)时,噻嗪类利尿剂治疗反应差,应更换为袢利尿剂。

c.噻嗪类利尿剂有增高血糖、血脂及血尿酸的不良反应,长期服用应注意。

d.如果出现利尿,应注意血清电解质变化,谨防低钾血症。

④β受体阻滞剂:应用时需注意。

a.有加重哮喘可能,伴支气管痉挛的慢性阻塞性肺病患者应慎用。

b.严重窦性心动过缓、病态窦房结综合征、Ⅱ或Ⅲ度房室传导阻滞、Ⅳ级心力衰竭患者应禁用。

c.有增高血糖、血脂不良反应,长期服用应注意。

d.糖尿病患者用胰岛素治疗出现低血糖时,β受体阻滞剂有可能掩盖其症状。

e.长期服用β-受体阻滞剂时不能突然停药,否则血压会反跳。

⑤其他降压药:α受体阻滞剂、血管扩张药及中枢性降压药也能作为二线降血压药物,与上述药物配伍应用,帮助降压。

当良性高血压肾硬化症进入晚期出现肾功能不全时,还应按慢性肾功能不全治疗方案处理。

(三)恶性高血压肾硬化症

恶性高血压是一组以血压急剧增高舒张压≥130mmHg,眼底出现Ⅲ级或Ⅳ级病变的重症高血压。一般可分为原发性恶性高血压和继发性恶性高血压,而后者最常由肾实质性疾病(如 IgA 肾病)或肾血管疾病(如肾动脉狭窄)引起。恶性高血压常累及肾脏,可导致严重的肾脏小动脉及肾实质病变,被称为恶性高血压肾硬化症,又可称作恶性小动脉性肾硬化症。

1.诊断标准

(1)恶性高血压:若血压迅速增高,舒张压≥130mmHg,而且眼底视网膜呈现出血、渗出(眼底病变Ⅲ级)或视盘水肿(眼底病变Ⅳ级),即为恶性高血压。它常在没有控制好的良性高血压基础上发生,但少数也能发生于正常人。

(2)肾脏损害:表现为蛋白尿(可呈现大量蛋白尿)、镜下血尿(甚至肉眼血尿)及管型尿(颗粒管型及红细胞管型等)。肾功能迅速恶化,甚至出现少尿性急性肾衰竭。

肾脏病理检查可见入球小动脉、小叶间动脉及弓状动脉纤维素样坏死,以及小叶间动脉和弓状动脉高度肌内膜增厚(血管切面呈"洋葱皮"样改变),小动脉管腔高度狭窄,乃至闭塞。部分肾小球出现纤维素样坏死、新月体及微血栓,部分肾小球呈现缺血性皱缩及硬化。

(3)其他脏器损害:常同时累及心、脑靶器官,导致急性肺水肿或(和)脑血管意外。

(4)实验室检查:血浆肾素活性、血管紧张素Ⅱ及醛固酮水平升高。

2.治疗原则

恶性高血压重在预防,积极治疗良性高血压,将血压控制达标是最重要措施。其一旦发生,即为内科急症,应及时治疗,以防止威胁生命的心、脑、肾并发症出现。

(1)降压治疗策略与目标

①初始目标:静脉输注降压药,于 1～2d 内将血压降达 160～170/100～110mmHg 水平或使平均动脉压下降 25%。

②最终目标:而后逐渐加用口服降压药,而逐渐将静脉降压药减量至停用。应于 1～2 周内逐步将血压降达目标值。

(2)静脉降压药物治疗

①硝普钠:起始剂量 0.25～0.5μg/(kg·min)静脉滴注,可逐渐加大剂量至 10μg/(kg·min)。对于肾衰竭患者,此药不宜长期使用,否则可能造成氰化物中毒。

②硝酸甘油:起始剂量 5～10μg/min 静脉滴注,可渐加量至 20～50μg/min。

③乌拉地尔:首剂 12.5～25mg 静脉注射,必要时 5min 后可重复给药一次,随之 5～40mg/h 静脉滴注。

④尼卡地平:起始剂量 5mg/h 静脉滴注,根据病情逐渐加量,最大至 15mg/h。

⑤拉贝洛尔:两种给药方法:a.静脉注射法:首剂 20mg,以后每 10～15min 注射 20～50mg,每日总量不超过 300mg。b.持续静脉滴注法:剂量为 0.5～2.0mg/min。

(3)口服降压药物治疗:应联合用药,并首选阻断肾素-血管紧张素系统(RAS)的药物应用,如 ACEI、ARB 或 β 受体阻滞剂。利尿剂要慎用,以免血容量减少进一步刺激 RAS 激活,只有在肾功能不全或心力衰竭导致水钠潴留时才用。

当患者进入终末期肾衰竭时应进行肾脏替代治疗,包括血液透析、腹膜透析及肾移植。

二、肾动脉狭窄

肾动脉狭窄系指肾动脉主干或(和)其分支的狭窄,该病主要由动脉粥样硬化引起,但是也有少数患者由纤维肌性发育不全及大动脉炎(又称高安病)导致。当管腔狭窄到一定程度(超过 60%～75%管腔)后即可诱发肾血管性高血压或(和)缺血性肾脏病。下面将着重介绍动脉粥样硬化性肾动脉狭窄。

(一)诊断标准

1.常发生于中、老年人。

2.患者常伴全身多部位动脉粥样硬化表现,如冠心病、脑卒中及外周动脉硬化。

3.肾血管性高血压常有如下特点:中老年才出现高血压或原有高血压于中老年加重难控制;舒张压升高明显,乃至出现恶性高血压;对血管紧张素转换酶抑制剂(ACEI)及血管紧张素 AT_1 受体阻滞剂(ARB)治疗敏感,不应用血压常难控制,而用量稍大又能诱发低血压或(和)血清肌酐异常升高(即超过用药前基线值的 30%,甚至出现急性肾衰竭)。

4.缺血性肾病常呈如下表现:尿常规改变轻微(轻度尿蛋白、无或仅有少量变形红细胞及管型);肾功能损害进展缓慢,远端肾小管浓缩功能常损伤在先(夜尿量增多,尿比重及渗透压下降);后期肾脏体积缩小,两肾体积常不对称;肾性贫血出现相对晚且轻。

5.部分患者可于腹部或腰部闻及高调粗糙的收缩期杂音或双期杂音。

6.部分患者出现低钾血症。

7.少数患者呈现"闪现肺水肿",此肺水肿瞬间发生,迅速消退,并常反复发作。

8.肾动脉狭窄确诊依赖于影像学检查。经皮经腔插管选择性肾动脉造影是诊断的"金指标",在进行此检查前,可酌情选用肾动脉彩色多普勒超声、螺旋 CT 血管造影或磁共振血管造影进行初筛检查。肾功能不全较重(血清肌酐＞221～265μmol/L)患者,应用对比剂(包括进行选择性肾动脉造影及螺旋 CT 血管造影的碘对比剂及进行磁共振血管造影的钆对比剂)做上述血管造影均需谨慎,要警惕对比剂肾损害发生。

(二)治疗原则

1.药物治疗

目前认为 ACEI 或 ARB 仅适用于单侧肾动脉狭窄患者,并必须从小量开始,耐受后逐渐加量,以避免血压过度下降或(和)血清肌酐异常升高。为有效降低血压,还常需配伍其他降压药物(如二氢吡啶钙通道阻滞剂、β受体阻滞剂等)进行联合治疗。对双侧肾动脉狭窄患者,目前认为不宜用 ACEI 或 ARB 治疗。

除降压治疗外,针对患者具体病情还应给予调脂治疗及抗血小板治疗等。

2.经皮经腔肾动脉成形术(PTRA)治疗

常做经皮肾动脉腔内球囊扩张术来恢复血运,为减少扩张术后再狭窄的发生(尤其是病变在肾动脉开口处时),常常同时放置血管支架。

3.外科血管重建手术治疗

其主要应用于 PTRA 禁忌(如合并动脉瘤)、预计 PTRA 疗效不好(如严重肾动脉开口处狭窄)及 PTRA 治疗失败(如再狭窄)的患者。具体手术方式(如肾动脉内膜切除、旁路搭桥及自身肾移植等),将由血管外科医师酌情选择。

4.选择上述治疗的参考意见

(1)肾血管性高血压:由于不少循证医学证据显示,药物治疗与血管重建治疗(包括 PTRA 及放置支架和血管外科手术)的远期疗效(有效控制血压及存活率)并无显著差异,所以,现在主张应先给降压药治疗,只有对降压药物治疗抵抗时(尤其是检测患侧肾静脉血血浆肾素活性明显增高时),才考虑进行血管重建。

(2)缺血性肾病:既往认为肾动脉狭窄达到重度(如超过70%管腔)时,即应做血管重建治疗(首选 PTRA 及放置支架),以防肾功能进一步恶化,但是,近年一些循证医学试验及荟萃分析的结果显示,药物治疗与 PTRA 加放支架治疗在延缓肾功能损害进展的远期疗效上,并无统计学差异,因此对上述治疗指征提出了异议。针对缺血性肾病的血管重建治疗适应证,看来还需要有更多的循证医学证据才能明确制定。

不过,许多研究显示,如果病变已进展到如下程度,血管重建治疗对挽救肾功能已可能无益:①血清肌酐$>265\mu mol/L(3mg/dL)$或(和)患肾肾小球滤过率$<10mL/min$;②肾脏长径$<8cm$;③彩色多普勒超声检测叶间动脉血流阻力指数>0.80。

三、肾动脉血栓及栓塞

肾动脉血栓栓塞是指肾动脉主干或(和)其分支的血栓或栓塞,前者又可进一步分为创伤性及非创伤性血栓形成。它们常引起急性肾动脉阻塞,诱发肾梗死,临床出现急性肾损害。此病较少见。

(一)诊断标准

1.发病诱因

肾动脉血栓栓塞常有明显的发病诱因,明确诱因将有助诊断。

(1)肾动脉栓塞:栓子成分主要为血凝块,其次为胆固醇结晶及脓毒性赘生物等。栓子常来源于如下位点。

①心脏:肾动脉栓塞的栓子主要来源于心脏,最常由心房纤颤或(和)细菌性心内膜炎引起,前者的附壁血栓及后者的瓣膜赘生物都可脱落形成栓子。

②主动脉或肾动脉:特别是进行血管外科手术或介入治疗术后,粥样硬化斑块破裂形成胆固醇结晶栓子。

(2)创伤性肾动脉血栓:常由腹部钝性创伤引起,其中机动车事故最常见。此外,肾动脉外科手术、介入检查及治疗也能促进血栓形成。

(3)非创伤性肾动脉血栓:十分少见,发病可能与下列因素相关。

①肾动脉内膜损伤,包括动脉粥样硬化、感染(如梅毒)及炎症(如 Takayasu 动脉炎及结节性多动脉炎)等。

②高凝状态,包括抗磷脂综合征等。

2.临床表现

肾动脉血栓栓塞的临床表现轻重不一,与其堵塞部位(主干或分支)及程度(完全或部分堵塞)相关。严重堵塞可导致肾缺血及肾梗死,出现如下临床表现。

(1)肾脏局部表现:出现剧烈腰胁痛及腹痛,患侧脊肋角叩痛;呈现血尿(包括肉眼血尿,为均一红细胞血尿)及蛋白尿(常为轻度蛋白尿);双侧肾动脉血栓还常导致无尿及急性肾衰竭。

(2)全身表现:伴随腰、腹剧痛,患者常出现恶心、呕吐;肾梗死可导致发热及外周血白细胞增多,并可导致血清乳酸脱氢酶、肌酸磷酸激酶、转氨酶及碱性磷酸酶水平升高;患者出现高血压。创伤性肾动脉血栓还常伴随其他器官外伤。

3.影像学检查

(1)彩色多普勒超声检查:包括用或不用对比剂进行超声造影。超声检查诊断可靠性差,易出现假阴性,故仅能作为初筛检查。

(2)核素扫描:可见受损部位灌注减少或缺如,具有一定提示意义。

(3)CT 血管造影或磁共振血管造影:常能快速、准确地诊断本病,发现肾动脉或其分支闭塞及肾梗死灶(一个或多个楔形低密度灶,无增强效应),但是需要警防对比剂肾病发生(尤其对已有肾功能损害的患者进行检查时更应注意)。

(4)选择性肾动脉造影:它是诊断本病的"金指标"(出现充盈缺损或完全阻塞)。做选择性肾动脉造影同样需要警防对比剂肾病危险。

(二)治疗原则

肾动脉血栓栓塞确诊后即应尽快开始血运重建治疗,文献报道,肾缺血时间<12h,80%病例的肾功能可以恢复,12~18h,仅 57%病例的肾功能可望恢复,而>18h,则几无恢复可能。

血运重建治疗的措施如下。

1.外科手术:通过外科手术切除血栓。

2.血管介入:包括肾动脉介入切除血栓及肾动脉腔给药溶栓。由于肾动脉血栓栓塞较少见,至今没有不同疗法疗效对比观察的临床试验,所以如何选择治疗方法,目前尚无明确的推荐意见,需要据情决定。

除上述切除血栓及溶栓治疗外,尚应配合给予抗血小板治疗及抗凝治疗。

当患者出现急性肾衰竭并达到透析指征者,就应及时进行透析治疗,包括血液透析或腹膜透析。

四、肾静脉血栓

肾静脉血栓(RVT)是指肾静脉主干及其大、小分支的血栓形成。RVT常见于肾病综合征患者,是肾病综合征的一个重要并发症。RVT的血栓一旦脱落,形成栓子,即可能造成肺栓塞等严重并发症。

在肾病综合征患者中,RVT的发病率因基础肾脏病的不同而异,其中以膜性肾病的发病率最高,其次为膜增殖性肾炎,而局灶节段性硬化及微小病变病较低;在继发性肾病综合征中,狼疮性肾炎及肾淀粉样变的RVT发病率高,糖尿病肾病发病率低,产生这种差异的原因不清。

(一)诊断标准

1.临床表现

RVT的临床表现取决于血栓形成的快慢、被堵塞静脉的大小、血流阻断程度及是否有侧支循环形成。急性肾静脉大血栓常出现典型临床症状,而慢性肾静脉小血栓、尤其侧支循环形成良好者常无症状。成人肾病综合征并发RVT时,约3/4患者无明显症状,呈亚临床型RVT。

RVT的典型临床表现如下。

(1)腰胁痛或腹痛,有时较剧烈,可伴恶心、呕吐及脊肋角叩痛。

(2)尿化验异常,常见镜下或肉眼血尿,并可出现蛋白尿或使原有蛋白尿加重。

(3)肾小球功能异常,主要见于双肾或右肾急性肾静脉主干大血栓时,偶尔引起少尿性急性肾衰竭。

(4)患侧肾增大,可通过影像学检查证实。

(5)其他:急性RVT可出现发热及末梢血白细胞增多,而慢性RVT有时可引起肾小管功能紊乱,出现肾性糖尿、肾小管酸中毒,乃至范可尼综合征。另外,RVT的血栓常可脱落造成肺栓塞,有时亚临床型RVT,是以此并发症为最早临床表现。

2.影像学检查

RVT确诊依赖影像学检查,对于无症状的亚临床型患者,影像学检查更是唯一诊断手段。包括如下检查。

(1)彩色多普勒超声检查:此检查能观察肾静脉血流变化(狭窄静脉的血流加速、出现湍流;闭塞静脉的血流中止)及肾脏体积变化(急性RVT可见患侧肾脏增大),来提示RVT。但是,用彩色多普勒超声检查来诊断RVT敏感性及特异性均差,因此一般仅将其用作为初筛检查。

(2)X线血管造影检查:目前应用最广的是经皮股静脉穿刺选择性肾静脉造影。如果发现血管腔充盈缺损或静脉分支不显影即可确诊RVT;若仅观察到某一局部造影剂引流延迟也应怀疑该部位有未看见的小血栓存在。慢性RVT,尤其发生在左肾时还常能见到侧支循环。为了提高显影效果,注射碘对比剂前,可先通过导管从肾动脉注入少量肾上腺素,收缩肾血床,减少肾静脉血流,故而对比剂更易逆行进入肾静脉,直达小分支。选择性肾静脉造影有造成某些严重并发症的可能,例如对比剂肾病、血栓脱落肺梗死及导管损伤血管内膜诱发肾或下肢静脉血栓等,必须注意。

（3）CT 血管造影或磁共振血管造影:用非离子化碘对比剂做增强 CT 血管造影或用钆对比剂做增强磁共振血管造影来检查 RVT,敏感性及特异性均高。

（二）治疗原则

包括如下防治措施。

1.抗血小板治疗

肾病综合征患者均应接受抗血小板制剂治疗,以防 RVT 形成。常用双嘧达莫 100mg,每日 3 次口服或阿司匹林 100mg,每日 1 次口服。合并溃疡病时阿司匹林要慎用,以防诱发消化道出血。

2.抗凝治疗

肾病综合征患者人血白蛋白低于 20g/L 时(此时一般皆有明显高凝状态)即应给予预防性抗凝治疗,膜性肾病更应如此。RVT 一旦形成,则抗凝治疗至少应持续半年,如果半年后肾病综合征不缓解,人血白蛋白仍旧低于 20g/L 时,抗凝治疗还需继续进行。抗凝治疗常先用肝素或低分子肝素皮下注射,待病情稳定后再改口服抗凝药长期服用。具体如下。

（1）肝素:可选用肝素钠或肝素钙。用法:肝素钠 25mg,每 6h 皮下注射 1 次(肝素钠体内吸收代谢快,4～6h 作用消失,为维持恒定的血浓度需小量反复注射);肝素钙 50mg,每 12h 皮下注射 2 次。用药时需保持试管法凝血时间达正常 2 倍或(和)活化部分凝血活酶时间(APTT)达正常 2 倍。

（2）低分子肝素:半衰期比肝素长(约长 2 倍以上),预防性用药可以每日皮下注射 1 次,治疗用药每日皮下注射 2 次即可。常用的低分子肝素有伊诺肝素钠、那屈肝素钙及达肝素钠等,治疗剂量常为 150～200IUAXa/(kg•d)(IUAXa 为抗活化凝血因子 X 国际单位)。肾功能不全患者本药的清除率降低,需要减少剂量,必要时还应监测血清抗活化凝血因子 X 活性,来指导用药。

（3）口服抗凝药:常选用维生素 K 拮抗剂华法林。本药起效慢,口服 12～24h 才开始起效,72～96h 方能达到最大抗凝效应,故此药用药初需与肝素或低分子肝素并用,待其起效后才停用注射剂。另外,不同个体对本药的反应不同,治疗必须个体化进行;而且,许多药物均能干扰本药抗凝效果,要注意这些干扰。服用华法林时需要监测凝血酶原时间,使其达到正常的两倍,而且最好用国际标准化比率(INR)作指标,使其达到 2.0～3.0。

3.溶栓治疗

一旦证实 RVT 形成,即应尽快开始溶栓治疗,包括下列药物。

（1）第一代纤溶药物:主要为尿激酶或链激酶。目前临床上常将尿激酶 20 万单位稀释于葡萄糖液中静脉点滴,每日 1 次,10 次 1 疗程,可据情应用一至数疗程。链激酶因有抗原性可致严重过敏反应,而且近期患过链球菌感染者,血中常有链激酶抗体可使该药于体内失效,故目前临床已少用。

（2）第二代纤溶药物:主要指基因重组的组织型纤溶酶原激活剂。该类药的特点是具有纤维蛋白选择性,能选择性地激活血栓部位与纤维蛋白结合的纤溶酶原,于血栓部位发挥强溶栓作用,所以其溶栓效果优于第一代纤溶药。首剂可用 100mg 静脉点滴(先从小壶弹丸式给药5mg,再于 30min 内滴入 50mg,最后于 60min 内滴完剩余的 35mg)。用药过程需密切监测血浆纤维蛋白原浓度,此药过量可致循环纤维蛋白原减少,出现出血并发症,必须小心。

4.外科手术及介入治疗

(1)外科手术:急性双侧肾静脉主干血栓且反复出现肺栓塞的患者可以行外科手术切除血栓,但是多数患者疗效不佳,现已少做。

(2)介入治疗:包括导管介入局部药物溶栓治疗及机械切除血栓治疗(血栓切除前、后都要辅以抗凝治疗,谨防血栓再形成),它们主要用于急性 RVT 伴肾功能迅速减退者。如果机械切除血栓后出现了肾静脉狭窄,也能利用介入技术再实施球囊扩张静脉成形术,放置(或不放置)支架来进行治疗。

第六节　遗传性肾病

一、Alport 综合征

Alport 综合征(AS)又称遗传性进行性肾炎,是最常见的遗传性肾小球病,发病与 IV 型胶原 α 链的某些基因突变相关。此病以血尿及肾功能进行性减退为主要特征,而且还常伴发感音神经性耳聋和眼睛病变。

(一)临床表现

1.肾脏病变:最初表现常为无症状性镜下血尿(变形红细胞血尿),多于儿童期(甚至婴儿期)出现,也可出现肉眼血尿。蛋白尿一般不重,但少数病例可出现大量蛋白尿($\geqslant 3.5g/d$)及肾病综合征。肾功能呈慢性进行性损害,多数患者最终进入终末期肾衰竭。患者进入终末期肾衰竭的速度与遗传方式相关:X 性连锁显性遗传的男性患者进入肾衰竭早(多在 30 岁前),而女性晚或者不发生;常染色体隐性遗传的患者男女皆进入肾衰竭早(几乎全部在 30 岁前发生);而常染色体显性遗传的男女患者病情均相对较轻,肾损害进展相对慢。

2.耳病变:双侧感音性听力下降是 Alport 综合征的另一特征。30%～50% 的患者在病程中会出现高频感音神经性耳聋,早期要做电测听才能发现,而后逐渐进展,最后甚至影响日常对话。

3.眼病变:Alport 综合征可出现多种眼部病变,但认为只有如下病变对诊断有意义。

(1)球形晶体,一般为前球形晶体,偶尔前、后球形晶体并存。

(2)视网膜黄斑中心凹周围白色或黄色点状视网膜病变,此病变常出现于肾功能不全患者。

4.其他表现:现在认为与 Alport 综合征基因突变相关的其他表现有:弥散性平滑肌瘤(常累及食道、气管及女性生殖道平滑肌);AMME 综合征(面中部发育不良、精神发育落后及椭圆形红细胞增多症)。

(二)诊断及鉴别诊断

20世纪70年代电镜技术的应用揭示了本病GBM具有特异性的超微结构改变,在此基础上,Flinter等提出了Alport综合征诊断的4条标准,血尿和(或)慢性肾衰竭的患者,符合以下4项中的3项便可诊断:①血尿或慢性肾衰竭家族史;②肾活检电镜检查有典型改变;③进行性感音神经性耳聋;④眼部改变。然而,研究表明,仅45%～55%的Alport综合征患者表现有耳聋,眼部异常的发生率仅为30%～40%,因此上述标准过于严格,会有不少患者漏诊。1996年,Gregory等在综合前人经验的基础上提出诊断Alport综合征的10条标准:

(1)肾炎家族史或先证者的一级亲属或女方的男性亲属中有不明原因的血尿。

(2)持续性血尿,无其他遗传性肾病的证据,如薄基底膜肾病、多囊肾或IgA肾病。

(3)双侧2000～8000Hz范围的感音神经性耳聋,耳聋呈进行性,婴儿早期没有,但多在30岁前出现。

(4)COIAAn基因突变(n=3,4,5)。

(5)免疫荧光检查显示肾小球和(或)皮肤基底膜完全或部分不表达Alport抗原决定簇。

(6)肾小球基底膜的超微结构广泛异常,尤其是增厚、变薄和分裂。

(7)眼部病变,包括前圆锥形晶状体、后囊下白内障和视网膜斑点等。

(8)先证者或至少两名家系成员逐渐发展至终末期肾病。

(9)巨血小板减少症或白细胞包涵体。

(10)食管和(或)女性生殖道的弥散性平滑肌瘤。

Alport综合征家系的诊断:直系家庭成员符合上述标准中的4条,可诊断为AS家系;但是对于旁系成员及仅表现为不明原因血尿、终末期肾病或听力障碍的个体诊断应十分慎重。判断Alport综合征家族中家族成员是否受累:若该个体符合相应遗传型,并符合标准2～10中一条,可拟诊,符合两条便可确诊。对于无家族史个体的诊断,至少应符合上述指标中4条。

Alport综合征没有特异性的临床特征。目前认为可靠的诊断手段主要包括肾活检电镜GBM出现特异性的超微病理病变、皮肤或肾组织基底膜 α_5(Ⅳ)链的表达异常及COIAA5/3/4基因突变。家族成员中发现血尿患者,相关男性肾功能不全病史及肾活检提示先证者或亲属特征性的超微结构改变。大部分Alport综合征男性患者活检标本免疫荧光GBMa5(Ⅳ)特异性抗体染色阴性,借此可将Alport综合征和家族性薄基底膜肾病分开,家族性薄基底膜肾病患者染色正常。大家族无已知基因突变时,隔离分析可帮助阐明遗传模式,确定是否有特异性个体携带此基因。若已知皮肤受累的家族患者无 α_5 抗体的免疫荧光显色,家族可疑患者皮肤活检的 α_5 抗体免疫荧光检查可确诊。

分子诊断几乎100%敏感和特异,但仅限于家族中发现基因突变后。COI4A5基因测序对变异至少有80%敏感性,但价格昂贵,若COL4A5测试正常,可能还需要进行COIAA3和COIAA4测序。若家族中之前已经确定COL4A5变异,对男性患者及女性携带者的分子诊断则成为可能。特异性的基因测试可测试常导致中年人肾功能不全的突变(如C1564S、L1649R及R1677Q)。这些测试在调查潜在的受影响个体中发挥作用,当家族成员已知携带突变基因之一时,这些测试在研究未阐明的血尿或慢性肾脏疾病中是否发挥作用尚不清楚。

诊断的关键是任何临床怀疑Alport综合征的患者,有不能解释的血尿、肾小球疾病或肾损伤,需详细完整地调查家族史。许多病例中,家族性并未直接显现。X 连锁显性遗传患者通常为男孩或年轻男性,可母系有肾功能不全的一个或多个亲属。父母双方的父母,特别是母亲方,应进行显微镜下血尿检查。听力丧失仍是 Alport 综合征的敏感或特异性指标,尽管这是条有用的线索,但这对于诊断并非必须或有特异性的。许多 Alport 综合征出现肾功能不全的患者并无明显的听力丧失,特别是 COLAA5 L1649R 基因突变的患者。除此以外,许多表现为听力丧失和肾脏疾病的患者并无 Alport 综合征,而是其他肾脏疾病,常为肾小球肾炎,伴随常见的如暴露于噪声、氨基糖苷类的使用或其他不相关的遗传性听力丧失等引起的听力损害。

(三)治疗

Alport 综合征无特殊治疗方法。目前临床主要应用于 Alport 综合征患者治疗的药物包括肾素,血管紧张素-醛固酮系统阻断剂和环孢素 A(CsA),治疗目标是减少蛋白尿,延缓肾脏病变的进展,延长患者的生存期。

1.药物治疗

(1)肾素-血管紧张素-醛固酮系统(RAAS)拮抗剂:ACEI 与 ARB 在多种肾小球疾病中降低蛋白尿的作用已经得到公认,并能积极有效地控制高血压。对于 Alport 综合征患者应用 ACEI 有一定的治疗作用,研究证实 ACEI 不仅可以下调炎症因子的表达,而且在促进胶原的表达及延缓肾间质纤维化等方面也有一定效果。我国最近一项研究比较了 ACEI 和 ARB 在 Alport 综合征患儿中长期使用的疗效与安全性,将 Alport 综合征患儿根据尿蛋白水平分为 3 组,治疗 1 年后各组患儿蛋白尿均有不同程度的下降,在治疗前两年下降最快,第 3 到第 5 年较稳定。英国一项类似研究也证实了 ACEI 和 ARB 在 Alport 综合征患儿中起到相似的减少尿蛋白作用。进行 r 一项长期临床研究证明,在 Alport 综合征患者中早期应用 ACEI 可延迟进入到透析的时间,明显改善平均寿命。除此以外,有报道称在 ACEI 治疗基础上加用醛固酮受体拮抗剂螺内酯可明显减少 Alport 综合征患儿尿蛋白/尿肌酐比率及平均尿 TGF-β 水平。动物实验证实,血管紧张素转换酶 2(ACE2)表达在 Alport 综合征模型中降低,重组 ACE2 治疗可减少 Alport 综合征中肾脏纤维化病变。

(2)环孢素 A:环孢素 A(CsA)是一种强效免疫抑制剂,早期报道应用 CsA 治疗 Alport 综合征患者可降低患者蛋白尿并维持肾功能稳定。2010 年对 15 例 Alport 综合征患者进行了3.5年的治疗随访,提出环孢素对减低 Alport 综合征患者蛋白尿的疗效是暂时的,并不支持 CsA 用于治疗伴有慢性肾衰竭的 Alport 综合征蛋白尿患者。鉴于其肾毒性,对于 CsA 长期应用于 Alport 综合征患者应谨慎并严密监测,疗效有待进一步临床观察。

(3)其他治疗:包括他汀类调脂药、金属蛋白酶抑制剂及血管肽酶抑制剂等。

2.肾脏替代治疗

Alport 综合征患者进展至慢性肾功能不全晚期阶段需进行肾脏替代治疗:①透析治疗:Alport 综合征患者进入到终末期肾衰竭时可选择腹膜透析或血液透析治疗,透析疗效与原发性肾小球疾病所致慢性肾衰透析效果相仿,同时需要治疗各种并发症如肾性贫血等。②肾移植:对于 Alport 综合征进展至 ESRD 的患者,肾移植是有效的治疗措施。X 连锁遗传型 Alport 综合征患者肾移植后较其他遗传性肾脏疾病有相似或更好的生存率和移植肾存活率。

3.基因治疗

Alport 综合征致病基因的明确为基因治疗奠定了一定基础,但具体应用仍存在一系列问题,如基因转染效率低、靶基因的导入途径、导入时间、时机的选择、体内生存时间等,故 Alport 基因治疗用于临床目前尚不成熟。

4.干细胞治疗

动物研究证实,给 Alport 综合征小鼠单次腹腔注射胚胎干细胞可明显减少血尿素氮及尿蛋白水平,胚胎干细胞可迁移至肾小球分化为足细胞系。

二、薄基膜肾病

薄基底膜肾病(TBMN)是临床表现为良性家族性血尿,病理检查以肾小球基底膜弥散性变薄为特征的一种遗传性肾脏疾病。本病多发于儿童期,疾病发生率 1/10000,是单纯性血尿的常见原因之一,TBMN 在持续性镜下血尿患者中发生率为 26%~51%,在发作性肉眼血尿患者中发生率为 10%,占孤立性镜下血尿 11.5%,占肾活检病理 3.7%~17.8%。

(一)临床表现

1.家族史和发病机制

绝大多数薄基底膜肾病患者有家族史,遗传方式多数是常染色体显性遗传。长期以来薄基底膜肾病的遗传学发病机制一直备受重视。研究者发现,薄基底膜肾病与编码 IV 型胶原 α_3 和 α_4 链的 COL4A3/COL4A4 基因连锁(2q35-37)。研究人员证实了部分患者 COL4A4 基因上的 G→A(甘氨酸→谷氨酸)的点突变。薄基底膜肾病患者与 Alport 综合征之间的关系得到不少学者的关注。目前,有学者认为薄基底膜肾病患者常为常染色体隐性遗传 Alport 综合征基因携带者,但这一设想尚待进一步研究证实。

2.临床表现

本病可发生于任何年龄,男女比例为 1:2~1:3。持续性镜下血尿为薄基底膜肾病最典型的临床表现。上呼吸道感染或剧烈运动后可出现肉眼血尿。绝大多数患者为肾小球性血尿,约 1/3 的患者有红细胞管型。

儿童以无症状单纯性血尿多见,成人患者中 45%~60%合并有轻度蛋白尿(≤500mg/d),偶见大量蛋白尿。还有部分患者合并高血压。绝大部分患者肾功能正常,预后良好。一般无肾外表现。

实验室检查如血补体、血浆蛋白电泳、抗核抗体、血小板计数、出血和凝血时间、尿素氮、肌酐清除率、尿浓缩功能及尿细菌培养(包括结核菌)均无异常发现,泌尿系检查(如膀胱镜、静脉肾盂造影等)也均正常。

3.病理改变

光镜检查无特异性改变。免疫荧光通常为阴性,偶尔可见 IgM 和(或)C3 在系膜区或肾小球毛细血管壁呈节段性分布。电镜检查可见特征性改变,即弥散性 GBM 变薄。正常人 CBM 厚度通常在(320±40)nm,而薄基底膜肾病患者(GBM)厚度在(240±40)nm,最薄之处仅为 110nm,为正常人的 1/3~2/3。GBM 呈弥散性严重变薄者,毛细血管襻常出现不规则的扩张或有时塌陷。肾小球内一般无电子致密物沉积。

(二)诊断与鉴别诊断

本病主要依靠电镜检查确诊,有人通过电镜检查在肾活检病理正常病例中发现5%的TBMN漏诊,可见本病易漏诊。大部分学者认为成人肾小球基底膜厚度<250nm作为肾小球毛细血管基底膜变薄的标准,但因不同年龄儿童肾小球基底膜厚度不一,对儿童薄基底膜肾病诊断应有同龄正常儿童作为参照。有研究表明,正常儿童1岁时肾小球基膜平均厚度为220nm(100~340nm),7岁时为310nm(180~440nm)。有学者提出薄基底膜肾病主要诊断依据有:①临床、家族史、实验室检查(包括可疑患者的电测听和眼科检查)、病理学检查(包括Ⅳ型胶原α链的免疫荧光或免疫组化的检测),排除继发性肾小球疾病、泌尿外科疾病、Aloort综合征和原发性肾小球疾病患者。②GBM弥散性变薄,少数或个别肾小球CBM变薄范围至少≥50%;CBM仅可在局部和孤立的区域存在有分层或增厚,并无发展趋势。③GBM的平均厚度≤280nm(对照组GBM厚度均值减去3倍标准差为限)。由于测定方法的差异及病例选择等原因,已有学者提出将GBM平均厚度≤250nm作为GBM变薄的诊断标准。

本病需与Alport综合征、系膜增生性肾小球肾炎、系膜IgA肾病等可有CBM变薄的肾小球疾病相鉴别。临床表现上,Alport综合征早期也可仅表现为血尿,但随之会出现高血压、蛋白尿、耳聋、眼疾、进行性肾功能减退及肾外表现。病理表现上,早期Alport综合征也可以有GBM弥漫或部分变薄,但随病情进展会出现进行性增厚和分层状改变。此外,部分家族史不明或伴有其他症状(如蛋白尿,耳聋)的TBMN,与成人型的Alport综合征会加大鉴别的难度,因此也有学者推荐基因检测以排除Alport综合征,以避免造成错误的预后估计。系膜增生性肾小球肾炎、系膜IgA肾病也可伴有肾小球基膜变薄,但多为局灶,免疫荧光检查呈阳性,可鉴别。也有报道IgA肾病和TBMN合并发生的病例,对于这样的患者,也应建议其一级家属行尿液检查以除外血尿。

(三)治疗

本病单纯以血尿为表现者,由于其临床过程呈良性经过或自限性的,所以许多学者主张不需治疗。学者认为针对血尿对症处理可减轻临床症状和减轻患者和家属心理负担,因此仍有必要。患者平时应注意预防呼吸道感染。对极少数伴有大量蛋白尿或肾病综合征者,可用激素治疗。合并高血压者要控制血压在正常范围内。如有慢性肾功能不全者应按肾功能不全处理原则处理。

三、先天性肾病综合征

(一)定义

先天性肾病综合征是指出生后3个月内发现的肾病综合征,其临床表现与儿童肾病综合征相似。临床上真正的先天性肾病综合征和其他类型的肾病有时不易鉴别。临床上将本病分为特发性和继发性两大类。特发性主要包括芬兰型先天性肾病综合征和肾小球弥散性系膜硬化型肾病综合征。继发性在婴儿有先天性梅毒伴肾病综合征、生殖器畸形伴肾病综合征或继发于病毒感染(肝炎病毒、巨细胞病毒、风疹病毒等)的肾病综合征,肾胚胎瘤、肾静脉栓塞、

Drash 综合征所致肾病综合征等。

芬兰型先天性肾病综合征又称婴儿小囊性病,是先天性肾病综合征中最多见的一种。在芬兰的发病率是每 8200 个活产婴儿发生 1 例先天性肾病综合征,估计其基因频率为 1/20。

(二)临床表现

本病患儿多见于早产儿(33~37 孕周)、臀位产、有窒息史、出生时低 Apgar 评分的婴儿及胎盘大于婴儿体重的 25% 的婴儿。其他临床表现包括低鼻梁、宽眼距、低位耳、宽颅缝、宽大的前囟和后囟及髋、膝、肘部呈屈曲畸形。

几乎所有患儿出生后 2 个月内出现水肿,部分患儿出生时即有水肿,伴有腹部肿胀和继发腹水,接近 50% 患儿在生后第 1 周出现水肿。

几乎所有患儿出生时即有明显蛋白尿,镜下血尿也常见。血尿素氮和肌酐大多数出生时正常,但 10% 患儿可有轻度升高。还具有其他典型肾病综合征表现,如人血白蛋白很低,通常小于 10g/L,血清 IgG 亦低。可伴有补体因子 B、D 从尿中丢失,是一些患儿感染发生率增加的原因。由于尿中蛋白的丢失包括转铁蛋白、维生素 D 结合蛋白、25-羟维生素 D_3 和甲状腺素结合蛋白等,可发生缺铁性贫血、生长障碍、骨化延迟和甲状腺功能低下等并发症。

母亲孕期常合并妊娠中毒症。

(三)诊断与鉴别诊断

典型病例根据临床表现和实验室检查诊断不难,重要的是要进行产前诊断。基因检测价格昂贵,耗时长,因此临床运用不广。如果检查母血及羊水中甲胎蛋白的浓度很高,则应及早进行引产,防止此病患儿出生。携带 NPHS1 杂合突变的胎儿可能有暂时性的甲胎蛋白增高,需在 20 周时复查。

临床上需与以下类型先天性肾病综合征鉴别:

1.肾小球弥散性系膜硬化症

肾小球弥散性系膜硬化症病因不明,有家族史,在出生后至 1 岁内发病,具有典型的肾病综合征表现。治疗无效,常在 1~3 年发展为肾衰竭而死亡。

2.婴儿肾病综合征

婴儿肾病综合征继发于全身疾病:①先天性梅毒伴肾病综合征,发生在生后 1~2 个月,青霉素治疗对先天性梅毒及肾病均有效,不宜用激素治疗;②伴有生殖器畸形的肾病综合征;③肾胚胎瘤及肾静脉栓塞。

3.其他类型肾病综合征

其他类型肾病综合征约有 5% 的微小病变型和 5%~10% 的灶性肾硬化型肾病发病在 1 岁以内,但常见于后半年,偶有 3 个月以内起病者。对肾上腺皮质激素和免疫抑制剂治疗敏感。

(四)治疗

本征无特殊治疗,大多数在出生后 1 年内死于肾病综合征并发症或肾衰竭。免疫抑制剂、类固醇和细胞毒药物治疗无效。治疗目的是适当增进营养,控制水肿,预防和治疗感染,防止血栓形成。由于患儿合并幽门狭窄和胃食管反流的发生率高,进食后易出现频繁呕吐,鼻饲或肠外营养是必需的,但可增加感染的机会。大多数患儿水肿难以控制,可使用利尿剂和无盐白蛋白。所有患儿均需用青霉素治疗预防肺部感染。肾移植术治疗该病有成功的报道,患儿术后蛋白尿消失,肾功能改善,生长状况得到改善。

非卧床持续性腹膜透析(CAPD)可作为肾移植前的过渡措施。甲状腺功能低下者,应积极补充甲状腺素,以预防脑损害。

四、Fabry 病

(一)概述

Fabry 病,又称 Anderson-Fabry 病、弥散性躯体血管角质瘤、糖鞘脂类沉积症等。1898 年由 Fabry 与 Anderson 分别报道。本病在临床罕见,属于溶酶体蓄积病的一种,人群发病率为 1/40000。Spada 等筛查男性新生儿的发病率高达 1/4600～1/3100。

Fabry 病是一种伴性隐性遗传(X 性连锁),致病基因 GLA 基因位于 X 染色体长臂 22 区 (Xq22),编码 α 半乳糖苷酶 A,故又称 α-GalA 缺乏症,为一种糖鞘脂类代谢障碍疾病。细胞溶酶体中 α 半乳糖苷酶 A 可水解神经鞘脂类化合物末端的 α 半乳糖残基,缺乏时导致酰基鞘氨醇己三糖苷在血中和脏器(主要在肾、心血管、皮肤血管、眼等)逐渐蓄积而发病。男性半合子呈完全表现型;女性杂合子系携带者,可表现为轻症或非典型患者,病情发展较慢。

(二)临床表现

1.经典型临床表现

肾外表现,常于儿童或青春期出现症状。

(1)开始表现为四肢剧痛(肢端感觉异常)。

(2)血管角质瘤和少汗,血管角质瘤多表现为皮肤浅层的成簇状的点状的暗红或蓝黑的血管扩张区,大多密集分布于脐膝之间并呈两侧对称,通常包括髋部、后背、大腿、臀部、阴茎和阴囊,其他部位如四肢末端、口腔黏膜、结膜等区域也可受损。

(3)眼部结合膜血管扩张弯曲,角膜混浊,晶状体前方的囊状颗粒,眼底静脉蛇形迂曲、动脉瘤扩张。

(4)心血管损害:可有高血压。心电图显示传导阻滞,ST 段改变,T 波倒置,间断性的室上性心动过速,短 PR 间期等节律障碍。超声心电图显示进行性的左房室瓣脱垂,室间隔和左心室后壁增厚。可出现冠状动脉供血不足、心肌缺血、梗死。

(5)脑血管病变:表现为基底动脉供血不足和动脉瘤,癫痫,失语或迷路病症或出血。

(6)其他:肺及胃肠损害等。胃肠道症状表现为周期性腹泻、恶心、呕吐、肠道吸收不良等。也有患者肺部受损表现为慢性支气管炎、哮喘或呼吸困难。肺功能显示阻塞性功能障碍。

2.肾损害

Fabry 病累及肾脏,终末期肾病是 Fabry 病患者尤其是男性半合子最常见的死亡原因,多在后期出现。

(1)肾脏病理改变:主要是鞘糖脂沉积在肾小球毛细血管上皮及肾小管上皮细胞胞质中。光镜下可见肾小球、肾小管、肾间质细胞具有大的空泡,偏光镜下见双折光性脂体;肾小球毛细血管壁局灶性增厚,肾小球周围及间质纤维化。免疫荧光表现为阴性或非特异性物质沉积。

电镜为 Fabry 病诊断的重要手段,可见溶酶体内有多个包涵体,尤其是肾小球足细胞、肾小管上皮细胞及血管内皮细胞,包涵体的大小和结构多样化,直径为 $1\sim3\mu m$,形态可呈板层状、螺纹状、旋涡状、葱皮样或斑马纹状。

(2)蛋白尿、血尿、管型尿、特征性的呈"马耳他十字架"的双折射脂质小球等。

(3)水肿、高血压。

(4)肾功能改变。尿浓缩功能减低、肾性尿崩症、酸化尿功能差而出现肾小管性酸中毒,肾小管对葡萄糖最大重吸收率减低,氨基酸尿等。

(5)肾脏损害在 $3\sim15$ 年内逐渐进展,在 $30\sim40$ 岁发展为尿毒症。

(三)诊断

Fabry 病的诊断可根据临床症状、体征、阳性家族史及血清、白细胞、尿、眼泪、活检组织及培养的皮肤成纤维细胞内 α-Gal A 活性的降低和缺乏来明确。有临床症状的男性通常可通过辅以裂隙灯检查明确诊断。卵圆形的脂肪小体在肾病综合征起病前出现可提示本病的存在。其他诊断方法包括精确的裂隙灯检查,测量尿半乳糖苷神经酰胺及鞘氨醇己三糖苷的分子技术。目前 α-Gal 基因测序的信息可以在 gene revlews.org 中获得。鉴定其是否为携带者的检测适用于当其家族成员被考虑为活体肾脏捐献者时。近来测定 GL_3 在血浆与尿的沉积来辅助诊断 Fabry 病也被报道。

在不明原因的 ESRD 患者,尤其是存在左心室肥大或既往有过脑卒中史的患者应考虑 Fabry 病,可进行双层检测法筛查:检测血清 α-Gal A 活性及进行基因突变诊断。

(四)治疗

本病主要死因为心、脑血管病及肾脏并发症,患者的平均死亡年龄为 41 岁。直到最近,临床医师才可以提供不仅仅是简单的对症的、姑息性的治疗,引进的重组人 α-GalA 酶(阿加糖酶 α 和阿加糖酶 β)替代疗法(ERT)是 Fabry 治疗里程碑式的突破。随机临床试验表明,$5\sim6$ 个月的半乳糖苷酶的治疗使得血浆和尿液 GL_3 减少,神经病理性疼痛得到改善,生活质量提高,沉积在肾、心和皮肤的 GL_3 得以清除,脑血流量也有所提高。多中心纵向研究表明,在 $1\sim2$ 年的治疗中,半乳糖苷酶稳定的轻~中度肾损害患者的肾功能稳定在基线水平,伴有 LVH 患者的左心室质量减少。然而,酶替代的影响对远期预后尚不明确。由于 2009—2012 年 agalsidase β 的供应短缺,国外一项为期两年的随访研究表明,尽管所有患者临床病程相对稳定,但使用 agalsidase β 减量组及转换为使用 agalsidase α 的患者,肾功能有所下降。增加 ACE 抑制剂和(或)血管紧张素受体拮抗剂(ARB)治疗,酶替代会导致蛋白尿持续减少。终末期肾病患者,因为通过透析酶会被少量清除,半乳糖苷酶输液可联合血液透析。半乳糖苷酶已被推荐为治疗所有受影响的男性和有症状的女性携带者,但药物在许多地方较为昂贵。另一种基于化学"分子伴侣"的治疗方法正在研究中。

肾移植是治疗晚期 Fabry 病的一种有效的治疗方法,但不能改善其肾外表现。从已故的捐赠者或者未受影响的活体捐赠者移植的肾脏也可能发生鞘糖脂包裹体,但这些通常是罕见的且无临床意义。Fabry 杂合子不能成为肾捐献者。冠状动脉和脑血管病是导致肾移植术后的患者死亡的主要原因。Fabry 病的肾移植术后患者可接受半乳糖苷酶治疗。基因治疗在

Fabry 病治疗方面具有非常好的前景,随着研究的深入,将推动 Fabry 病新的治疗策略的提出。

五、指甲-髌骨综合征

(一)概述

指甲-髌骨综合征(NPS)是一种常染色体显性遗传病,其特点为对称性的指甲、髌骨发育不良或缺失,可伴有其他骨骼改变,肾脏受损和眼部异常等,它又被称为 Tumer-Kister 综合征。

(二)临床表现

1.指甲发育异常

指甲发育异常见于 90% 的患者,通常为对称性的指甲营养不良、缺如、凹凸不平或形成纵裂,手指病变较足趾明显。最有特征的病变为指甲三角形的新月体。还有报道发现患者手臂旋前、旋后能力下降,无法伸肘,从而发现肘前翼状肌缺乏。

2.发育不良

指骨一般正常。髌骨发育不良、过小或缺如见于超过 90% 的患者,可伴膝关节骨性关节炎。约 80% 的患者髂骨两侧形成圆锥状,形成髂骨角畸形,这也是该病的特征表现。膝、肘关节可出现脱位、外翻,使得关节活动受限;肘部异常还包括桡骨小头发育不良、缺如或脱位。

3.肾脏损害

该综合征最重要的受累器官为肾脏:不到 50% 的患者可出现肾脏损害,进展至终末期肾脏病的风险为 10%。NPS 肾脏受累的临床症状于青春期或成年后早期出现,通常表现为轻度蛋白尿和镜下血尿,部分患者也可表现为肾病综合征或伴轻度高血压。肾脏受累的严重程度在不同患者中存在差异。

4.眼部异常

该综合征可影响视力。患者可有小角膜、角膜硬化、虹膜突起、先天性白内障、虹膜内缘色素沉着,先天性青光眼等。个别患者还可有眼睑下垂、眼距增宽、斜视等情况。

(三)病理学

光镜下肾脏病理无特异性,可见节段性的基底膜硬化;电镜下可见基底膜多发的不规则透光区,也可在系膜区观察到透光区域;上述区域可见不规则胶原纤维束沉积,磷钨酸染色可使纤维束更易观察。研究发现这些胶原纤维束为Ⅲ型胶原,成簇状排列,围绕的基底膜通常有不规则增厚。这些病理改变可先于肾脏受累的临床症状出现,但未见纤维束在肾小球外的基底膜沉积。免疫荧光检查可见 IgM 和 C_3 在肾小球基底膜与小动脉壁沉积。

(四)诊断

指甲发育不良,髌骨发育异常或缺如是诊断的必需条件;结合家族史及典型的临床表现可诊断。推荐怀疑此病的患者行肾活检,电镜是必不可少的。电镜发现有Ⅲ型胶原纤维束在基底膜沉积,而患者不伴指甲或骨骼异常时,需要考虑家族性常染色体隐性遗传的Ⅲ型胶原肾小球病。NPS 与Ⅲ型胶原肾小球病在发病上有何关联还不明确。此外,还需要与肾小球疾病合并无甲症、家族性髌骨脱位等情况相鉴别。

（五）治疗

本病尚无特效治疗。骨发育异常、眼部受累导致的功能障碍部分可通过手术矫正。肾衰竭可行对症治疗，进入 ESRD 后可行肾脏替代治疗。肾脏受累的 NPS 患者进展至为终末期肾脏病的风险为 10%，尚无肾移植后复发的病例报道。

参考文献

[1]林果为,王吉耀,葛均波.实用内科学[M].北京:人民卫生出版社,2017.

[2]王辰,詹庆元.哈里森内科学呼吸与危重症医学分册[M].北京:北京大学医学出版社,2017.

[3]张文武.急诊内科学[M].北京:人民卫生出版社,2017.

[4]杨志寅,任涛,马骏.内科危重病学(第3版)[M].北京:人民卫生出版社,2019.

[5]彭永德.内科疾病临床思辨[M].北京:人民卫生出版社,2018.

[6]孙明,杨侃.内科治疗学(第4版)[M].北京:人民卫生出版社,2017.

[7]许幼晖.西医内科学[M].北京:人民卫生出版社,2020.

[8]刘伏友,孙林.临床肾脏病学[M].北京:人民卫生出版社,2019.

[9]钱家鸣.消化内科疾病临床诊疗思维[M].北京:人民卫生出版社,2020.

[10]林三仁.消化内科学高级教程[M].北京:中华医学电子音像出版社,2016.

[11]林三仁.消化内科诊疗常规[M].北京:中国医药科技出版社,2020.

[12]李德爱.消化内科治疗药物的安全应用[M].北京:人民卫生出版社,2020.

[13]曾和松,汪道文.心血管内科疾病诊疗指南[M].北京:科学出版社,2020.

[14]葛均波,方唯一.现代心脏病学进展2019[M].北京:科学出版社,2020.

[15]谭慧琼,刘亚欣.阜外心血管重症手册[M].北京:人民卫生出版社,2019.

[16]姚成增.心血管内科常见病诊疗手册[M].北京:人民卫生出版社,2018.

[17]张雅慧.常见疾病药物治疗要点系列丛书——心血管系统疾病[M].北京:人民卫生出版社,2015.

[18]李德爱,孙伟,童荣生.呼吸内科治疗药物的安全应用[M].北京:人民卫生出版社,2020.

[19]林江涛.呼吸内科学科进展报告[M].北京:人民卫生出版社,2020.

[20]王辰.呼吸危重症[M].北京:人民卫生出版社,2020.

[21]钟南山,刘又宁.呼吸病学(第2版)[M].北京:人民卫生出版社,2020.

[22]廖二元,袁凌青.内分泌代谢病学(第4版)[M].北京:人民卫生出版社,2019.

[23]杨冬锌.生殖内分泌疾病检查项目选择及应用[M].北京:人民卫生出版社,2016.

[24]牛铁年,赵瑞景.神经内分泌肿瘤[M].北京:人民卫生出版社,2018.

[25]母义明,郭代明,刘皋林.临床药物治疗学——内分泌代谢疾病[M].北京:人民卫生出版社,2017.

[26]王拥军.哈里森神经内科学[M].北京:科学出版社,2020.

[27]崔丽英.神经内科诊疗常规[M].北京:中国医药科技出版社,2020.

[28]王拥军.神经内科学高级教程[M].北京:中华医学电子音像出版社,2016.

[29]陈旻湖,杨云生,唐承薇.消化病学[M].北京:人民卫生出版社,2019.

[30]陈江华.肾内科疾病临床诊疗思维[M].北京:人民卫生出版社,2020.

[31]郭涛,史国兵.内科常见疾病药物治疗手册[M].北京:人民卫生出版社,2016.

[32]庞国明.内分泌疾病临床用药指南[M].北京:科学出版社,2020.

[33]乔杰.生殖内分泌学(第7版)[M].北京:科学出版社,2020.

[34]葛均波,徐永健,王辰.内科学(第9版)[M].北京:人民卫生出版社,2018.